甲状腺疾病诊治基层实践手册

李舍予　罗　晗　李治鹏｜主编

U0302132

科学技术文献出版社
SCIENTIFIC AND TECHNICAL DOCUMENTATION PRESS
·北京·

图书在版编目（CIP）数据

甲状腺疾病诊治基层实践手册/ 李舍予，罗晗，李治鹏主编. —北京：科学技术文献出版社，2024.5

ISBN 978-7-5235-1373-6

Ⅰ.①甲…　Ⅱ.①李…　②罗…　③李…　Ⅲ.①甲状腺疾病—诊疗—手册

Ⅳ.① R581-62

中国国家版本馆 CIP 数据核字（2024）第 103006 号

甲状腺疾病诊治基层实践手册

策划编辑：袁婴婴　责任编辑：袁婴婴　责任校对：王瑞瑞　责任出版：张志平

出　版　者	科学技术文献出版社	
地　　　址	北京市复兴路15号　　邮编 100038	
编　务　部	（010）58882938，58882087（传真）	
发　行　部	（010）58882868，58882870（传真）	
邮　购　部	（010）58882873	
官 方 网 址	www.stdp.com.cn	
发　行　者	科学技术文献出版社发行　全国各地新华书店经销	
印　刷　者	北京虎彩文化传播有限公司	
版　　　次	2024 年 5 月第 1 版　2024 年 5 月第 1 次印刷	
开　　　本	850×1168　1/32	
字　　　数	209千	
印　　　张	8.125　彩插20面	
书　　　号	ISBN 978-7-5235-1373-6	
定　　　价	68.00元	

《甲状腺疾病诊治基层实践手册》
编委会

编委会成员单位

（按姓氏笔画排序）

冯　颖　四川大学华西基础医学与法医学院组织胚胎学与神经生物学
　　　　教研室

刘代荣　四川大学华西医院全科医学中心全科（特需）病房

安　康　四川大学华西医院全科医学中心全科（特需）病房

安振梅　四川大学华西医院内分泌代谢科

苏鸣岗　四川大学华西医院核医学科

李　茜　四川大学华西医院全科医学中心全科（特需）病房

李志辉　四川大学华西医院普外科甲状腺外科病房

李佩娟　四川大学华西医院全科医学中心全科（特需）病房

李舍予　四川大学华西医院内分泌代谢科

李治鹏　四川大学华西医院全科医学中心全科（特需）病房

沈飞扬　四川大学华西临床医学院

张　玫　四川大学华西医院实验医学科

张　林　四川大学华西医院全科医学中心全科（特需）病房

张志会　四川大学华西医院内分泌代谢科

陈　奥　四川大学华西临床医学院

陈德才　四川大学华西医院龙泉医院

罗　晗　四川大学华西医院普外科甲状腺外科病房

袁　波　四川大学华西医院全科医学中心全科（特需）病房

袁传杰　四川大学华西第二医院小儿遗传代谢内分泌科

贾　丹　四川大学华西医院门诊部

唐　娜　四川省医师协会

唐国华　四川大学华西医院全科医学中心健康管理中心

黄　静　四川大学华西医院普外科甲状腺外科病房

崔福涛　四川大学华西医院核医学科

梁利波　四川大学华西医院全科医学中心全科（特需）病房

彭雪峰　福建医科大学附属泉州第一医院内分泌科

董乔森　四川大学华西临床医学院

韩丽娜　四川大学华西医院超声医学科

薛思敏　成都市龙泉驿区第一人民医院内分泌代谢科

魏　玲　西藏自治区人民政府驻成都办事处医院干部医疗科 / 老年病科

瞿芙容　四川大学华西医院全科医学中心全科（特需）病房

李舍予，医学博士，副教授，博士研究生导师。四川大学华西医院内分泌代谢科医疗组组长，教育部青年高层次人才，中国共产党四川省委员会青年高层次人才，四川大学华西医院 MAGIC 中国中心／中国循证医学中心循证评价与快速指南研究室副主任，中华医学会糖尿病学分会肥胖与糖尿病学组委员，中华医学会临床流行病学和循证医学分会指南学组（筹）委员，国际指南网络（G-I-N）指南改编学组委员／指南协作学组委员，STAR 内分泌专业委员会副主任委员，四川省预防医学会理事，四川省预防医学会内分泌代谢性疾病防控分会副主任委员，四川省预防医学会肥胖防治分会常务委员，《中华医学杂志（英文版）》、*Diabetes*、*Obesity and Metabolism* 等国内外学术期刊编委。

主要研究方向：心肾代谢性疾病的临床实践指南与电子病历大数据研究。作为第一作者或通讯作者在 *Lancet*、*BMJ*、*Annals of Internal Medicine* 等国外学术期刊发表论文数十篇，曾牵头制定两部国际临床实践指南 [SGLT-2 抑制剂及 GLP-1 受体激动剂治疗成人 2 型糖尿病的临床实践指南（2021）；PCSK9 抑制剂及依折麦布预防成人心血管疾病（2022）]。

罗晗，医学博士，副教授，博士研究生导师，四川大学国家医学攻关产教融合创新平台下一代分子诊断技术创新中心副主任，四川省医师协会甲状腺外科医师分会青年副主任委员，四川省"卫生健康英才计划"入选者，美国MD安德森癌症中心访问学者（2016—2018年）。

主要研究方向：围绕甲状腺癌生物标志物开展临床转化研究，近5年，主持国家级、省级等课题共7项。以第一／通讯作者累计在 *Sci Adv*、*Nat Commun*、*Adv Sci (Weinh)*、*J Clin Endocrinol Metab*、*Military Med Res* 等具有国际影响力的杂志发表论文22篇，其中3篇被ESI收入，且被高频次引用，研究成果被F1000和专业权威杂志推荐。授权相关发明专利6项，完成基因标志物成果转化300万元。获得四川省医学会科技奖（青年）一等奖、四川大学先进个人等荣誉。

李治鹏，医学博士，副教授，副主任医师，四川大学华西医院全科医学中心全科（特需）病房医疗组组长，长期从事全科医学及内分泌代谢的临床、教学、科研工作。

中国全科医学青年联盟成员，海峡两岸医药卫生交流协会全科医学分会委员，中国老年医学学会舒缓医学分会委员，四川省医学会全科医学专业委员会委员，四川省预防医学会内分泌代谢性疾病防控分会委员，《中国全科医学》杂志青年编委、审稿专家。承担省科技厅课题及多中心药物临床试验研究等8项，参与编写专著2部，在核心期刊及被SCI收录的期刊发表论文16篇。

　　2014 年国家卫生计生委办公厅印发的《中国居民慢性病与营养监测工作方案（试行）》指出，甲状腺功能是中国成人慢性病与营养监测的重要组成部分。社区全科医生及基层公共卫生人员作为中国居民健康的守门人和分级诊疗"首诊在基层"的主力军，不仅肩负着我国成人慢性病及营养监测的任务，也承载着人民健康和民族复兴的重要历史使命。近年来，"全专结合（全科医生＋专科医生）"的医疗服务模式打破了单学科的局限，更满足了基层患者的就医需求，是推进和落实分级诊疗的重要实践，为基层甲状腺疾病的临床实践、就诊下沉发挥了重要的作用。然而，基层医生对甲状腺疾病的认识和服务能力尚存在巨大缺口，其培训尚待加强。

　　四川省作为西部经济重要省份，也是西部医疗卫生和教育的前沿。四川省医师协会以"服务、协调、自律、维权、监督、管理"的职能为己任，致力于加强医师队伍管理，在加强四川省乃至我国西部地区的基层医生继续教育、提高全科及专科医生医疗水平和素质、为人民健康和社会主义建设服务方面发挥了重要作用。由四川省医师协会内分泌代谢科医师分会会长陈德才教授主审的《甲状腺疾病诊治基层实践手册》，为基层医生甲状腺疾病的继续教育与培训提供新的教材，推动基层医疗卫生服务迈向更高水平。

此书由四川大学华西医院长期从事全科、内科及外科一线临床工作的医生共同编写，联合四川省内外基础医学、小儿内分泌代谢学、核医学、超声医学、实验医学、健康管理医学等领域专家，立足基层所需，秉持细致入微、专业务实的态度，将精湛的专业知识和丰富的临床经验进行整合，群策群力，最终汇编成书。此书将复杂多变的甲状腺疾病结合基层医疗实际条件进行深入浅出的解析，以期为广大基层医生提供简单便捷的甲状腺疾病防治工具。

此书打破常规思维，实用性和广适性并举，为知识传播和有效培训架起了桥梁。其不仅可以作为临床医生日常工作指导用书，亦可作为基层医生培训教材和师资参考用书，助力各基地培养医学人才，具有较高的学术价值及社会意义。

我们期望此书的面世，有助于推动甲状腺疾病诊疗知识为更多基层同人学以致用、用以促学、学用相长。为此，欣然命笔作序，向广大读者推荐此书！

四川省医师协会会长

李虹

2023 年 11 月

　　甲状腺是人体最大的独立内分泌器官，甲状腺疾病是我国最常见的内分泌代谢性疾病之一。据报道，我国甲状腺相关疾病的总患病率高达20%，而该数字仍处于上升趋势。在实施分级诊疗制度和推动慢病管理下沉的大背景下，为提升基层甲状腺疾病诊治能力，响应国家慢病医疗下沉的政策，四川大学华西医院甲状腺疾病相关专业科室联合多家医院同人组成多学科团队联合撰写了《甲状腺疾病诊治基层实践手册》，以期帮助基层医生快速获取专业知识、真正达到活学妙用的目的。本书凝聚了四川大学华西医院及其兄弟单位多学科专家团队临床诊治的集体智慧，参考国内外最新指南、专家共识，总结笔者多年来的基层培训经验，体现了一定的临床技术与水平。

　　甲状腺疾病对于大多数基层医生而言，可能既熟悉又陌生。疾病的名称耳熟能详，但其诊断和治疗却往往容易犯错。促甲状腺激素（thyroid-stimulating hormone, TSH）作为简单经济的血清学指标，往往用于人群甲状腺疾病的筛查。当TSH出现问题时，再进行更多详尽的检查。因此，TSH对于一些基层医生而言可能是最先看到的甲状腺检查资料。而基于TSH的鉴别尽管在国外比较多，但在中国专著和教材中，缺乏系统归纳。该手册以 TSH 水平为切入点，将甲状腺疾病重新归类，这是一个新的思路。这个思路还可能有助于减少基层甲状腺疾病筛查的成本——当怀疑甲状腺疾病时，仅查 TSH，而非一下子把所有甲状腺相关检查都做了，这样可为国家和患者节约一定的费用。

当然，这本手册最终的效果，还需要广大医务工作者在阅读过程中检验。希望这本手册能成为基层医生学习和掌握甲状腺疾病及其他内分泌代谢系统疾病诊疗的开始。

四川省医师协会内分泌代谢科医师分会会长

2023 年 11 月

Contents 目录

第一篇

甲状腺疾病基础知识和检查

第1章 概述

甲状腺（thyroid gland）是人体最大的内分泌腺。成人甲状腺通常重 15～25 g，女性甲状腺稍重，月经期与妊娠期腺体增大。甲状腺的平均体积可随着年龄增加。

一、甲状腺解剖概要

甲状腺呈棕红色，位于颈部甲状软骨前方（图 1.1A），对应第 5 颈椎与第 1 胸椎之间的区域，分左右两叶，两叶以峡部相连。甲状腺的血供极其丰富，主要来自甲状腺上动脉与甲状腺下动脉。甲状腺的血液回流主要汇总于甲状腺上静脉、甲状腺中静脉和甲状腺下静脉。甲状腺的神经支配主要来源于颈上交感神经节、颈中交感神经节和颈下交感神经节。

二、甲状腺组织学

甲状腺表面覆盖薄层结缔组织被膜，结缔组织伸入腺实质，将实质分隔为许多大小不一的小叶。甲状腺小叶内含大小不等的甲状腺滤泡（thyroid follicle），滤泡之间由疏松结缔组织相连（图 1.1B）。

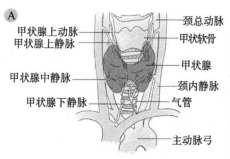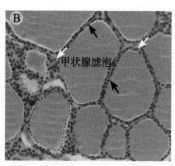

A. 甲状腺解剖结构示意；B. 甲状腺 HE 染色组织学光镜照片（40×；黑色箭头：滤泡上皮细胞；白色箭头：滤泡旁细胞；虚线框内：胶质）。

图 1.1 甲状腺解剖结构与组织学结构

1. 甲状腺滤泡形态

甲状腺滤泡呈球形或不规则形，由单层滤泡上皮围成，滤泡上皮细胞主要功能是合成和分泌甲状腺激素（thyroid hormone，TH）。滤泡腔内为嗜酸性的均质胶质，胶质主要由滤泡上皮细胞分泌的甲状腺球蛋白（糖蛋白）组成。甲状腺球蛋白主要以碘化形式储存在滤泡胶质内。

2. TH 的合成、分泌、运输、降解和调控

TH 是酪氨酸的碘化产物，分为四碘甲腺原氨酸 [（3，5，3'，5'-tetraiodothyronine，T_4），或称甲状腺素（thyroxin）]、三碘甲状腺原氨酸（3，5，3'-triiodothyronine，T_3）和极少量的反三碘甲腺原氨酸（reverse triiodothyronine，rT_3）。三者在甲状腺分泌总量中分别占比为 90%、9% 和 1%。T_4 分泌量最大，但 T_3 的生物活性较强，约为 T_4 的 5 倍，而 rT_3 无生物活性。

甲状腺滤泡上皮细胞负责合成和分泌甲状腺素，整个过程由合成、碘化、储存、重吸收、分解和释放 6 个步骤完成（图 1.2A）：①合成：滤泡上皮细胞利用血液中吸收的氨基酸在粗面内质网合成甲状腺素的前体物质——甲状腺球蛋白（无生物活性），并在高尔基复合体进行糖基化修饰并分泌颗粒，然后在细胞游离面以胞吐方式进入滤泡腔内；②碘化：碘化是甲状腺素合成的最重要环节，滤泡上皮细胞可通过细胞基底面的钠/碘同向转运体（Na^+/I^- symporter，NIS）摄取血液中的碘离子，随后由过氧化物酶与过氧化氢在滤泡上皮细胞顶面将碘离子活化，并排入滤泡腔，在上皮细胞游离面的微绒毛与滤泡腔交界处，活化碘离子取代甲状腺球蛋白酪氨酸残基上的氢原子，从而形成碘化甲状腺球蛋白；③储存：碘化甲状腺球蛋白储存在滤泡腔内；④重吸收：滤泡上皮细胞以胞吞方式将滤泡腔内碘化甲状腺球蛋白吸收入胞质，形成胶质小泡；⑤分解：胶质小泡与溶酶体融合为次级溶酶体后，T_4 和少量 T_3 可被蛋白酶从碘化甲状腺球蛋白上水解下来；⑥释放：T_4 与 T_3 从滤泡上皮细胞基底部释放，进入血液循环。

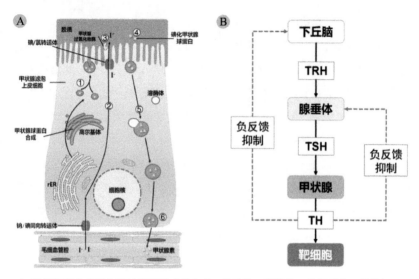

A.甲状腺素合成和分泌过程示意（①合成；②碘化；③储存；④重吸收；⑤分解；⑥释放）；B.HPT轴调控作用示意（TRH：促甲状腺素释放激素；TSH：促甲状腺激素；TH：甲状腺素）。

图1.2　甲状腺素合成和分泌过程与调控

甲状腺素（T_4和T_3）进入血液后主要以与血浆蛋白结合的形式在血液中运输，仅1%左右的甲状腺素以游离方式存在于血液中。与甲状腺素结合的血浆蛋白主要包括甲状腺素结合球蛋白（thyroxine-binding globulin，TBG）、甲状腺素转运蛋白 [（transthyretin，TTR）；又称甲状腺素结合前白蛋白（thyroxine-binding prealbumin，TBPA）] 及白蛋白；其中TBG与甲状腺素结合能力最高，占结合形式甲状腺素总量的75%左右。结合形式的甲状腺素无生物活性，仅为血液中的运输形式，结合型与游离型的甲状腺素可互相转化并处于动态平衡状态。因此甲状腺素与血浆蛋白的结合，一方面可以避免小分子的T_4和T_3快速经肾脏排出体外，从而延长甲状腺素在血液中的存在时间，形成循环中的甲状腺素储备库；另一方面具有缓冲游离激素浓度的作用。血液中，T_4的半衰期为6～7天，T_3的半衰期为1～2天。甲状腺素主要降解部位是肝、肾、骨骼肌等器官，降解方式包括脱碘代谢、与葡萄糖醛酸结合及脱氨基和羧基，其中最主要的降解方式为脱碘酶作用下 T_4 脱碘转化为 T_3（45%）和 rT_3（55%）的脱碘代谢。因此，血液中 80% 的 T_3 来自 T_4 在外周器官组织中的脱碘代谢反应。

甲状腺的功能主要受到下丘脑 - 腺垂体 - 甲状腺（hypothalamus-pituitary-thyroid，HPT）轴的调节，从而维持体内甲状腺激素水平和甲状腺功能的稳定（图 1.2B）。一方面，下丘脑释放促甲状腺素释放激素（thyrotropin releasing hormone，TRH），TRH 通过垂体门脉系统调节腺垂体分泌促甲状腺激素（thyroid-stimulating hormone，TSH），TSH 调控甲状腺滤泡上皮细胞合成甲状腺球蛋白、重吸收及分泌活动；另一方面，一定水平的血浆游离甲状腺素可负反馈抑制 TSH 和 TRH 的分泌，从而形成 TRH-TSH- 甲状腺素在体内的平衡状态，保持循环中 T_4 和 T_3 的水平在正常范围内。

3. 甲状腺素生理作用

甲状腺素作用于机体的几乎所有组织，其主要生理作用是提高新陈代谢率，并增加机体对能量的利用和消耗。具体来说，一方面，甲状腺素在细胞内可以促进氧化磷酸化反应，从而产生更多的 ATP，使细胞产生更多的热量，进而促进蛋白质、脂肪和碳水化合物的代谢，提高机体的基础代谢率（basal metabolic rate，BMR）；另一方面，甲状腺素可促进和协同生长激素的作用，进而维持机体的正常发育。同时，甲状腺素在神经系统发育中也发挥着重要的作用。甲状腺素可以影响记忆、情绪和思考等方面。此外，甲状腺素还与神经元的发育和髓鞘形成密切相关，这是因为甲状腺素可以促进神经元的分化和迁移，同时也可以促进髓鞘的生长和修复。总之，甲状腺素在身体内的作用极为重要，它扮演着许多生理过程的调节者和协调者的角色。甲状腺素分泌过多（甲状腺功能亢进）或分泌不足（甲状腺功能减退）均能引起机体代谢、生长发育、器官功能的紊乱和障碍，与一系列临床表现相关，但与之相关的病因却不尽相同。

三、滤泡旁细胞

滤泡旁细胞（或称 C 细胞）位于滤泡上皮细胞之间（但顶部不与滤泡腔接触）和滤泡间质内。细胞呈椭圆形，体积较大，HE 染色时胞质着色淡，胞质内含嗜银颗粒，银染法可见。滤泡旁细胞的主要功能是分泌降钙素、降钙素基因相关肽和生长抑素。降钙素是一种多肽激素，通过促进成骨细胞活动，抑制破骨细胞的骨吸收和溶骨作用，以及胃肠道和肾小管吸收 Ca^{2+}，从而降低血钙浓度。降钙素对成年人血钙浓度的调节作用较弱；而在儿童体内，由于骨更新速度快，破骨细胞更活跃，降钙素对儿童血钙的调节作用可能更强。目前尚无证据提示成人降钙素缺乏存在健康后果，因此通常无须关注。

参考文献

[1] 成令忠，钟翠平，蔡文琴. 现代组织学. 上海：上海科学技术文献出版社，2003：552-558.

[2] 李和，李继承. 组织学与胚胎学. 3 版. 北京：人民卫生出版社，2015：199-201.

[3] MESCHER A L. Junqueira's basic histology-text and atlas. 15th ed. New York：McGraw-Hill Medical，2018：429-432.

[4] OVALLE W K. Netter's essential histology：with correlated histopathology. 3th ed. Amsterdam：Elsevier，2020：246-247.

[5] 王庭槐. 生理学. 9 版. 北京：人民卫生出版社，2018：373-382.

[6] STANDRING S. 格氏解剖学. 39 版. 徐群渊，译. 北京：北京大学医学出版社，2008：601-638.

第2章 甲状腺相关实验室检查

一、概述

实验室检查在甲状腺疾病诊断中发挥着十分重要的作用。甲状腺相关实验室检查项目较多，检测方法多样，且目前尚未完全标准化，不同检测方法和检测系统间尚存在差异。

二、甲状腺相关实验室检测方法及原理

甲状腺激素在人体内含量较低，因此对检测方法的灵敏度要求较高。免疫分析是基于抗原抗体特异性结合反应进行靶标检测的方法，具有特异性强、灵敏度高、容易自动化等特点，临床上使用的免疫分析主要有以下方法。

1. 放射免疫分析

放射免疫分析（radioimmunoassay，RIA）包括竞争性放射免疫分析法和免疫放射分析法，由于均是核素标记的免疫分析方法，习惯上将二者统称为放射免疫分析。RIA可用于抗原或抗体的定量检测，灵敏度较高，适用于不同激素、微蛋白、肿瘤标志物和医药产品的检测。但存在放射污染风险，且放射标记物半衰期较短，大大限制了其临床应用。

2. 酶免疫分析

结合抗原抗体反应的特异性和酶对底物有效的催化作用，已用于大分子和小分子抗原的定量测定。酶免疫分析（enzyme immunoassay，EIA）可分为非均相EIA和均相EIA。均相EIA主要通过酶标抗原同抗体结合形成酶标记的免疫复合物，改变标记酶的活性，通过催化底物呈色反应，测定酶活性变化，来计算待测样本抗原的含量。非均相EIA使用固相分离技术，在固相载体上包被抗体，采用酶标仪测定，方法简单，非特异结合低，酶

联免疫吸附分析法（enzyme-linked immunosorbent assay，ELISA）即属于这种方法。

3. 化学发光免疫分析法

化学发光免疫分析法（chemiluminescence immunoassay，CLIA）是目前发展和推广应用最快的免疫分析方法，已成为目前甲状腺激素检测最主流的方法。CLIA 的主要原理是将发光物质直接标记在抗原或抗体上，或酶促放大发光底物的发光反应。CLIA 可分为化学发光物直接标记法、化学发光酶免疫分析法、电化学发光法。CLIA 具有灵敏度高、线性范围宽、仪器设备易流水线作业等优点，具有广阔的应用前景。

4. 时间分辨荧光免疫测定法

时间分辨荧光免疫测定法（time-resolved fluorescence immunoassay，TRFIA）是在荧光免疫分析的基础上发展起来的一种特殊的分析技术。以镧系元素为标记物，同时利用波长和时间两种分辨技术，可以对荧光波长和激发波长两者比对后的差异进行分析，有效改善了常规紫外光谱分析中光损失的影响。具有超灵敏度，动态范围宽、稳定性好等优点。

三、检验项目及临床意义

1. TSH

TSH 是由腺垂体细胞合成和分泌的糖蛋白激素。TSH 由 α 和 β 两个亚单位组成，其与黄体生成素、卵泡刺激素、生长激素、人绒毛膜促性腺激素（human chorionic gonadotropin，hCG）有共同的 α 亚单位，β 亚单位决定了其特异性。TSH 的分泌一方面受下丘脑分泌的 TRH 的促进性影响；另一方面又受到 T_3、T_4 反馈性的抑制性影响，二者互相调节，组成下丘脑 – 腺垂体 – 甲状腺轴。

免疫法检测 TSH 至今经历了三代。第三代 TSH 测定也称为超敏 TSH（ultrasensitive-TSH，u-TSH），u-TSH 的功能灵敏度为 0.01 ～ 0.02 mU/L，灵敏度好，特异性高。临床推荐使用三代及以上 TSH 监测方法。

由于孕期受 hCG、TBG 等因素的影响，妊娠早期血清 TSH 参考值范围的上限值和下限值都会出现不同程度的下降。少数妊娠妇女 TSH 下限值甚至低于可检测水平（＜ 0.01 mU/L）。妊娠中期血清 TSH 逐渐升高，妊娠晚期甚至会高于普通人群。但是，妊娠中期和晚期也有少数妇女 TSH 分泌受到抑制，产期妇女甲状腺疾病的诊断需采用妊娠期特异性 TSH 参考值。

参考值范围： ①非妊娠 TSH（电化学发光免疫分析法）：0.27 ～ 4.20 mU/L。②妊娠期特异性（电化学发光免疫分析法）：妊娠早期 0.09 ～ 4.52 mU/L，妊娠中期 0.45 ～ 4.32 mU/L，妊娠晚期 0.30 ～ 4.98 mU/L。

临床意义： TSH 增高可见于甲状腺功能减退、亚临床甲状腺功能减退、TSH 腺瘤、甲状腺激素抵抗；TSH 降低可见于甲状腺功能亢进、亚临床甲状腺功能亢进。

2. 甲状腺素

（1）T_4：血清中的 T_4 全部为甲状腺分泌而来，故 T_4 是反映甲状腺功能状态的较好指标。由于孕期 TBG 的影响，总 T_4（total thyroxine，TT_4）从妊娠第 7 周开始逐渐升高，妊娠第 7 ～ 16 周，孕龄每增加 1 周，TT_4 升高 5%，第 16 周达到最高，约升高 50%。妊娠第 16 周之后，可以将普通人群参考值范围乘以 1.5 得到妊娠期特异的 TT_4 参考值范围。目前尚无统一的孕期 TT_4 的参考值范围。

参考值范围（电化学发光免疫分析法）： 通常为 62 ～ 164 nmol/L。

临床意义： T_4 增高见于甲状腺功能亢进、甲状腺毒症、甲状腺激素抵抗、甲状腺激素服用过量、TBG 浓度或结合力增高等；T_4 降低见于甲状腺功能减退、部分低 T_3 综合征、TBG 浓度或结合力降低等。

（2）T_3：T_3 是甲状腺激素的活性形式，其生物活性是 T_4 的 3 ～ 5 倍，80% 以上的 T_3 是在外周组织中通过 T_4 脱碘而成的，仅 15% ～ 20% 由甲状腺直接分泌而来。血清中 99.7% 的 T_3 与 TBG 结合，约 0.3% 为游离状态。

参考值范围（电化学发光免疫分析法）： 1.3 ～ 3.1 nmol/L。

临床意义：T_3增高见于甲状腺功能亢进、甲状腺毒症、甲状腺激素抵抗、甲状腺激素服用过量、TBG浓度或结合力增高等；T_3降低见于甲状腺功能减退、低T_3综合征、TBG浓度或结合力降低等。

（3）游离甲状腺素、游离三碘甲状腺原氨酸：游离甲状腺激素包括游离甲状腺素（free thyroxine，FT_4）、游离三碘甲状腺原氨酸（free triiodothyronine，FT_3），由于不与结合蛋白结合，能更直接反映甲状腺的功能状态。在甲状腺功能减退的治疗过程中，FT_4会首先发生变化。

参考值范围（电化学发光免疫分析法）：FT_3 3.6 ～ 7.5 pmol/L，FT_4 12.0 ～ 22.0 pmol/L。由于妊娠妇女TBG浓度增加和白蛋白浓度减少，会影响免疫检测法测定FT_4结果。因此需要建立试剂特异、妊娠期特异性FT_4参考值范围。妊娠期FT_4特异性参考值范围（电化学发光免疫分析法）：妊娠早期12.91 ～ 22.35 pmol/L，妊娠中期9.81 ～ 17.26 pmol/L，妊娠晚期9.12 ～ 15.71 pmol/L。

临床意义：FT_3、FT_4增高见于甲状腺功能亢进、甲状腺毒症、甲状腺激素抵抗、甲状腺激素服用过量；FT_3、FT_4降低见于甲状腺功能减退、低T_3综合征等。

（4）rT_3：T_4在外周组织中，除经5'脱碘酶作用外环脱碘形成T_3外，还有55%左右的T_4在内环5'脱碘形成rT_3。血清中测得的rT_3主要（95% ～ 98%）由T_4脱碘而来。rT_3无生物活性，rT_3增加，T_3降低，可以降低机体氧和能量的消耗，是机体一种自我保护机制。

参考值范围（化学发光免疫分析法）：0.78 ～ 1.38 nmol/L。

临床意义：血中rT_3浓度的变化与TT_3、TT_4维持一定比例，尤其与T_4变化一致。甲状腺功能亢进时rT_3增加，甲状腺功能减退时降低，可作为了解甲状腺功能的指标。重症营养不良或某些全身性疾病时，rT_3明显升高，而TT_3明显降低，为诊断非甲状腺病态综合征的重要指标。

3. 抗甲状腺球蛋白抗体和抗甲状腺过氧化物酶抗体

抗甲状腺球蛋白抗体（anti-thyroglobulin antibody，TgAb）和抗甲状

腺过氧化物酶抗体（anti-thyroid peroxidase antibody，TPOAb）是两种主要的甲状腺自身免疫抗体，来源于甲状腺内的淋巴细胞。TgAb是甲状腺疾病中首先发现的自身抗体，具有高度种属特异性。TPOAb是针对甲状腺过氧化物酶产生的自身免疫抗体，是以前的甲状腺微粒体抗体主要成分。TPOAb对于甲状腺细胞具有细胞毒性作用，引起甲状腺功能低下。TgAb和TPOAb多存在于自身免疫性甲状腺疾病（autoimmune thyroid disease，AITD）患者，是机体局部免疫功能紊乱的标志。

参考值范围（电化学发光免疫分析法）：TgAb < 115 IU/mL，TPOAb < 34 IU/mL。

临床意义：TgAb和TPOAb用于鉴别自身免疫性甲状腺疾病和非自身免疫性甲状腺疾病。不同类型的自身免疫性甲状腺疾病甲状腺受损程度不同，以桥本甲状腺炎增高最明显，Graves病（Graves disease，GD）患者次之，产后甲状腺炎、萎缩性甲状腺炎患者TPOAb也可为阳性。部分自身免疫性疾病，如亚临床甲状腺功能减退的患者若存在TgAb和TPOAb，预示着病因为AITD，进展为临床型甲状腺功能减退的可能性较大。Graves病患者若存在较高滴度的TgAb、TPOAb两种抗体，预示发生自发性甲状腺功能减退的可能性较大。

4. 促甲状腺素受体抗体

促甲状腺素受体抗体（TSH receptor autoantibody，TRAb）是自身免疫性甲状腺疾病患者体内产生的一种自身抗体，包括促甲状腺激素受体刺激性抗体（thyrotropin receptor-stimulating antibody，TSAb）、促甲状腺激素受体阻断性抗体（thyrotropin receptor-blocking antibody，TBAb）及中性抗体，可与甲状腺激素受体（thyrotropin receptor，TSHR）结合产生不同的生物学效应。目前认为TSAb对Graves病的诊断、预后及疗效判断具有良好的临床效用，而TBAb在自身免疫性甲状腺功能减退症中的意义尚未得到充分的论证。需要注意的是，目前不少临床实验室测定的都是患者血清中总TRAb的含量，而临床上一般亦将TRAb视为TSAb，用于Graves病患者诊断。

参考值范围（电化学发光免疫分析法）： < 1.53 IU/L。

临床意义： ①用于甲状腺毒症的病因鉴别和 Graves 病的诊断。②用于 Graves 病患者病情活动的判断，评价抗甲状腺药物的停药时机及预测疾病复发的风险。③诊断 Graves 眼病（Graves ophthalmopathy，GO）：TSAb 滴度可反映 GO 患者眼部病变程度，GO 患者 TSAb 明显高于非 GO 的 Graves 病患者，且严重者常有高滴度的 TSAb。④预测新生儿和哺乳儿甲状腺功能紊乱：妊娠妇女患 Graves 病时，母亲 TRAb 常为阳性，并能通过胎盘进入胎儿，引起新生儿甲状腺功能亢进。TRAb 最好在怀孕 3 个月时测定，妊娠中晚期 TRAb 的阳性率会降低。TRAb 能从乳汁中分泌，甲状腺功能正常但是 TRAb 阳性的妇女若进行哺乳，也会导致婴幼儿甲状腺功能亢进。新生儿甲状腺功能亢进的 TRAb 来源于母体，非自身产生，随着时间的延长，TRAb 可自行降解，其甲状腺功能亢进症状也将逐渐缓解，所以不经治疗，新生儿大多在出生后 1 ～ 3 个月自行缓解，无复发。若新生儿有 Graves 病，其 TRAb 可能持续性阳性，症状不能自行缓解。对于妊娠患 Graves 病或有该病病史者或既往 TRAb 水平升高的女性，建议妊娠 22 周前测定 TRAb 水平。⑤检测 Graves 病患者亲属 Graves 病发病的倾向：由于 Graves 病有遗传倾向，Graves 病患者亲属中如测得 TRAb 或 TSAb 阳性者，以后有发展为 Graves 病的可能。

5. 甲状腺球蛋白

甲状腺球蛋白（thyroglobulin，Tg）是甲状腺滤泡上皮分泌的糖蛋白，由甲状腺滤泡上皮细胞分泌，是甲状腺激素合成和储存的载体。血清 Tg 水平升高与 3 个因素有关：甲状腺大小；甲状腺组织炎症和损伤；TSH、hCG 或 TRAb 对甲状腺刺激。

参考值范围（电化学发光免疫分析法）： 3.5 ～ 77 μg/L。

临床意义： ①对于非肿瘤性疾病评估甲状腺炎的活动性，炎症活动期血清 Tg 水平增高；②诊断口服外源甲状腺激素所致的甲状腺毒症，特征为血清 Tg 不增高；③对于分化型甲状腺癌（differentiated thyroid carcinoma，DTC），Tg 是监测其复发和转移的良好生物标志物。

TgAb 的存在可能会干扰 Tg 的检测，所采用的方法不同影响不同。血清中即使存在低水平 TgAb 也可干扰大多数方法所进行的 Tg 测定，因此建议进行 Tg 测定的每一份血清标本均应同时测定 TgAb。

超声引导下细针穿刺（fine-needle aspiration，FNA）洗脱液中 Tg 值测定可作为辅助方法选择性用于转移性淋巴结的判定。超声引导下进行 FNA，以 Tg 试剂的功能灵敏度作为 FNA-Tg 诊断的切点值，具有良好的阴性预测值。

6. 降钙素

降钙素（calcitonin，Ctn）是甲状腺滤泡旁 C 细胞合成、分泌的一种单链多肽激素。Ctn 半衰期 ≥ 1 小时，主要在肾脏降解和排出。Ctn 的生理作用是降低血钙和血磷，作用的主要靶器官为骨和肾。

参考值范围：男性 < 9.52 pg/mL，女性 < 6.4 pg/mL。

临床意义：①怀疑甲状腺恶性肿瘤的患者，术前应常规检测血清 Ctn 对甲状腺髓样癌（medullary thyroid carcinoma，MTC）进行鉴别筛查，Ctn 升高或考虑 MTC 的患者应同时检测癌胚抗原（carcinoembryonic antigen，CEA）。升高的血清 Ctn 可反映患者体内 MTC 瘤负荷水平。部分晚期 MTC 患者可表现为血清 CEA 明显升高而 Ctn 相对降低，部分低分化的 MTC 也可表现出血清 Ctn 和 CEA 水平正常或同时降低的现象。② MTC 原发和转移灶的瘤负荷共同决定血清 Ctn 的水平，且常呈正相关。③ Ctn 及 CEA 可作为 MTC 术后管理、预后预测的重要监测指标。术后血清 Ctn 的正常化通常提示转归较好。

7. 甲状腺素结合球蛋白

甲状腺素结合球蛋白（thyroxine binding globulin，TBG）是肝细胞合成的一种 α 球蛋白，是甲状腺激素在血液循环中的主要载体蛋白，对甲状腺激素的贮存、运输、代谢及维持甲状腺激素的浓度和游离甲状腺激素的动态稳定，均具有重要的作用。T_4 与 TBG 的亲和力大于 T_3。

参考值范围： 12 ～ 28 mg/L。

临床意义： 血清 TBG 增多见于妊娠、口服避孕药、大剂量雌激素治疗、家族性 TBG 增多症、肝硬化、多发性骨髓瘤。甲状腺功能减退时，TBG 降解速率减慢，血液中 TBG 浓度可明显升高，可随病情的缓解而逐渐下降。TBG 降低见于大剂量雄激素或糖皮质激素治疗、家族性 TBG 降低症、肾病综合征、肢端肥大症、失蛋白性肠道疾病等。甲状腺功能亢进患者血清 TBG 水平明显降低，病情缓解后，TBG 可逐渐上升至正常水平。

四、注意事项

1. 妊娠期甲状腺相关激素的变化情况

（1）TBG 从妊娠第 6 ～ 8 周开始增加，妊娠第 20 周达到顶峰，一般较基础值增加 1.5 ～ 2 倍，一直持续到分娩。TBG 增加使 TT_4 浓度增加，所以 TT_4 在妊娠期不能反映循环甲状腺激素的确切水平。

（2）妊娠早期胎盘分泌 hCG 增加，通常在妊娠第 8 ～ 10 周达到高峰。hCG 具有刺激甲状腺的作用，增多的甲状腺激素抑制 TSH 分泌，使血清 TSH 水平降低 20% ～ 30%。血清 hCG 水平升高及 TSH 水平降低发生在妊娠第 8 ～ 14 周，妊娠第 10 ～ 12 周是 TSH 下降的最低点。

（3）妊娠期临床甲状腺功能减退会增加妊娠不良结局的风险，包括早产、低出生体重儿和流产等。妊娠早期 TSH 上限的切点值为普通人群 TSH 参考值范围上限下降 22% 或者 4.0 mU/L。

（4）因为母体对胎儿的免疫耐受，甲状腺自身抗体在妊娠后期滴度逐渐下降，妊娠第 20 ～ 30 周降低幅度为 50% 左右。分娩后甲状腺自身抗体滴度回升，产后 6 个月恢复至妊娠前水平。

2. 关于参考值范围的适用性问题

甲状腺相关激素的检测方法多样，目前尚未实现标准化，不同检测方法之间结果存在差异，同样的检测方法不同平台之间也有差异，因此进行疾病动态监测时最好采用同一平台系统。本章中采用的参考值范围为本单位目前所使用,供读者参考。由国家卫生健康委员会发布的国家行业标准 WS/T404.10-2022 对 T_3、T_4、FT_3、FT_4、TSH 在部分检测平台的参考值范围给出了建议,并指出医学实验室使用时应注意首先对分析全过程的质量管理及使用的分析系统和目标应用人群进行评估,且实验室在引用相应的参考值区间前应进行必要的验证。

3. 药物对甲状腺激素的影响

部分药物可直接对甲状腺功能产生影响,如碘、胺碘酮、锂盐、α 干扰素、酪氨酸激酶抑制剂(舒尼替尼、索拉非尼)。胺碘酮中富含的碘使得血浆无机碘化物增加 40 倍,同时尿碘排泄可高达每 24 小时 15 000 μg。使用胺碘酮的患者每 4～6 个月应该检测甲状腺功能。所有使用胺碘酮的患者都会经历短(早)期(≤3 个月)和长期(>3 个月)血清甲状腺功能检查的变化,早期表现为 TSH、FT_4 增加,TT_3(FT_3)降低,rT_3 增加,长期各指标趋于正常或轻度增加。

部分药物可通过影响 TBG 浓度、结合力干扰甲状腺功能检测,如他莫昔芬、雷洛昔芬、雌激素、氟尿嘧啶、氯贝特等增加血清 TBG 浓度;烟酸、天冬酰胺酶、慢性糖皮质激素、雄激素等抑制 TBG 合成。这类药物对 TT_3、TT_4 的影响较大,另外一些药物可通过影响甲状腺激素与 TBG 结合,即 T_4 或 T_3 从 TBG 上置换下来,造成游离甲状腺激素增高,如阿司匹林、呋塞米、卡马西平、苯巴比妥、苯妥英钠、非甾体类抗炎剂、苯基丁氮酮和肝素等。

4. 干扰物对甲状腺相关激素的检测干扰

干扰物是指检测样本中可以影响检测物浓度或活性,造成系统性错误的物质。常见的干扰物包括异嗜性抗体、生物素、巨分子 TSH、甲状腺激素自身抗体等。

(1)异嗜性抗体(heterophil antibody,HA):是由已知的或未知的抗原物质刺激人体产生的一类具有足够滴度、能与多个物种的免疫球蛋白发生相对弱的结合、多重特异性的免疫球蛋白。HA 的产生通常是由于人类直接接触到动物、污染的食品、未经高温消毒的鲜奶和免疫疗法或接种来源于动物血清或组织的疫苗产品后产生。体内含 HA 的患者在做血清免疫检测时，HA 可与试剂抗体结合而导致干扰。

（2）生物素：其又被称为维生素 H，是羧化酶反应的重要辅因子。健康人群对生物素的日需求量为 30 ～ 100 μg。由于具有维持皮肤健康、改善脱发等作用，高剂量（每片最高可达 10 mg）的生物素已成为美国最常见的非处方保健药物之一，服用者的生物素摄入量远超日需求量。部分免疫化学发光试剂分析的检验试剂，利用高亲和力链霉亲和素与生物素相互作用，将反应体系中的免疫复合物结合到固相载体上，因此大量外源性生物素摄入造成与链霉亲和素结合的可发光复合体大大减少，发光强度降低，导致最终检验结果受到干扰。在夹心法原理的免疫分析试剂中，检测结果与发光强度成正比，故报告值低于实际；而在竞争法原理的免疫分析试剂中，检测结果与发光强度成反比，故报告值高于实际。因此考虑在生物素干扰的情况下应更换检测系统或停用生物素后 3 天再进行检测。

（3）巨分子 TSH：是一种少见的、由 TSH 与抗 TSH 免疫球蛋白形成的免疫复合物。TSH 本身是小分子物质，经肾脏代谢，当 TSH 与抗体形成大分子免疫复合物（巨分子 TSH）时，TSH 的肾脏清除率会明显下降。因此随着巨分子 TSH 不断蓄积，可引起 TSH 水平假性升高。巨分子 TSH 作为一种实验室干扰物，可引起 TSH 检测值假性升高，易导致临床中误诊为亚临床甲状腺功能减退。

（4）甲状腺激素自身抗体（thyroid hormone autoantibodies，THAAB）：较为罕见，是针对 T_3 或 T_4 的一类自身抗体，可导致 T_3 或 T_4 假性增高，由于此类患者临床表型具有明显的异质性，其生化特征与垂体 TSH 型甲状腺功能亢进或甲状腺激素抵抗综合征具有明显的相似性，易导致临床误诊、误治。

因此，如果发现检测结果与临床不符，考虑检测干扰时，可换用不同检测系统进行复查，这是由于不同厂家抗原抗体设置结合部位不同，动物抗体、标记系统也有差异。其他的方法包括聚乙二醇法、稀释法、HA阻断法等。尽管技术在不断改进，但仍然无法从根本上完全避免干扰，需要临床和实验室人员对结果进行沟通交流，以识别干扰，避免错误的结果影响临床判断。

参考文献

[1] 王兰兰. 医学检验项目选择与临床应用. 2版. 北京：人民卫生出版社，2013.

[2] 尹一兵，倪培华. 临床生物化学检验技术. 北京：人民卫生出版社，2015.

[3] 中华医学会内分泌分会，中华医学会围产医学分会. 妊娠和产后甲状腺疾病诊治指南（第2版）. 中国围产医学杂志，2019，22（8）：505-539.

[4] BARTALENA L，BOGAZZI F，CHIOVATO L，et al. 2018 European thyroid association（ETA）guidelines for the management of amiodarone-associated thyroid dysfunction. Eur Thyroid J，2018，7（2）：55-66.

[5] 中国抗癌协会甲状腺癌专业委员会. 甲状腺癌血清标志物临床应用专家共识（2017版）. 中国肿瘤临床，2018，45（1）：7-13.

[6] 中华医学会内分泌分会，中国医师协会内分泌代谢科医师分会，中华医学会核医学分会，等. 中国甲状腺功能亢进症和其他原因所致甲状腺毒症诊治指南. 中华内分泌代谢杂志，2022，38（8）：700-748.

第3章 甲状腺核医学检查

甲状腺核医学检查包括甲状腺吸碘功能检查和甲状腺核素显像。甲状腺吸碘功能检查是通过口服放射性药物来评估甲状腺功能及帮助寻找甲状腺功能异常的原因；甲状腺核素显像是通过静脉注射放射性药物来显示甲状腺的大小、形状和位置，并以此帮助寻找甲状腺功能异常的原因或定性甲状腺结节。

第1节　甲状腺摄 ^{131}I 试验

一、原理

甲状腺具有选择性摄取和浓聚碘的能力，其摄取碘的速度和数量及碘在甲状腺的停留时间取决于甲状腺的功能状态。^{131}I 与稳定碘（^{127}I）具有相同的生化性质，但 ^{131}I 具有放射性，能释放 γ 射线；引入体内后，用甲状腺功能探测仪测定甲状腺部位的放射性计数率，计算甲状腺摄 ^{131}I 率可评价甲状腺的功能状态，即甲状腺摄 ^{131}I 试验。

二、检查方法

受检者空腹口服 ^{131}I 溶液 74 ～ 370 kBq（2 ～ 10 μCi），服药后继续禁食 1 ～ 2 小时。在服药 2 小时、4 小时、24 小时后分别测量甲状腺部位的放射性计数。测量前先测定室内本底的计数及标准源计数。

标准源为石蜡制成的颈模型，按照甲状腺的几何位置插入一个直径为 2.5 cm、高 18 cm 的玻璃管，管内装 30 mL 水（相当于正常成人的甲状腺体积），在玻璃管中加入与受检者服用相同活度的 ^{131}I（图 3.1）。

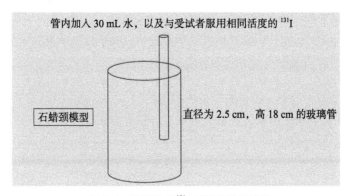

管内加入 30 mL 水，以及与受试者服用相同活度的 ^{131}I

石蜡颈模型

直径为 2.5 cm，高 18 cm 的玻璃管

图 3.1 甲状腺摄 ^{131}I 试验标准源模型

用该公式计算甲状腺摄碘率：甲状腺摄 ^{131}I 率（%）=（甲状腺部位计数 – 本底计数）/（标准源计数 – 本底计数）× 100%。

由于不同地区、不同时期饮食中含碘量不同及测量仪器和方法的不同，甲状腺摄 ^{131}I 率的正常参考值有较大差异。各地区应建立自己的正常参考值。正常人甲状腺摄 ^{131}I 率随时间逐渐上升，24 小时达高峰。一般来说，女性多高于男性，儿童及青少年较成人高，且年龄越小越明显。

三、适应证

甲状腺功能亢进、甲状腺功能减退、地方性甲状腺肿、亚急性甲状腺炎等。

四、结果及临床意义

甲状腺摄碘的速度、数量和碘在其内的代谢速率与甲状腺功能状态密切相关。通过观察 24 小时内甲状腺摄 ^{131}I 率的整体变化规律，可用于判断甲状腺疾病（图 3.2）。

大多数甲状腺功能亢进患者的甲状腺摄 ^{131}I 率增高，且部分患者可见摄 ^{131}I 高峰提前；甲状腺功能减退时，曲线上各个时间点的摄 ^{131}I 率均低于正常参考值的下限，且高峰延迟出现；地方性甲状腺肿表现为各个时间点的摄 ^{131}I 率均高于正常值，但无高峰前移；急性或亚急性甲状腺炎，甲状腺摄 ^{131}I 率明显降低，而血清中甲状腺激素水平增高，出现摄 ^{131}I 率与血清甲状腺激素水平的分离现象。

测定甲状腺摄 ^{131}I 率可以为估算 ^{131}I 治疗甲状腺功能亢进的药物剂量提供依据。甲状腺摄 ^{131}I 率也用于评估甲状腺癌术后 ^{131}I 治疗前残留甲状腺组织的功能。

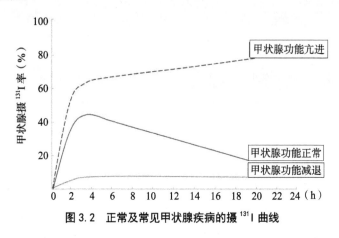

图 3.2　正常及常见甲状腺疾病的摄 ^{131}I 曲线

五、注意事项

受检者在检查前 2 ～ 6 周停服含碘的食物、药物及影响甲状腺功能的药物。妊娠期、哺乳期妇女禁用。

第 2 节　甲状腺显像

一、原理

正常甲状腺组织能特异地摄取和浓聚碘离子用以合成和储存甲状腺激素。因此将放射性碘引入人体后，即可被有功能的甲状腺组织所摄取，在体外通过显像仪 [如 γ 相机或单光子发射计算机断层扫描仪（single-photon emission computed tomography，SPECT）] 探测从甲状腺组织内所发出的

γ射线的分布情况，以获得甲状腺影像，了解甲状腺的位置、形态、大小及功能状态。锝和碘属于同族元素，也可被甲状腺摄取和浓聚，因此 ^{99m}Tc 也可用于甲状腺显像，只是 ^{99m}Tc 不参与甲状腺激素的合成，且 ^{99m}Tc 还能被其他一些组织摄取（如唾液腺、口腔、鼻咽腔、胃黏膜等），故特异性锝不如放射性碘。目前临床上常用的甲状腺显像剂有高锝酸盐（$^{99m}TcO_4^-$）和 ^{131}I。

二、方法

甲状腺静态显像时，静脉注射 $^{99m}TcO_4^-$ 20～30分钟后进行显像。常规采集前后位影像，必要时采集斜位或侧位图像。^{131}I 显像时，空腹口服 ^{131}I 24小时后行颈部显像；如果行异位甲状腺显像时，行可疑部位显像；如果寻找甲状腺癌转移灶，48～72小时后行全身显像。

三、适应证

异位甲状腺、甲状腺结节的功能及性质的判定，寻找功能性甲状腺癌转移灶，判断颈部肿块与甲状腺的关系及甲状腺炎的辅助诊断。

四、结果及临床意义

（1）正常图像（图3.3）：正常甲状腺双叶内显像剂分布大致均匀，因甲状腺双叶中部厚、边缘和峡部组织较薄，故图像上边缘及峡部显像剂分布较淡，双叶多呈蝴蝶型，可有多种变异形态，甚至一叶或峡部缺如，有时可见锥体叶。

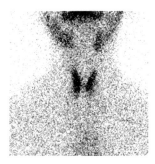

图3.3 正常甲状腺

（2）异常图像：主要表现为甲状腺位置、大小、形态和显像剂分布异常。位置异常常见于异位甲状腺；大小异常可表现为甲状腺体积的增大或减小；形态异常多表现为甲状腺形态的不规则或不完整；显像剂分布异常可表现为弥漫性分布异常和局灶性分布异常。

（3）异位甲状腺：异位甲状腺常见部位有舌根部、喉前、舌骨下、胸骨后等。甲状腺显像图像表现为正常甲状腺部位不显影，而上述部位显影，影像多为团块样。临床主张用 ^{131}I 进行显像。本法有助于舌根部和甲状腺舌骨部位肿物的鉴别诊断。发现上纵隔内肿物，若其能摄取显像剂，则提示来自于甲状腺，多为颈部甲状腺肿大向胸腔内延伸或先天性位置异常；如果不能摄取，也不能完全排除胸骨后甲状腺肿，因为也有可能因其功能较差而不显影。

（4）甲状腺结节功能及性质的判定：根据甲状腺结节摄取显像剂的情况，可将结节分为4种类型，即"热结节""温结节""凉结节""冷结节"。"热结节"指结节部位放射性分布高于周围正常甲状腺组织；"温结节"指结节部位放射性分布等于或接近周围正常甲状腺组织；"凉结节""冷结节"指结节部位放射性分布低于周围正常甲状腺组织（图3.4、图3.5）。

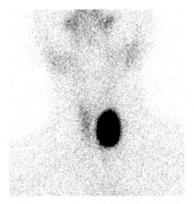

甲状腺左侧叶可见一处放射性分布明显高于周围正常组织的结节影。

图3.4　甲状腺左侧叶热结节

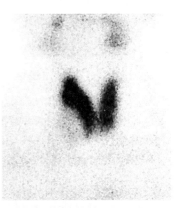

甲状腺右侧叶下份见一处放射性分布明显低于周围正常组织的结节影。

图3.5　甲状腺右侧叶冷结节

（5）寻找功能性甲状腺癌转移灶：由于分化型甲状腺癌（甲状腺乳头状癌和甲状腺滤泡状癌）及其转移灶有不同程度的浓聚 ^{131}I 能力，因此可以用 ^{131}I 全身显像寻找转移灶（图 3.6）。但因为这些转移灶的摄 ^{131}I 功能不如正常甲状腺组织，所以在寻找转移灶之前需去除（通过手术或 ^{131}I 治疗）残留正常甲状腺组织，还可通过提高自身 TSH 分泌水平增强病灶摄取 ^{131}I 的能力，提高对小病灶的检出率。

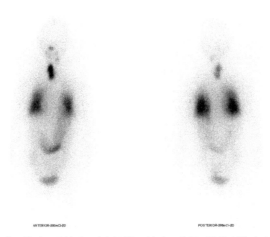

ANTERIOR-200mCi-2D   POSTERIOR-200mCi-2D

颈部淋巴结及双肺转移，右侧颈部区域及双肺野可见放射性浓聚影。

图 3.6 甲状腺乳头状癌 ^{131}I 全身显像

（6）甲状腺炎的辅助诊断：急性甲状腺炎由于甲状腺细胞被破坏，显像剂分布弥漫性降低。在亚急性甲状腺炎病程的不同阶段，可有不同的影像表现。在病程的初期，甲状腺显像表现为局限性稀疏、缺损区，或双侧叶呈放射性弥漫性稀疏改变甚至完全不显影（图 3.7），此时血中甲状腺激素水平升高且甲状腺摄 ^{131}I 率降低，为典型的分离现象。如果病情恢复，甲状腺显像可逐渐恢复正常。对于慢性淋巴细胞性甲状腺炎，甲状腺显像剂分布可正常、稀疏或不均匀。由于存在碘的有机化障碍，可出现 ^{131}I 和 $^{99m}TcO_4^-$ 显像结果不一致，即 $^{99m}TcO_4^-$ 显像为"热结节"，而 ^{131}I 显像为"冷结节"。

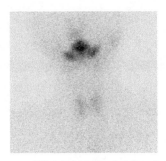

甲状腺双侧叶呈放射性弥漫性稀疏改变甚至完全不显影。

图 3.7　亚急性甲状腺炎显像

五、注意事项

用放射性碘做显像剂时，检查前应停用含碘食物及影响甲状腺功能的药物，检查当日空腹。寻找甲状腺癌转移灶时，需停止甲状腺素替代治疗以提高自身 TSH 分泌水平。

参考文献

[1] MARIANI G, TONACCHERA M, GROSSO M, et al. The role of nuclear medicine in the clinical management of benign thyroid disorders, part 1: hyperthyroidism. J Nucl Med, 2021, 62 (3): 304-312.

[2] MARIANI G, TONACCHERA M, GROSSO M, et al. The role of nuclear medicine in the clinical management of benign thyroid disorders, part 2: nodular goiter, hypothyroidism, and subacute thyroiditis. J Nucl Med, 2021, 62 (7): 886-895.

[3] HURTADO-LÓPEZ L M, ARELLANO-MONTAÑO S, TORRES-ACOSTA E M, et al. Combined use of fine-needle aspiration biopsy, MIBI scans and frozen section biopsy offers the best diagnostic accuracy in the assessment of the hypofunctioning solitary thyroid nodule. Eur J Nucl Med Mol Imaging, 2004, 31 (9): 1273-1279.

[4] GARBEROGLIO S, TESTORI O. Role of nuclear medicine in the diagnosis of benign thyroid diseases. Front Horm Res, 2016, 45: 24-36.

[5] MONCAYO V M, AARSVOLD J N, ALAZRAKI N P. Nuclear medicine imaging and therapy: gender biases in disease. Semin Nucl Med, 2014, 44 (6): 413-422.

第二篇
TSH 降低的甲状腺疾病

第4章 TSH 降低的病因及鉴别诊断

TSH 是由腺垂体 TSH 细胞合成及分泌的一种糖蛋白激素，是刺激甲状腺产生 TH 最重要的在体循环中易于监测的信号分子。循环中甲状腺激素主要包括 T_4 和 T_3。

一、TSH 的调节因素

HPT 轴是维持正常血清循环 TH 水平和甲状腺正常状态的基础。TRH 是由下丘脑室旁核神经元细胞合成和分泌的一种糖肽类激素，可促进垂体 TSH 的分泌，并控制 TSH 的正确糖基化，这是 TSH 正常生物活性的基础。TSH 促进甲状腺产生甲状腺激素。循环中 TH 又可负反馈抑制 TRH、TSH 的合成与分泌。TSH 分泌还受到其他下丘脑激素的抑制，如生长抑素、多巴胺。循环中甲状腺激素、垂体 TSH、下丘脑 TRH 之间负反馈机制见图 4.1，其中，对下丘脑分泌 TRH 的调控主要通过 T_4、T_3 水平的负反馈抑制和下丘脑生长抑素的抑制作用。

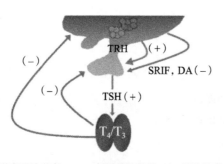

TRH：促甲状腺激素释放激素；TSH：促甲状腺激素；T_4：甲状腺素；T_3：三碘甲腺原氨酸；SRIF：生长抑素；DA：多巴胺。

图 4.1 HPT 轴

下丘脑分泌的生长抑素可使垂体减少或停止 TSH 的合成与分泌，这是一种应激状态的机体自我保护表现。寒冷环境等应激刺激、某些激素、药物也可影响 TSH 的分泌与合成过程，如多巴胺、一些细胞因子抑制下丘脑 TRH 的分泌，雌激素可以增强腺垂体对 TRH 的反应性，进而刺激 TSH 的分泌，且雌激素增加 TBG 的合成、减慢 TBG 的清除，从而增加循环中 TT_3、TT_4 水平。与 TBG 相结合的甲状腺激素增加，最初会导致游离甲状腺激素水平下降，但只要 HPT 轴功能完整，该轴的调控很快会使游离甲状腺激素恢复正常水平，且会出现 TSH、FT_3/FT_4 水平正常，以及 TT_3/TT_4 水平升高的现象。但在甲状腺功能依赖使用左甲状腺素（levothyroxine，$L-T_4$）替代治疗的患者中，垂体及下丘脑不能对降低的游离甲状腺激素产生及时的反应，TBG 增高导致 FT_3/FT_4 比值下降，垂体及下丘脑失去负反馈抑制，会产生更多的 TSH，这些患者需增加 $L-T_4$ 替代剂量来维持正常的甲状腺功能。糖皮质激素对 TSH 的分泌具有抑制作用，肾上腺皮质功能不全患者可出现 TSH 升高。瘦素可刺激 TRH 分泌，继而促进垂体 TSH 的分泌。循环中 TH 水平对 TSH 的合成与分泌起负反馈作用，血液中 T_3 水平是 TRH 分泌最主要的负反馈调节因素，高水平的 T_3/T_4 比值抑制垂体分泌 TSH，低 T_3/T_4 比值刺激垂体分泌 TSH，T_3/T_4 比值与 TSH 水平呈对数线性关系，T_3/T_4 比值微小的变化即可导致 TSH 出现显著的改变。

二、TSH 降低的病因及鉴别诊断

TSH 由垂体 TSH 细胞分泌，受到来自下丘脑 TRH 的调节、甲状腺激素的负反馈调节，任何原因导致下丘脑 TRH 分泌不足、垂体功能障碍、甲状腺激素分泌过多都会导致 TSH 降低。当发现就诊患者的 TSH 低于正常参考值范围时，首先应考虑该患者的 TSH 水平是否与其现有病情状态相符，即报告单中出现的 TSH 降低其实仅反映该患者的该激素水平相对大多数正常人更低。而针对某一个体的某一生理或病理状态，该激素水平可能低于、高于或符合患者对甲状腺激素的需求情况。例如，当 FT_4 水平很高时，TSH 分泌受到显著抑制，而测值极低甚至低于检测下限的反应其实是可以解释患者当下的生理状态，这时垂体分泌的 TSH 对机体过多的甲状腺激素产生了正确的反馈，甲状腺原因所致的甲状腺激素过多的推断也就不难做出了。但另外一些患者，FT_4 水平很低，FT_3 与 rT_3 水平也相应下降，但 FT_3/rT_3 比值升高，低代谢状态与全身情况不符，TSH 水平却也稍低于正常参考值范围下限或"踩在"正常参考值范围下限水平——TSH 并没有因为全身的甲状腺激素不足而出现有效增长，这时中枢性的原因就要引起重视。

当下丘脑/垂体发生病变时，可导致垂体 TSH 的分泌受损，循环中 TSH 水平降低。甲状腺腺体缺乏 TSH 的刺激，出现甲状腺滤泡萎缩，合成及分泌甲状腺激素减少，从而出现甲状腺功能减退的相应临床表现，甲状腺功能检查出现 TSH 降低，TT_4、TT_3、FT_4 和 FT_3 水平也会降低，甲状腺彩超表现为甲状腺腺体萎缩变小，甲状腺吸碘率下降。这类患者临床上常见于垂体非 TSH 瘤、垂体术后、颅脑外伤及下丘脑相关病变，就诊时，应注意询问患者是否既往有颅脑外伤或手术史（尤其是涉及颅底的外伤或手术损伤），是否有视野缺损、头痛等颅内占位性表现，垂体影像学检查可辅助鉴别。

甲状腺自身病变导致循环中甲状腺激素增多时，可通过对 HPT 轴的负反馈调节机制，抑制下丘脑及垂体的功能，导致循环中 TSH 水平下降。这也是临床最常见的导致 TSH 水平下降的原因，可分为甲状腺功能亢进性甲状腺毒症（毒性弥漫性甲状腺肿、毒性结节性甲状腺肿、毒性甲状腺腺瘤等）、非甲状腺功能亢进性甲状腺毒症（亚急性甲状腺炎、急性化脓性甲状腺炎、桥本甲状腺炎的甲状腺毒症期等）。甲状腺功能亢进性甲状腺毒症，甲状腺功能可见 TSH 下降，TT_3、TT_4、FT_3、FT_4 水平升高，甲状腺吸碘率升高，毒性弥漫性甲状腺肿可有 TRAb 升高，甲状腺彩超、甲状腺核素显像可辅助鉴别（详见"第二篇第 5 章原发性甲状腺功能亢进症"）。而非甲状腺功能亢进性甲状腺毒症，甲状腺功能也表现为 TSH 下降，TT_3、TT_4、FT_3、FT_4 水平升高，但甲状腺吸碘率降低，甲状腺彩超、患者病史、感染相关指标检查等可辅助鉴别（详见"第二篇第 6 章破坏性甲状腺毒症"）。

还有就是医源性甲状腺毒症，此类患者有甲状腺基础疾病病史及甲

状腺激素替代治疗史,可通过询问病史加以鉴别。当甲状腺功能检查发现
TSH 降低,而 FT_4 升高时,则应考虑这类情况。这时应首先询问患者是否
服用含甲状腺激素类的药物,并非所有患者都能准确描述所使用的药物,
当高度怀疑误服含甲状腺激素药物的时候应特别注意询问"保健品""减肥
茶"等非药物。同时询问患者是否有患甲状腺功能减退或有需要服用左甲
状腺素的家属。TSH 降低的诊断流程见图 4.2。

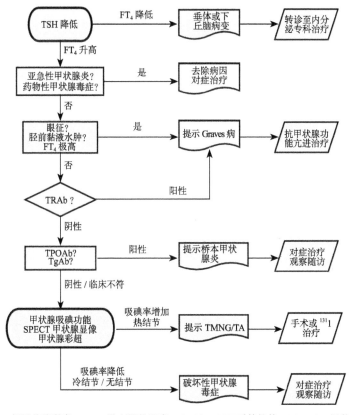

TSH:促甲状腺激素;FT_4:游离甲状腺素;TRAb:TSH 受体抗体;TPOAb:甲状腺过
氧化物酶抗体;TgAb:甲状腺球蛋白抗体;TMNG:毒性多结节性甲状腺肿;TA:毒性
甲状腺腺瘤。

图 4.2 TSH 降低的诊断流程

参考文献

[1] 朱大年，吴博成，等．生理学．北京：人民卫生出版社，2008：358-360.

[2] 廖二元，袁凌青，等．内分泌代谢病学．北京：人民卫生出版社，2019：299-471.

[3] 余叶蓉，田浩明，童南伟，等．内分泌与代谢疾病．北京：人民卫生出版社，2012：89-194.

[4] PIRAHANCHI Y，TORO F，JIALAL I. Physiology，thyroid stimulating hormone. Treasure Island（FL）：Stat Pearls Publishing，2023.

[5] MCKEE A，PEYERL F. TSI assay utilization：impact on costs of Graves' hyperthyroidism diagnosis. Am J Manag Care，2012，18（1）：e1-e14.

[6] ROUSSET B，DUPUY C，MIOT F，et al. Chapter 2 thyroid hormone synthesis and secretion.（2015-09-02）[2024-03-01]. https://pubmed. ncbi. nlm. nih. gov/25905405/.

[7] CARLSON H E，HERSHMAN J M. The hypothalamic-pituitary-thyroid axis. Med Clin North Am，1975：1045-1053.

[8] HERSHMAN J M，BECK-PECCOZ P. Discoveries around the hypothalamic-pituitary-thyroid axis. Thyroid，2023，33（7）：785-790.

[9] BRUHN T O，RONDEEL J M，JACKSON I M. Thyrotropin-releasing hormone gene expression in the anterior pituitary. IV. Evidence for paracrine and autocrine regulation. Endocrinology，1998，139：3416-3422.

[10] ARIMURA A，SCHALLY A V. Increase in basal and thyrotropin-releasing hormone（TRH）-stimulated secretion of thyrotropin（TSH）by passive immunization with antiserum to somatostatin in rats. Endocrinology，1976，98：1069-1072.

第5章 原发性甲状腺功能亢进症

原发性甲状腺功能亢进症（primary hyperthyroidism）简称原发性甲亢，是指甲状腺腺体本身产生甲状腺激素过多而引起的甲状腺毒症，其病因包括 Graves 病、毒性结节性甲状腺肿和甲状腺自主高功能腺瘤等。

第1节 Graves 病

一、概念

Graves 病又称毒性弥漫性甲状腺肿，是甲状腺功能亢进症最常见的病因，主要是由于机体内 TRAb 与 TSH 受体结合后，促进 TH 合成和释放，血液循环中甲状腺激素过多，可引起以神经、循环、消化等系统兴奋性增高和代谢亢进为主要表现的疾病。

二、病因及发病机制

Graves 病的发病机制尚未完全明确，目前认为 Graves 病以遗传易感性为背景，在精神创伤、感染等因素作用下，诱发甲状腺自身免疫反应。Graves 病的突出特征是血中存在与甲状腺组织反应的自身抗体，其中最主要的有 TRAb、TPOAb 和 TgAb。TRAb 包括 TSAb、甲状腺刺激阻断性抗体（thyroid stimulating blocking antibody，TSBAb）。TSAb 是 Graves 病甲状腺功能亢进的致病抗体，存在于 90% 以上的患者中。TSAb 与 TSH 竞争性地结合于 TSH 受体亚单位，激活腺苷酸环化酶信号系统引起甲状腺滤泡上皮细胞增生，产生过量的甲状腺激素。TSH 对 TSHR 的刺激受到 HPT 轴的负反馈调节，保持甲状腺激素产生的平衡。但是 TSAb 对 TSHR 的刺激没有这种调节机制，所以出现甲状腺功能亢进症。TSBAb 的作用与 TSAb

相反，它阻断 TSH 与 TSHR 的结合，引起甲状腺功能减退症。甲状腺相关抗体及临床意义见表 5.1。

表 5.1　甲状腺相关抗体及临床意义

名称	英文缩写	临床意义
甲状腺过氧化物酶抗体	TPOAb	90% 桥本甲状腺炎阳性，提示自身免疫性疾病
甲状腺球蛋白抗体	TgAb	60% 桥本甲状腺炎阳性，提示自身免疫性疾病
TSH 受体抗体	TRAb	90% 初发 Graves 病阳性，针对 TSH 受体
甲状腺刺激性抗体	TSAb	TRAb 亚型，刺激甲状腺激素产生
甲状腺刺激阻断性抗体	TSBAb	TRAb 亚型，阻断甲状腺激素产生

三、临床表现

Graves 病主要由循环中甲状腺激素过多引起，其症状和体征的严重程度与病史长短、激素升高的程度和患者年龄等因素相关。女性多见，为男性的 4 ~ 6 倍。各年龄段均可发病，但以 20 ~ 40 岁多见，青春期起病患者预后较差。多数起病较慢，少数患者可在精神创伤、感染等应激后急性起病。甲状腺功能亢进患者以代谢亢进和神经、循环、消化等系统兴奋性增高为主要临床表现。

1. 甲状腺激素产生过多

（1）高代谢综合征：是最常见的临床表现包括多汗、怕热、皮肤温暖、湿润，可能有低热、消瘦、乏力明显。

（2）精神神经系统：神经过敏、焦虑不安、急躁易怒、多言好动、失眠、思想不集中、记忆力减退、有时有幻觉，甚至躁狂，类似精神分裂症表现。少数患者可表现为抑郁寡言、神志淡漠。部分患者有手足，甚至全身颤抖，跟腱反射亢进。

（3）心血管系统：常感心悸、气促、心动过速，心音增强，脉压大（常 > 50 mmHg），可出现周围血管征，如水冲脉、毛细血管搏动征等。

（4）消化系统：多有食欲亢进，大便次数增多。但部分老年甲状腺功能亢进患者，可有食欲减退、厌食。病情重者，可有肝大及肝功能损害，偶有黄疸。

（5）肌肉骨骼系统：常有乏力及肌萎缩，重者累及肩膀、骨盆带近躯体肌群及手部大小鱼际肌。少数患者指端粗厚呈杵状。甲状腺功能亢进严重及久病者，可发生骨钙丢失而致骨质疏松。

（6）生殖内分泌系统：女性常有月经稀少或闭经；男性可有阳痿，偶有乳房发育。

（7）造血系统：白细胞总数正常或偏低，淋巴细胞及单核细胞可增多。血小板寿命缩短，有时可出现紫癜。

（8）皮肤、毛发及肢端表现：皮肤光滑细腻，触之温暖湿润，颜面潮红。部分患者面、颈、掌部可呈红斑样改变，触之褪色。部分患者色素减退，出现毛发脱落或斑秃。少数伴杵状指、软组织肿胀和掌指骨骨膜下形成肥皂泡样新骨，指或趾甲的邻近游离缘和甲床分离，称为指端粗厚症。

2. 甲状腺肿大

甲状腺多呈弥漫性、对称性肿大，质地软、久病者质较韧，局部可扪及震颤或闻及血管杂音。然而，甲状腺肿大的程度与甲状腺功能亢进病情轻重无明显平行关系。

四、检查

1. 实验室检查

（1）甲状腺功能评估

①TSH 测定：血清 TSH 浓度的变化是反映甲状腺功能最敏感的指标。临床甲状腺功能亢进、亚临床甲状腺功能亢进和非甲状腺功能亢进性甲状腺毒症患者 TSH 均低于正常值下限。

②甲状腺激素测定：在一般情况下，临床甲状腺功能亢进患者血清总 T_3、FT_3、TT_4、FT_4 均升高，T_3 型甲状腺功能亢进仅 TT_3、FT_3 升高，亚临床甲状腺功能亢进患者甲状腺激素水平正常，TT_3 增高可以先于 TT_4 出现，血清游离甲状腺激素包括 FT_4、FT_3，FT_3、FT_4 不受甲状腺球蛋白影响，较

TT_3、TT_4 更能直接反映甲状腺功能状态，尤其适用于甲状腺球蛋白水平存在变化的患者。

（2）甲状腺自身抗体

① TRAb：TRAb 主要有 3 种抗体亚型，与甲状腺功能相关的抗体包括 TSAb 和 TSBAb。95% 未经治疗的 Graves 病患者 TSAb 阳性。TRAb 可用于辅助诊断甲状腺功能正常的 Graves 病患者，TRAb 水平 > 8.8 U/L 是进展为 Graves 病的高危因素。70% ~ 80% 的 Graves 病患者循环中可检测到 TgAb 和 TPOAb，甚至是高滴度抗体，但不能据此诊断为 Graves 病。Graves 病患者 TRAb 阳性率达 80% ~ 100%，多呈高滴度阳性，对诊断、判断病情活动及评价停药时机有重要意义，并且是预测复发的重要指标，但无法区分 TSAb 和 TSBAb。

② TPOAb 和 TgAb：Graves 病患者可见 TPOAb、TgAb 阳性；如同时存在桥本甲状腺炎，TPOAb、TgAb 多呈高滴度阳性。

2. 影像学检查

（1）甲状腺超声检查：Graves 病患者甲状腺弥漫性或局灶性回声减低，在回声减低处，血流信号明显增加，呈"火海征"。甲状腺上动脉和腺体内动脉流速增快、阻力减低。甲状腺自主高功能腺瘤患者的甲状腺结节体积一般 > 2.5 cm，边缘清楚，结节内血流丰富。多结节性毒性甲状腺肿患者可见多个甲状腺结节。

（2）^{131}I 摄取率：用于鉴别甲状腺功能亢进（碘源性甲状腺功能亢进除外）和非甲状腺功能亢进性甲状腺毒症。Graves 病患者 ^{131}I 摄取率升高，多有高峰前移。多结节性毒性甲状腺肿和甲状腺自主高功能腺瘤患者 ^{131}I 摄取率升高或正常。碘源性甲状腺功能亢进和非甲状腺功能亢进性甲状腺毒症患者 ^{131}I 摄取率正常或降低。

（3）甲状腺核素显像：甲状腺自主高功能腺瘤提示为热结节，周围萎缩的甲状腺组织仅部分显影或不显影。多结节性毒性甲状腺肿为多发热结节或冷、热结节。

（4）眼眶 CT/MRI：怀疑浸润性突眼的患者可行 CT 或 MRI 评价眼外肌的大小和密度、眼球位置等，并有助于排除其他病因所致的突眼。

五、诊断及鉴别诊断

1.甲状腺功能亢进诊断标准

具备 3 项（①高代谢症状和体征；②甲状腺肿大；③血清甲状腺激素水平升高，TSH 水平降低），并排除非甲状腺功能亢进性甲状腺毒症，甲状腺功能亢进诊断即可成立。注意部分不典型甲状腺功能亢进患者可以表现为单一系统首发突出症状，如心房颤动、腹泻、低钾性周期性瘫痪等。淡漠型甲状腺功能亢进患者高代谢症状可以不明显。少数患者可以无甲状腺肿大。

2.Graves 病诊断标准

诊断标准包括：①甲状腺功能亢进诊断成立；②甲状腺弥漫性肿大；③眼球突出和其他浸润性眼征；④胫前黏液性水肿；⑤ TRAb、TPOAb 阳性。在以上标准中，①②项为诊断必备条件，③～⑤项为诊断辅助条件。甲状腺功能亢进症诊断流程见图 5.1。

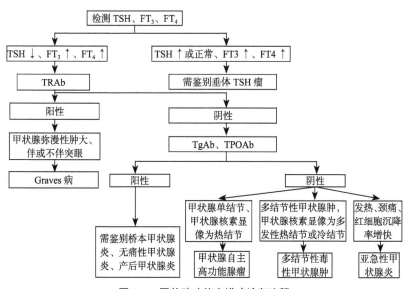

图 5.1 甲状腺功能亢进症诊断流程

3. 鉴别诊断

（1）不同类型甲状腺功能亢进的临床鉴别

在甲状腺功能亢进的分类中，尽管以 Graves 病最为常见，但在临床工作中，也要注意与其他类型的甲状腺功能亢进鉴别，以使患者得到及时诊断和治疗。Graves 病、结节性毒性甲状腺肿和甲状腺自主高功能腺瘤分别约占病因的 80%、10% 和 5%。伴浸润性突眼、TRAb 阳性、胫前黏液性水肿等均支持 Graves 病的诊断。结节性毒性甲状腺肿、甲状腺自主高功能腺瘤的诊断主要依靠放射性核素扫描和甲状腺 B 超。Graves 病的放射性核素扫描可见核素均质性的分布增强；结节性毒性甲状腺肿者可见核素分布不均，呈灶状分布；甲状腺自主高功能腺瘤则仅在肿瘤区有核素浓聚，其他区域的核素分布稀疏。甲状腺 B 超可以发现结节和（或）肿瘤。

（2）与甲状腺炎的鉴别

甲状腺炎是非甲状腺功能亢进性甲状腺毒症的重要病因，主要包括桥本甲状腺炎、亚急性甲状腺炎、无痛性甲状腺炎、产后甲状腺炎等。由于炎症造成甲状腺滤泡破坏，甲状腺激素过多释放至血液中，产生甲状腺毒症，多为一过性。与 Graves 病相比较，甲状腺炎不同临床表现、一过性甲状腺功能亢进、甲状腺 ^{131}I 摄取率降低、无浸润性突眼和胫前黏液性水肿、无甲状腺血管杂音、TRAb 阴性等特点可与之鉴别。

（3）妊娠期甲状腺功能亢进与妊娠期一过性甲状腺毒症的鉴别

妊娠期甲状腺功能亢进以 Graves 病最为常见，需要和妊娠期一过性甲状腺毒症鉴别。后者多与 hCG 水平高、早孕反应严重、体重下降 > 5%、脱水、酮尿等因素相关。与妊娠期甲状腺功能亢进不同，该病只发生于妊娠早期，常伴妊娠剧吐，无甲状腺肿，无眼征，FT$_4$ 升高，TSH 降低，TRAb 阴性，多无须药物治疗，孕 14 ～ 18 周甲状腺功能可自行恢复正常。

（4）与其他疾病的鉴别

结核病和风湿病常有低热、多汗、心动过速、消瘦等类似甲状腺功能亢进的高代谢症状；以腹泻为主要表现的甲状腺功能亢进常被误诊为消化道疾病；老年甲状腺功能亢进患者表现多不典型，常无多食、亢奋等症状，而是表现为淡漠、厌食、消瘦、心律失常、心力衰竭等，容易被误诊为恶性肿瘤、心脏疾病甚至精神心理疾病。甲状腺肿大、甲亢眼征、甲状腺功能及 TRAb 测定有助于鉴别诊断。

六、治疗

治疗包括抗甲状腺药物（anti-thyroid drugs，ATDs）、^{131}I、手术治疗。采取何种治疗措施需综合考虑，依据患者的具体情况、治疗方式利弊和患者治疗意愿而定。

1. 一般治疗

低碘饮食，戒烟，注意补充足够的热量和营养，包括蛋白质、B 族维生素等。平时不宜喝浓茶、咖啡等刺激性饮料，如出汗多，应保证水分摄入。适当休息，避免情绪激动、感染、过度劳累等，如烦躁不安或失眠较重者可给予地西泮类镇静剂。

2. 抗甲状腺药物治疗

（1）适应证：①轻、中度病情；②甲状腺轻、中度肿大；③孕妇、高龄或由于其他严重疾病不适宜手术者；④手术前和 ^{131}I 治疗前的准备；⑤手术后复发且不适宜 ^{131}I 治疗者；⑥中至重度活动的甲状腺功能亢进突眼患者。

（2）禁忌证：外周血白细胞计数＜ 3.0×10^9/L 或对该类药物有过敏反应，以及其他不良反应的甲状腺功能亢进患者。

（3）药物选择：ATDs 是硫代酰胺类化合物，包括硫脲类和咪唑类两类，硫脲类包括丙硫氧嘧啶（propylthiouracil，PTU）和甲硫氧嘧啶等。咪唑类包括甲巯咪唑（methimazole，MMI，又名他巴唑）和卡比马唑（carbimazole，又名甲亢平）等。它们的作用机制是抑制碘的有机化和甲状腺酪氨酸偶联，减少甲状腺激素的合成。但是对甲状腺内已经合成的激素没有抑制作用。ATDs 治疗是甲状腺功能亢进的基础治疗，但是单纯 ATDs

治疗的治愈率仅有 40% 左右，复发率高达 50% ～ 60%。ATDs 也用于手术和 ^{131}I 治疗前的准备阶段。我国普遍使用 MMI 和 PTU。MMI 血浆半衰期为 6 小时，可以每天单次使用；PTU 血浆半衰期为 1.5 小时，具有在外周组织通过抑制 5′ 脱碘酶活性而减少 T_4 转换为 T_3 的作用，所以发挥作用较 MMI 迅速，控制甲状腺功能亢进症状快，但是必须保证 6 ～ 8 小时给药 1 次。两药比较，倾向于选择 MMI，因为 PTU 的肝毒性明显，被美国 FDA 推荐为第二线药物。PTU 致畸的危险小于 MMI，有两种情况优先选择 PTU，即妊娠早期（孕 12 周前）甲状腺功能亢进和甲状腺危象。ATDs 可以穿过胎盘进入胎儿，抑制胎儿甲状腺激素的产生。

（4）疗程：分 3 个阶段，即初始阶段、减量阶段、维持阶段。ATDs 遵循的基本原则为初始大剂量，之后减量和维持。如何减量及随访一直缺乏明确的标准，很难标准化。

①初始阶段：MMI 起始剂量为 10 ～ 30 mg/d，每天 1 次或 2 次口服。起始剂量也可参照患者的 FT_4 水平：如超过正常值上限（upper limit of normal，ULN）1.0 ～ 1.5 倍，5 ～ 10 mg/d；1.5 ～ 2.0 倍，10 ～ 20 mg/d；2.0 ～ 3.0 倍，30 ～ 40 mg/d。

PTU 起始剂量为 300 mg/d，视病情轻重给予 150 ～ 400 mg/d，最大量为 600 mg/d，分次口服。用药后需要等待甲状腺存储的甲状腺激素消耗，一般在服药 2 ～ 3 周后临床症状减轻，4 ～ 6 周后代谢状态可以恢复正常，故应在用药 4 周后复查甲状腺功能、血常规、肝功能以评估治疗效果及可能出现的副作用。

②减量阶段：当症状好转，FT_3、FT_4 下降至接近或达到正常范围即可逐步减少药物用量。在减量过程中，每 2 ～ 4 周随访 1 次，每次减少 MMI 5 mg 或者 PTU 50 mg，不宜减量过快，此阶段需 2 ～ 3 个月。每次随访要监测患者的代谢状况并检测甲状腺功能，尽量维持甲状腺功能的正常和稳定。如果减量后病情有反复，则需要重新增加剂量并维持一段时间。

③维持阶段：MMI 5 ～ 10 mg/d，PTU 50 ～ 100 mg/d，视病情调整

剂量，一些患者只需要更少的 ATDs 剂量即可维持正常的甲状腺功能，每2 个月复查甲状腺功能，总疗程 1～2 年。个别患者需要延长维持治疗疗程。治疗过程中不能因指标正常而自行停药。

（5）不良反应及处理：ATDs 的优点是简便、安全、有效，但在治疗过程中需警惕不良反应发生。所有患者在治疗前后均应监测血常规、肝功能等指标，并告知其 ATDs 的不良反应。

①肝功能受损：甲状腺功能亢进本身可引起轻度肝功能异常，转氨酶升高通常 < 2 倍 ULN，且随着甲状腺功能亢进治疗好转而恢复正常，故应在用药前检查基础肝功能，以区别是否为药物的不良反应。如基线转氨酶 > 3～5 倍 ULN，避免使用 ATDs 治疗，建议转至上级医院，进一步检查肝功能异常的原因，接受相应治疗，并根据病情决定下一步治疗方案。基线合并肝功能异常者建议慎用 PTU。起始 ATDs 治疗后每 2～4 周检测肝功能，如果患者在服用 ATDs 后发生肝功能异常或肝功能异常加重，应考虑为 ATDs 的不良反应。如转氨酶持续上升或转氨酶 > 3 倍 ULN，需考虑停药。PTU 主要为肝细胞损伤，约 8.3% 的患者转氨酶高于 3 倍 ULN，偶见致命的暴发性肝细胞损伤和肝衰竭；MMI 肝细胞损伤极为罕见，主要为胆汁淤积症。

②外周血白细胞 / 粒细胞减少：由于 Graves 病本身也可引起白细胞减少，因此在治疗前应进行血常规检测，如白细胞计数持续 < 3.0×10^9/L，不宜起始用 ATDs 治疗。约 0.3% 的患者会出现白细胞减少，多发生于初治 1～3 个月内，故治疗初期应每 1～2 周检查 1 次血常规。如在用药后白细胞出现逐步下降趋势，一般 < 3.0×10^9/L，立刻终止用药。用药期间嘱患者如出现咽痛、发热应及时就诊，谨防粒细胞缺乏症发生，重者可危及生命。如在使用 MMI 或 PTU 过程中出现粒细胞缺乏症或其他严重不良反应，不建议更换另一种 ATDs，因为两种药物的不良反应风险可能存在交叉。

③过敏性皮疹：发生率为 1%～5%。如为轻微、散在的皮疹可考虑联

用抗组胺药物治疗。如治疗效果不佳或进一步加重应考虑停用 ATDs，改为 ^{131}I 或手术治疗。如 ^{131}I 或手术治疗不可行，可考虑在密切监测皮肤状况的前提下改用另一种 ATDs。如有剥脱性皮炎等严重的皮肤过敏反应，应立即停药，亦不能更换另一种 ATDs。

④少见不良反应：PTU 会引起抗中性粒细胞胞浆抗体阳性的小血管炎，发病率仅为 0.1% ～ 0.5%，其风险随着用药时间延长而增加。PTU 及 MMI 均可引起关节痛和狼疮样综合征，发病率为 1% ～ 2%。

（6）停药指征和复发：甲状腺功能正常、疗程足够、TRAb 阴性可以考虑停药。推荐在停用 ATDs 前检测 TRAb 水平。甲状腺功能亢进缓解的定义是停药 1 年仍能维持甲状腺功能正常。ATDs 停药后甲状腺功能亢进复发率约为 50%。研究发现，轻中度病情、甲状腺体积较小、TRAb 转阴、小剂量 ATDs 即能长期维持正常甲状腺功能的患者，治疗缓解率高，复发率低；其他有益因素还包括适应证选择恰当、治疗合理、疗程足够、管理良好等。

3. β 受体阻滞剂

该类药物通过阻断靶器官的交感神经肾上腺能受体的活性，达到抑制儿茶酚胺升高的作用，改善烦躁、怕热、多汗、心动过速、肌肉震颤等症状。另外，还能抑制外周组织 T_4 转换为 T_3，阻断甲状腺激素对心肌的直接作用。

老年患者、静息心率 > 90 次 / 分或合并心血管疾病的患者均可应用该类药物。首选 $β_1$、$β_2$ 受体阻滞剂盐酸普萘洛尔，10 ～ 40 mg/d，每 6 ～ 8 小时口服 1 次，支气管哮喘或喘息型支气管炎患者禁用。此时可用选择性 $β_1$ 受体阻滞剂，如酒石酸美托洛尔，每日 2 ～ 3 次，每次 25 ～ 50 mg。

禁忌证还包括心脏传导阻滞和非严重心动过速引起的充血性心力衰竭等。在不能耐受 β 受体阻滞剂的患者中，非二氢吡啶类钙离子通道阻滞剂如地尔硫䓬等对控制心率可能有作用。

4. ^{131}I 治疗

^{131}I 治疗具有不良反应少、治疗效果较好、复发率低、适用人群广等许多优点。其作用原理是 ^{131}I 在衰变过程中释放 β 射线，β 射线有较强的电离辐射能力，使部分甲状腺滤泡细胞变性和坏死，甲状腺激素合成和分泌减少，甲状腺体积也随之缩小，由此达到治疗甲状腺功能亢进的目的。β 射线在组织内的射程仅有 2 mm，不会累及毗邻组织。一般在治疗 1 个月左右显效，治疗 3 ～ 4 个月约 60% 以上患者的甲状腺功能恢复至正常。对于 ^{131}I 治疗 3 ～ 6 个月后甲状腺功能亢进未缓解的患者，可建议再次行 ^{131}I 治疗。^{131}I 治疗需要在核医学科完成。

（1）适应证：①甲状腺肿大Ⅱ度以上；②对 ATDs 过敏；③ ATDs 治疗或手术治疗后复发；④甲状腺功能亢进合并心脏病；⑤甲状腺功能亢进伴白细胞减少、血小板减少或全血细胞减少；⑥甲状腺功能亢进合并肝、肾等脏器功能损害；⑦拒绝手术治疗或有手术禁忌证者；⑧浸润性突眼。

（2）禁忌证：妊娠和哺乳期。

（3）并发症：^{131}I 治疗的主要并发症为甲状腺功能减退，年发生率为 2% ～ 3%。

（4）^{131}I 剂量确定：确定的方法有 2 种——计算剂量法和固定剂量法。计算剂量法是根据甲状腺质量和甲状腺摄 ^{131}I 试验（radioactive ^{131}I uptake test，RAIU）进行计算，通常每克甲状腺组织的剂量范围为 2.59 ～ 5.55 MBq（70 ～ 150 μCi）。固定剂量法是根据甲状腺的体积一次性给予固定的剂量。国内单次给予的总剂量多选择 < 185 MBq（5 mCi）。治疗前 ATDs 要停药 1 周，特别对于选择小剂量 ^{131}I 治疗的患者，因为 ATDs 可能减少 ^{131}I 对甲状腺的治疗作用。

（5）治疗效果：^{131}I 治疗甲状腺功能亢进的治愈率达到 85% 以上。甲状腺功能减退是 ^{131}I 治疗难以避免的结果。甲状腺功能减退的发生率每年 5% 左右，10 年达到 40% ～ 70%。治疗后 2 ～ 4 周症状减轻，甲状腺缩小；6～12 周甲状腺功能恢复至正常。未治愈者 6 个月后进行第二次治疗。第二次治疗采取首次 1.5 倍的剂量。^{131}I 治疗后要定期监测甲状腺功能，每 4 周一次，尽早发现甲状腺功能减退，及时给予甲状腺素替代治疗，并终生服药。

（6）并发症：①放射性甲状腺炎：发生在放射碘治疗后的 7～10 天，严重者可给予阿司匹林或糖皮质激素治疗。②诱发甲状腺危象：主要发生在未控制的甲状腺功能亢进重症患者。③加重活动性 Graves 病：对于活动性 Graves 病在治疗前 1 个月给予泼尼松 0.4～0.5 mg/kg 治疗，^{131}I 治疗后 3～4 个月逐渐减量。

5. 手术治疗

（1）适应证：①甲状腺肿大显著（＞80 g），有压迫症状；②中度、重度甲状腺功能亢进，长期服药无效，或停药复发，或不能坚持服药者；③胸骨后甲状腺肿；④细针吸取细胞学检查（fine-needle aspiration cytology，FNAC）证实甲状腺癌或怀疑恶变；⑤ ATDs 治疗无效或过敏的妊娠期甲状腺功能亢进患者，手术需要在孕中期（4～6 个月）实施。

（2）禁忌证：①合并较重心脏、肝、肾疾病不能耐受手术者；②孕早期（孕 12 周之前）和孕晚期（孕 28 周后）。

手术前患者的甲状腺功能应控制在正常状态。主要术式为次全切除术或全切除术。手术对 Graves 病有较高的治愈率，全切除术后复发率几乎为 0，而次全切除术后 5 年持续甲状腺功能亢进未缓解率或复发率仅为 8%。最常见的并发症为甲状旁腺损伤所致低钙血症（暂时性或永久性）、喉返或喉上神经损伤（暂时性或永久性）、术后出血和麻醉相关并发症。甲状腺全切除术后患者会全部发生甲状腺功能减退，次全切除术后甲状腺功能减退发生率为 25.6%，此时需要甲状腺激素替代治疗。

七、随访与评估

ATDs 总疗程一般为 1～2 年。停药后建议随访，初期每个月复查甲状腺功能，每 3 个月复查 TRAb，如病情稳定，则可将随访间隔逐步延长至 3 ～ 12 个月。

^{131}I 治疗后，建议 1 ～ 2 个月内复查甲状腺功能，之后 6 个月内每 4 ～ 6 周复查甲状腺功能，以及早发现甲状腺功能减退并给予治疗，病情稳定后随访间隔可逐渐延长至 6 ～ 12 个月。手术治疗后，建议每 6 ～ 8 周复查甲状腺功能，直至病情平稳后逐渐延长随访间隔。

八、预防及康复

1. 一级预防

在一般人群中开展健康教育，提高人们对甲状腺功能亢进的预防意识，保持合理生活方式和戒烟，控制食物中的碘摄入量在合理水平、避免碘过量。

2. 二级预防

将甲状腺功能亢进高危人群纳入管理，做到定期随访。疑似甲状腺功能亢进或已确诊患者，应按照甲状腺功能亢进分级诊疗流程进行处置。对于符合转诊条件的患者，应及时转诊上级医院。重症患者则应积极抢救，稳定病情后实施转诊，以预防不良后果发生。

3. 三级预防

加强甲状腺功能亢进的综合管理，注意监测药物疗效和安全性。减少诱发甲状腺危象的危险因素，预防甲状腺危象发生。患有甲状腺功能亢进性心脏病、Graves 眼病的患者，应动态评估病情变化，预防心力衰竭、心律失常、视力急剧减退等严重并发症的发生。^{131}I 治疗患者应密切监测甲状腺功能，及时发现并治疗远期并发症，如甲状腺功能减退。管理目标是提高甲状腺功能亢进治愈率并减少复发率，最终达到改善患者预后的目的。

参考文献

[1] 中华医学会内分泌学分会，中国医师协会内分泌代谢科医师分会，中华医学会核医学分会，等.中国甲状腺功能亢进症和其他原因所致甲状腺毒症诊治指南.中华内分泌代谢杂志，2022，38（8）：700-748.

[2] KAHALY G J, BARTALENA L, HEGEDÜS L, et al. 2018 European thyroid association guideline for the management of Graves' hyperthyroidism. Eur Thyroid J, 2018, 7（4）：167-186.

[3] 廖二元.内分泌代谢病学.3版.北京：人民卫生出版社，2012：450-477.

[4] WIERSINGA W M, POPPE K G, EFFRAIMIDIS G. Hyperthyroidism：aetiology, pathogenesis, diagnosis, management, complications, and prognosis. Lancet Diabetes Endocrinol, 2023, 11（4）：282-298.

第 2 节　Graves 病并发症

Graves 病可以引起 Graves 眼病、胫前黏液性水肿、甲亢性肌病、甲状腺危象等并发症。

一、Graves 眼病

1. 临床表现

Graves 病患者常伴突眼，两侧对称或不对称，按突眼的性质，可分为良性（非浸润性）和浸润性突眼两类。

（1）良性突眼：占大多数，多无症状，可有以下眼征。眼球突出、眼裂增宽、瞬目少，呈凝视或惊恐状态（Dalrymple 征）；上睑挛缩，两眼下视时，上睑不能随眼球迅速同步下降，致使角膜上方巩膜显露（Von-Graefe 征）；双眼上视时，前额皮肤不能皱起（Joffroy 征）；两眼看近物时，眼球聚合或辐辏能力差（Mobius 征）；眼睑闭合时，睑缘颤动（Rosenbach 征）。

（2）浸润性突眼：又称恶性突眼、内分泌性突眼。甲状腺功能亢进症患者 6%～10% 合并浸润性突眼。本病是以眼球突出、眶周组织水肿、结膜充血、眼肌麻痹为特征，重者可发生暴露性角膜炎、角膜溃疡，甚至穿孔及视神经受损，可以致残、致盲。浸润性突眼眼球明显突出，病因与眶后组织的炎症反应有关。双眼球明显突出，少数患者为单侧突眼。眼部可有异物感、胀痛、畏光、流泪、复视、视力下降等症状，查体可见眼睑肿胀、结膜充血水肿、眼球活动受限，严重者眼球固定、眼睑闭合不全、角膜外露而形成角膜溃疡、全眼炎，甚至失明。

2. 诊断

参照 Bartley 的 Graves 眼病诊断标准并基于专家意见，具体如下。

（1）若患者以眼睑退缩为首发症状，需合并以下 3 个体征或检查证据之一，并排除其他原因后即可做出诊断：①甲状腺功能异常和（或）甲状腺相关抗体异常 [以下之一：FT_3、FT_4、TT_3、TT_4、TSH 和（或）TRAb 异常]；②眼球突出（眼球突出度 18.6 mm 或双眼突出度差值 > 2 mm 或进行性眼球突出）；③眼外肌受累：影像学检查（眼眶 CT 或 MRI）表现为不累及肌腱的单条或多条眼外肌中后段规则性增粗。

（2）若患者以甲状腺功能或甲状腺相关抗体异常为首发症状，需合并以下 3 个体征之一，并排除其他原因后即可做出诊断：①眼睑退缩；②眼球突出；③眼外肌受累。

Graves 眼病病情评估见表 5.2。

表 5.2　Graves 眼病病情评估

分级	眼睑挛缩	软组织受累	突眼	复视	角膜暴露	视神经
轻度	> 2 mm	轻度	< 3 mm	无或一过性	无	正常
中度	≥ 2 mm	中度	≥ 3 mm	非持续性	轻度	正常
重度	≥ 2 mm	重度	≥ 3 mm	持续性	轻度	正常
威胁视力	-	-	-	-	严重	压迫

Graves 眼病临床活动状态评估（clinical activity score，CAS）见表 5.3，CAS ≥ 3 分提示炎症处于活动状态，分值越高，炎症越重。

表 5.3　Graves 眼病临床活动状态评估

项目	本次就诊	与上次比较	评分
球后疼痛超过 4 周	√	-	1
4 周内眼运动疼痛	√	-	1
眼睑发红	√	-	1
结膜发红	√	-	1
眼睑肿胀	√	-	1
球结膜水肿	√	-	1
泪阜肿胀	√	-	1
突眼度增加 2 mm	-	√	1
任意方向眼球运动减少 5° 以上	-	√	1
视力下行 ≥ 1 行	-	√	1

注：√表示存在上述表现。

3. 治疗

（1）一般治疗：发生或加重浸润性突眼的危险因素包括甲状腺功能异常、吸烟、高滴度 TRAb 及 ^{131}I 治疗等。因此，应积极控制甲状腺功能亢进，尽量维持患者的甲状腺功能正常，使 TRAb 水平下降。吸烟的甲状腺功能亢进患者，嘱其戒烟。^{131}I 治疗后应密切监测甲状腺功能，发现异常及时治疗。

（2）轻度浸润性突眼：该类患者以控制危险因素和局部治疗为主。治疗措施包括戴有色眼镜减轻畏光，白天使用不含防腐剂的人工泪液、夜间使用润滑型眼膏或使用游泳镜，保持房角湿润、遮盖角膜，减少食盐摄入量，使用利尿剂减轻眶周水肿等。对于浸润性突眼加重风险高的患者，在 ^{131}I 治疗前可使用口服糖皮质激素预防性治疗。

（3）中、重度浸润性突眼治疗原则：中、重度活动期患者一线治疗为大剂量静脉使用糖皮质激素，效果不佳可选择二线治疗，包括重复冲击或其他免疫抑制剂、局部眼眶照射或局部激素注射治疗等。非活动期稳定6个月以上，影响视功能或生命质量的患者可选用眼科康复手术。具体治疗建议转诊至具有内分泌和眼科专业经验的上级医院进行。对于活动性突眼，不建议行 ^{131}I 治疗。

二、胫前黏液性水肿

又称局部性黏液性水肿、甲状腺相关皮肤病，是 Graves 病很少出现的一种皮肤损害。Graves 病患者胫前黏液性水肿的发生率约为 5%；Graves病伴甲状腺相关眼病的发生率可高达 15%。

1. 临床表现

胫前黏液性水肿的临床特征为双侧、非对称性、非凹陷性水肿，皮肤呈橘皮样增厚，常伴一个或多个边界清楚的结节，病损处皮肤颜色呈紫红色或黄褐色。多数患者局部皮肤无自觉症状，少数可伴局部瘙痒或疼痛。皮损最常见的部位是小腿，特别是胫前或足背。但偶尔也可发生于肘部、手背部甚至面部。起病较缓慢，一般数月后皮损稳定。多数患者皮损出现后会持续存在，少数可能会自发缓解。临床上皮损主要有 3 种类型：①弥漫型，特征表现为弥漫的皮肤色素过度沉着和（或）皮肤非凹陷性水肿；②瘤样结节或红斑样皮疹型，特征表现为瘤样结节或红斑样皮疹，皮损有明确的界限；③象皮腿型，为最严重类型，表现为明显的瘤样结节和下肢水肿样改变，类似于"象皮病"样改变。胫前黏液性水肿的发展与甲状腺功能无关，患者可表现为甲状腺功能亢进、正常或减退。患者也可合并甲状腺亢进的其他表现，包括杵状指、手脚指头的骨关节炎和甲状腺相关眼病。

2. 治疗

本病尚无统一的治疗标准。皮损范围局限，症状轻微，通常无须治疗；存在局部瘙痒、皮损处不适、影响皮肤美观等情况时可适当采取治疗。治疗上首先要控制危险因素，包括避免吸烟、减少体质量、维持正常的甲状腺功能。目前认为有效的治疗方法为局部皮损内注射糖皮质激素或局部外用糖皮质激素。

三、甲状腺功能亢进性心脏病

甲状腺功能亢进性心脏病（简称甲亢性心脏病）是指在甲状腺功能亢进时，过量的甲状腺激素对心脏的直接毒性作用或间接影响导致的一系列心血管症状和体征的一种内分泌代谢紊乱性心脏病。过量甲状腺激素可导致心动过速，心脏收缩功能增强、排血量增多，造成心脏负荷加大、心肌氧耗量增加、冠状动脉供血相对不足，可引起心脏异常改变，在具有潜在缺血性心脏病的患者中容易发生。

1. 临床表现

一般临床表现：患者具有甲状腺功能亢进的临床症状与体征，常可见明显心悸、气短、劳累后呼吸困难，偶有类似心绞痛发作，可发生心功能不全、心尖搏动增强、心音亢进，心率快，尤以睡眠时心率也不减慢，收缩压上升，舒张压下降，脉压增宽，合并心力衰竭或心房颤动时心脏可增大，心前区可闻及收缩期杂音，在肺动脉瓣区最明显，可在胸骨左缘听到由于肺动脉扩张而产生的杂音，或在心尖区听到血液回流增加所造成的舒张期杂音。甲亢性心脏病约70%并发心房颤动，多见于年龄较大者，常为心力衰竭的诱因。

心脏损害表现在以下几个方面。

（1）心律失常：①窦性心动过速：与甲状腺功能亢进的严重程度相一致，无论在安静或在睡眠时均有心动过速；②缓慢心率者少见；③心房纤颤：是甲亢性心脏病最常见的一种心律失常，发生率约70%，多为快速性房颤。

（2）心绞痛及心肌梗死：甲状腺功能亢进引起心绞痛发生率达10%～20%，一般认为本症状不是冠状动脉硬化的结果。甲状腺激素过多可直接影响心肌氧的供应及需求，当两者不平衡时可引起心绞痛及心肌梗死。

（3）心力衰竭：甲状腺功能亢进发展为充血性心力衰竭少见，但当合并其他心脏病或发生心房颤动时发生率明显增加。心力衰竭程度一般与甲状腺功能亢进轻重相关，充血性心力衰竭多见于女性，并随年龄的增加、甲状腺功能亢进病程的延长而愈加多见。甲状腺功能亢进时由于肺动脉及右心室的收缩压及平均压均明显升高，故易出现右心衰竭。

（4）左心室肥大：是由于甲状腺激素所致心肌收缩力增加和血流动力学的变化所致，心肌内代谢的改变亦可致左心室肥大，在甲状腺激素正常后，左心室肥大的征象有恢复的可能。

2. 诊断

（1）甲状腺功能亢进诊断明确。

（2）有下列一项或一项以上心脏异常：①心脏增大（一侧或双侧）；②明显的心律失常（如阵发性或持续性心房颤动、心房扑动、阵发性室上性心动过速、室性心动过速、房室或束支传导阻滞、窦房传导阻滞等）；③心力衰竭；④心绞痛或心肌梗死；⑤二尖瓣脱垂伴心脏病理性杂音。

（3）甲状腺功能亢进痊愈或缓解后，上述心脏异常会明显好转或消失，或经相当时间的随访仍未发现其他心脏病者。

（4）排除冠状动脉性心脏病、风湿性心脏病、高血压性心脏病等其他心脏病。

3. 治疗

甲亢性心脏病治疗关键在于积极控制过多分泌的甲状腺激素，同时对心脏病变进行对症处理，甲状腺功能亢进控制后大部分心脏病可减轻或恢复正常。β 受体阻滞剂和钙拮抗剂能有效地控制心率和降低血压，但哮喘、低血压、低灌注患者及孕妇需慎用受体阻滞剂。强心苷类药物也可有效降低心率，联合利尿剂可改善充血性心力衰竭患者的症状。慢性或阵发性心房颤动治疗时应注意抗凝。对于胺碘酮治疗所致的甲状腺功能亢进在使用抗甲状腺药物的同时应加用糖皮质激素治疗。

四、甲亢性肌病

甲亢性肌病泛指甲状腺功能亢进伴发肌肉病变，是部分甲状腺功能亢进患者在病程中出现的以肌无力、肌麻痹或疼痛等为主要表现的一组症状的总称。临床可能单纯表现为肌肉相关症状，甲状腺毒症等高代谢综合征表现缺乏或被掩盖或相对滞后，临床容易误诊。因此对于以肌病为首发症状的患者需要注意甲亢性肌病可能。按照临床特点甲亢性肌病可分为 5 种类型：慢性甲亢性肌病、甲亢周期性低钾麻痹、急性甲亢性肌病、甲亢伴重症肌无力、甲亢突眼性眼肌麻痹。

1. 慢性甲亢性肌病

慢性甲亢性肌病（chronic thyrotoxic myopathy，CTM）是较常见的一种甲亢性肌病，可发生在甲状腺功能亢进之前或之后。一般初始症状为近端肌肉受累，远端肌肉很少受累，延髓麻痹及呼吸肌受累罕见。多呈对称性肢体无力，也有单个肢体受累。大多数患者血清肌酸激酶及肌红蛋白浓度正常。甲状腺功能亢进时常规锻炼即有可能发生横纹肌溶解导致肌酸激酶及肌红蛋白升高。其发病机理不清楚，可能由于过多的甲状腺激素使磷酸肌酸激酶降低，肌酸、磷酸肌酸的含量减少，肌细胞内线粒体发生肿胀变性，能量代谢发生障碍，这是细胞内三磷酸腺苷减少所致。治疗以控制甲状腺功能亢进为关键，甲状腺功能亢进治愈后疾病可缓解。

2. 甲亢周期性低钾麻痹

甲亢周期性低钾麻痹（thyrotoxicosis associated with periodic paralysis，TPP）有明显种族差异，亚洲人最常见，其次为拉丁美洲人，提示与基因遗传易感性有关。男女比例为（20 ∶ 1）～（26 ∶ 1），发病年龄多在 20 ～ 40 岁，可以发生在甲状腺功能亢进前、甲状腺功能亢进时或甲状腺功能亢进缓解之后，主要表现为双上肢、双下肢及躯干发作性软瘫，以下肢更为常见，近端重远端轻。在夏季和秋季常见，发作时间多在深夜或清晨，甲状腺功能亢进症状多轻微。只有小部分患者有明确的发病诱因，最常见为高碳水化合物饮食，其他为急性上呼吸道感染、剧烈运动、高盐饮食、创伤、精神紧张、受冻、饮酒、月经，以及使用 β 受体兴奋剂、排钾利尿剂、胰岛素等。另外也有甲状腺功能亢进合并正常血钾或高血钾性周期性瘫痪的报道。常见糖代谢及钾代谢异常与本病关系密切，发作性低钾血症致肌细胞膜超极化，使神经肌肉接头不响应正常的神经冲动，导致肌肉收缩乏力，这是引起 TPP 症状的主要原因。

TPP 发作时可口服或静脉补钾，补钾治疗可以缓解发作时的症状，但不能预防发作。避免诱发因素、使用抗甲状腺药物为该病的治疗关键。

3. 急性甲亢性肌病

急性甲亢性肌病（acute hyperthyroid myopathy，ATM）又称急性甲亢性脑病、急性甲亢延髓麻痹、急性甲状腺中毒性肌病，是罕见且严重的并发症，死亡率高，报道较少。部分患者伴随 CTM，且被认为是该病发展至终末期的表现，但是部分患者既往无 CTM，突然发病，迅速进展。有的患者则以急性延髓麻痹为甲状腺功能亢进首发症状，以吞咽困难最常见。有些研究报道该病表现多为神经炎，延髓麻痹合并双眼复视，全身反射亢进。虽然通过甲亢性脑病死亡患者尸检发现脑神经核出血或延髓迷走纤维退化，但甲亢性脑病的症状可以被口服碘溶液快速逆转，因此推测以上病变可能为濒死状态下的改变，而甲亢性脑病的改变主要为功能性变化。该病起病隐匿，症状不典型，处理不及时或病情迅速进展可有死亡风险，死亡原因多为呼吸衰竭。有文献报道按照甲状腺危象治疗该病，如积极控制甲状腺功能亢进，使用糖皮质激素、β 受体阻滞剂及复方碘溶液，给予能量支持，呼吸停止时给予机械通气等，可收到较好的效果。

4. 甲亢合并重症肌无力

甲亢合并重症肌无力（myasthenia gravis，MG）常合并甲状腺自身免疫性疾病，其中又以合并 Graves 病最常见。当 MG 与自身免疫性甲状腺疾病同时存在时，其临床特点为女性常见，MG 发病年龄早，轻症 MG（眼肌型 MG 及总体症状偏轻）的频率较高，常合并胸腺增生。甲状腺功能亢进合并 MG 时，甲状腺功能亢进可以发生在 MG 之前、与其同时发生或在

MG 之后。据报道 75% 的患者甲状腺功能亢进发生在 MG 之前或与其同时发生。MG 中有 2% ～ 17.5% 的患者并发甲状腺功能亢进。临床表现同一般 MG，以眼肌无力最多见。两者伴发的机制目前尚不清楚。可能与这两种自身免疫性疾病有共同的免疫机制有关。

甲状腺功能亢进的治疗首选抗甲状腺药物，合并 MG 时慎重行甲状腺手术或放射性碘治疗。MG 的治疗主要为抗胆碱酯酶药物、胸腺切除、免疫抑制剂等。甲状腺功能亢进的治疗对于 MG 的影响效果不确切，部分MG 肌无力症状缓解，部分 MG 增生的胸腺伴随甲状腺功能正常而恢复正常，部分甚至肌无力症状加重。胸腺切除对于甲状腺功能的影响存在争议。

5. 甲亢突眼性眼肌麻痹

本病相对少见，可发生在甲状腺功能亢进前，且发生时促甲状腺受体抗体可阴性，或与甲状腺功能亢进同时出现，或在甲状腺功能亢进治疗后甲状腺功能正常或功能低下时出现。多见于男性，40 岁以后发病。可能的机制是眼肌周围的成纤维细胞、眼球后脂肪细胞的细胞膜上有促甲状腺激素受体，针对甲状腺滤泡细胞抗原的 T 细胞分泌细胞因子，刺激这些细胞增生，分泌糖胺聚糖和表达主要组织相容性抗原。本病应与甲亢伴眼肌型重症肌无力相鉴别（本病有突眼症状，抗胆碱酯酶药物治疗无效）。采用抗甲状腺药物加甲状腺激素治疗该病，以维持甲状腺正常功能。糖皮质激素可能有效。

五、甲状腺危象

也称甲亢危象，是甲状腺毒症急性加重致多系统损伤的一组综合征。通常发生于未经治疗或治疗不当的 Graves 病患者中，多数有一定的诱因，如感染、创伤、精神应激、手术、妊娠等。典型症状为高热、大汗、烦躁、面部潮红、心动过速、呕吐、腹泻，部分患者可发生心律失常、肺水肿、充血性心力衰竭、黄疸等，病情进一步加重可出现休克、谵妄、昏迷，甚至危及生命。

1. 诊断

由于缺乏特异性诊断标志物，甲状腺危象的诊断相对困难，目前主要以临床表现为依据，如疑诊甲状腺危象，应尽早开始治疗，以降低病死率。

2. 治疗

该病的治疗关键是早发现、早治疗。具体治疗措施如下。

（1）ATDs：首选药物为 PTU，500 ～ 1000 mg 首次口服或经胃管注入，以后每次 250 mg，每 4 小时 1 次。若无 PTU，MMI 首剂 60 mg，继之 20 mg，每 8 小时 1 次。PTU 和 MMI 使用 1 小时内就能阻碍碘有机化，抑制甲状腺激素合成。PTU 优于 MMI 是因为其能抑制外周及甲状腺内的 T_4 转化为有活性的 T_3。

（2）复方碘溶液：每 6 小时口服 1 次，每次 5 滴（0.25 mL 或 250 mg）。服用 PTU 后 1 小时开始服用，一般使用 3 ～ 7 天。其作用机制是抑制甲状腺激素释放。但应用复方碘溶液时应注意计划后续序贯治疗方案。

（3）糖皮质激素：适用于有高热或休克者。氢化可的松 200 ～ 300 mg/d 静脉滴注或地塞米松 8 mg/h 静脉滴注，以后逐渐减少剂量。

（4）β 受体阻滞剂：普萘洛尔 60 ～ 80 mg/d，每 4 小时 1 次，其作用机制是阻断甲状腺激素对心脏的刺激作用和抑制外周组织 T_4 向 T_3 转换。因个别患者应用普萘洛尔诱发心肺功能衰竭，故而甲状腺功能亢进患者伴有低输出量性心力衰竭者应禁用 β 受体阻滞剂，如必须使用，可慎用超短效的选择性 $β_1$ 受体阻滞剂艾司洛尔。必要时也可考虑使用非二氢吡啶类钙离子通道阻滞剂（如地尔硫草）控制心率。

（5）透析与血浆置换：经上述处理疗效不显著，血清甲状腺激素仍呈高浓度者，可选用血液透析、腹膜透析或血浆置换等措施迅速清除血液中过多的甲状腺激素。但血浆置换疗法的有效作用是一过性的，仅能维持 24 ～ 48 小时。

（6）一般治疗：严密监测患者血压、心率、体温的变化情况。预防和控制感染，积极治疗各种并发症和合并症。每日补充液体 3000 ～ 6000 mL，保证足够热量、葡萄糖和水分的补充，并迅速纠正电解质及酸碱平衡紊乱。对症治疗包括吸氧、补充多种维生素，高热者应积极物理降温、必要时可用中枢性解热药物，如对乙酰氨基酚等，但要注意避免使用水杨酸类解热药，因为该类药物会增加 FT_3、FT_4 和机体代谢率；高热严重者可用人工冬眠（哌替啶 100 mg，氯丙嗪及异丙嗪各 50 mg 混合后静脉持续泵入）。有心力衰竭者可应用洋地黄制剂及利尿剂等。

（7）对于怀疑甲状腺危象的患者应积极处理治疗，提高警惕，对于不能诊断及治疗的病例应及时进行转诊。

参考文献

[1] BARTALENA L，KAHALY G J，BALDESCHI L，et al. The 2021 European Group on Graves' orbitopathy（EUGOGO）clinical practice guidelines for the medical management of Graves' orbitopathy. Eur J Endocrinol, 2021, 185（4）：G43-G67.

[2] BARTALENA L，TANDA M L. Current concepts regarding Graves' orbitopathy. J Intern Med, 2022, 292（5）：692-716.

[3] 廖二元. 内分泌代谢病学. 3 版. 北京：人民卫生出版社，2012：450-477.

第 3 节　毒性结节性甲状腺肿

一、概念

毒性结节性甲状腺肿（toxic nodular goiter，TNG）是指伴有甲状腺功能亢进的结节性甲状腺肿，包括一个以上具有自主功能的甲状腺结节，分泌过剩的甲状腺激素，从而引起临床甲状腺功能亢进的表现。TNG 可见毒性单结节性甲状腺肿，但毒性多结节性甲状腺肿（toxic multinodular goiter，

TMG）临床更为多见。TNG 甲状腺功能亢进由自主分泌引起，因此不受促甲状腺激素 TSH 调节，故不同于 Graves 病，约占甲状腺功能亢进病因的 10%。TNG 在我国较常见，多发生于结节性甲状腺肿的患者，女性多于男性，发病率随年龄增长及缺碘而升高。

二、病因和发病机制

病因未明，目前普遍认为与性别、年龄、种族、吸烟、压力、碘代谢、药物等多种因素相关。遗传研究发现可能与 *TSHR*、Gα 蛋白、钠/碘同向转运体等基因突变有关，其中 *TSHR* 基因突变可导致细胞内环腺苷酸（cyclic adenosine monophosphate，cAMP）升高，引起 TNG 自主性功能亢进。

三、临床表现

TNG 临床表现类似甲状腺功能亢进的高代谢症状和体征，如易激动、烦躁失眠、心悸、乏力、怕热、多汗、消瘦、食欲亢进、腹泻等；但症状和体征总体比 Graves 病更轻，部分老年患者表现可不典型。甲状腺触诊局部可扪及单个或多个结节，较正常甲状腺坚硬、呈中等硬度。眼球突出和手指震颤少见；若结节较大，可出现局部压迫症状，如呼吸困难、吞咽困难和声音嘶哑等。TNG 心脏损害较突出，如心律不齐（期前收缩和心房颤动）、心脏扩大、心力衰竭。

四、检查

1. 实验室检查

（1）血常规和肝肾功能：如计划行 ATDs、放射碘和手术治疗，则需完善。

（2）甲状腺功能：通常甲状腺激素水平增高，即 FT_3、FT_4 和（或）T_3、T_4 升高，TSH 降低；TRAb、TPOAb、TgAb 通常为阴性。

2. 影像学检查

（1）超声检查：可明确甲状腺结节单发或多发，结节的大小、位置、内部情况、形态特征、血供状况、与周围组织器官关系，进而鉴别结节性质，以及是否压迫颈部其他结构，是否存在颈部淋巴结肿大等。高分辨率超声检查可以分析结节至 1 mm 病灶。

（2）^{131}I 摄取率：核心检查，通常一个或多个结节 ^{131}I 摄取率升高（热结节），且不为外源性的甲状腺素所抑制。

（3）放射性核素扫描：对于鉴别甲状腺功能亢进原因至关重要，推荐使用锝 -99m，典型表现为甲状腺核素分布不均，增强和减弱区呈灶状分布。

（4）CT 或 MRI：若结节较大或出现压迫症状，CT 或 MRI 可用于明确甲状腺与邻近组织的关系及其向胸骨后延伸的情况。

3. FNAC

FNAC 是鉴别甲状腺结节良性和恶性非常有效的手段；超声怀疑结节有恶性倾向或甲状腺显像为冷结节，可行 FNAC。

4. 喉镜检查

如果计划手术，喉镜检查用于评估气管通畅性和声带活动水平。

五、诊断与鉴别诊断

中老年患者（尤其女性），既往有结节性甲状腺肿病史，出现甲状腺功能亢进表现，甲状腺触诊或超声显示一个或多个结节，需考虑 TNG。^{131}I 摄取可见一个或多个热结节，放射性核素扫描显示核素分布不均，增强和减弱区呈灶状分布，有助于诊断 TNG。需与以下疾病鉴别。

1. Graves 病

Graves 病亦表现为甲状腺功能亢进症状和体征，但可伴浸润性突眼、胫前黏液性水肿，甲状腺超声呈现弥漫性肿大，血液可检出抗 TSH 受体的抗体，可与 TNG 鉴别。

2. 自主性高功能性甲状腺腺瘤

自主性高功能性甲状腺腺瘤（autonomous hyperfunctioning adenoma，AHA）又称毒性腺瘤（toxic adenoma，TA），鉴别较困难，放射性核素扫

描仅在肿瘤区有核素浓聚，其他区域的核素分布稀疏。若手术治疗，术后病理可进一步鉴别腺瘤。

3. 甲状腺癌

甲状腺癌 ^{131}I 摄取率不高，超声检查有助于鉴别性质，FNAC 病理可确诊。

六、治疗

治疗方法包括药物治疗、^{131}I 治疗和手术治疗。

1. 药物治疗

应用硫脲类等 ATDs 治疗后长期缓解率很低，可作为术前的辅助用药。ATDs 不能诱导结节性甲状腺疾病患者病情的完全缓解，停止治疗会导致疾病复发。然而对于一些预期寿命有限且手术风险较高的患者，包括难以遵从辐射安全规定的疗养院或其他护理机构的人员长期 ATDs 治疗可能是最佳选择。

2. ^{131}I 治疗

^{131}I 治疗是主要治疗方法。通过放射性 ^{131}I 对甲状腺组织的破坏，减少甲状腺激素的合成从而控制甲状腺毒症。对于全身情况差，不能耐受麻醉及手术的患者可以采用 ^{131}I 治疗。毒性多结节性甲状腺肿甲状腺功能亢进患者在接受治疗 6 个月后如甲状腺功能亢进仍未缓解、结节缩小不明显或无变化或 ^{131}I 治疗后 3 个月疗效仍不明显时，应该选手术治疗，如患者拒绝手术，可考虑再次行 ^{131}I 治疗。治疗缺点：①剂量不容易控制，剂量过大可引起甲状腺功能减退，过小则不能很好地控制甲状腺功能亢进症状；②需重复治疗；③不能消除甲状腺结节，有可能遗留恶变结节等。

3. 手术治疗

手术治疗是首选治疗方法，因为手术治疗能同时解决结节性甲状腺肿和甲状腺毒症这两个问题。目前推荐 TMG 应首选全甲状腺或近全甲状腺切除术，其次为双侧甲状腺次全切除术或一侧腺叶切除＋对侧次全切除术，相比较而言，全甲状腺或近全甲状腺切除术更能减少毒性多结节性甲状腺肿的复发。

七、预防及康复

需要加强对危险因素的预防，如电离辐射、化学物质；若碘缺乏则及时进行补充。对年龄＞40岁（尤其女性），有结节性甲状腺肿、头颈部放射治疗史或甲状腺结节家族史患者需要密切随访。

TNG 一般不会自行缓解，发生甲状腺癌的风险为 3%～5%。

参考文献

[1] 陈灏珠，钟南山，陈再英．内科学．9版．北京：人民卫生出版社，2018.

[2] 王永行，马荣龙，王凤军．促甲状腺激素受体膜外区基因突变与毒性多结节性甲状腺肿的相关性研究．中国现代普通外科进展，2023，26（2）：98-100.

[3] 张波，马姣姣．甲状腺多发结节细针穿刺细胞学检查的困境及对应策略．中国现代医学杂志，2021，31（18）：1-4.

[4] HAUGEN B R，ALEXANDER E K，BIBLE K C，et al. 2015 American thyroid association management guidelines for adult patients with thyroid nodules and differentiated thyroid cancer：the American thyroid association guidelines task force on thyroid nodules and differentiated thyroid cancer. Thyroid，2016，26（1）：1-133.

[5] 中华医学会内分泌学分会，中国医师协会内分泌代谢科医师分会，中华医学会核医学分会．中国甲状腺功能亢进症和其他原因所致甲状腺毒症诊治指南．国际内分泌代谢杂志，2022，5：401-450.

[6] 关海霞．2016版美国甲状腺学会《甲状腺功能亢进症和其他原因所致甲状腺毒症诊治指南》更新点．中华内科杂志，2017，56（10）：785-788.

[7] 张大闯，李龙，王凤军，等．毒性多结节性甲状腺肿的手术术式探讨．现代生物医学进展，2014，14（31）：6069-6072.

第 4 节　亚临床甲状腺功能亢进症

一、概念

亚临床甲状腺功能亢进症（subclinical hyperthyroidism，SH），定义为血清 TSH 水平低于正常范围下限甚至测不出，同时 FT_4 和 FT_3 和（或）TT_3、TT_4 在正常参考值范围内。

二、病因及发病机制

引起甲状腺功能亢进的原因均可导致亚临床甲状腺功能亢进症。亚临床甲状腺功能亢进症分为暂时性和持续性两类。暂时性亚临床甲状腺功能亢进症主要见于各种甲状腺炎，包括亚甲状腺炎、无痛性甲状腺炎、产后甲状腺炎和干扰素或胺碘酮所致甲状腺炎。甲状腺功能亢进应用抗甲状腺药物治疗后，患者甲状腺激素首先恢复，而 TSH 往往低于正常，这也是一过性亚临床甲状腺功能亢进症的主要原因之一。持续性亚临床甲状腺功能亢进症的常见原因：①应用外源性甲状腺激素；②自主性高功能性甲状腺腺瘤；③多结节性甲状腺肿；④初诊、Graves 病及经抗甲状腺药物、放射性碘或手术治疗后的甲状腺功能亢进。

三、临床表现

亚临床甲状腺功能亢进症并非没有任何临床表现，患者可出现易激、失眠和疲劳等非特异性表现，亚临床甲状腺功能亢进症患者出现何种症状与体征及其严重程度不仅取决于患者的年龄和对体内甲状腺激素过量的耐受性，而且与甲状腺激素升高的速度及持续时间有关。可出现心血管、消化等系统症状，具体参见 Graves 病临床表现。

四、检查

同 Graves 病。

五、诊断及鉴别诊断

亚临床甲状腺功能亢进症属于一种生化概念，只要患者血液中 TSH 水平低于正常参考值下限，而甲状腺激素在正常范围均可拟诊断本病。如果结合相应的临床表现，本病的诊断更为明确。由于导致 TSH 降低的原因错综复杂，因此，在确诊为亚临床甲状腺功能亢进症之前应该首先排除病态甲状腺综合征和中枢性甲状腺功能减退，并注意排除抑郁症、妊娠或某些药物如儿茶酚胺和糖皮质激素等引起的低 TSH 状态。

六、治疗

1. 一般治疗

同临床甲状腺功能亢进症一样，亚临床甲状腺功能亢进症患者应注意低碘饮食，防止过度疲劳，避免情绪波动。必要时可适当使用镇静剂，以解除易激和失眠等神经精神兴奋症状。

2. β 受体阻滞剂

本制剂可减慢心率，减轻心肌肥厚，改善心肌舒张功能，对心房颤动也有积极的治疗作用。因此，亚临床甲状腺功能亢进症患者，尤其是合并心血管系统临床表现者，可酌情接受 β 受体阻滞剂治疗。

3. 抗甲状腺药物治疗

（1）如患者 TSH 持续 < 0.1 mU/L，强烈推荐下列情况接受抗甲状腺治疗：①年龄 ≥ 65 岁；②存在心脏病危险因素或合并心脏病；③合并骨质疏松症；④未行雌激素 / 双膦酸盐治疗的绝经女性；⑤有甲状腺功能亢进临床表现。

（2）如患者 TSH 低于正常范围但 ≥ 0.1 mU/L，存在下列情况可考虑抗甲状腺治疗：①年龄 ≥ 65 岁；②合并心脏病；③有甲状腺功能亢进临床表现。亚临床甲状腺功能亢进症治疗需遵循甲状腺功能亢进的治疗原则。[131]I 治疗适用于大多数患者，特别适用于老年患者及多结节性毒性甲状腺肿、甲状腺自主高功能腺瘤患者。ATDs 治疗适合病情较轻的患者，可获得较高的缓解率。

七、预防及康复

同 Graves 病中预防及康复部分。

参考文献

[1] BIONDI B，COOPER D S. Subclinical hyperthyroidism. N Engl J Med，2018，378（25）：2411-2419.

[2] WARTOFSKY L. Management of subclinical hyperthyroidism. J Clin Endocrinol Metab，2011，96（1）：59-61.

第 5 节　妊娠期甲状腺功能亢进症

一、概念

妊娠期甲状腺功能亢进症是指妊娠妇女血清甲状腺激素浓度增高，引起机体兴奋性增高和代谢亢进为主要表现的一组临床综合征。妊娠期甲状腺功能亢进症若处理不当，妊娠妇女发生产科并发症的危险性显著增加，对母体和胎儿产生严重不良影响。对于患者本身可发生如反复流产、早产、妊娠期高血压疾病或子痫前期、胎盘早剥、心力衰竭和甲状腺危象；对于胎儿和新生儿也可造成不同程度的损害，可能发生胎儿生长受限、低体重儿、死产、甲状腺功能亢进症或甲状腺功能减退症及先天畸形等。

二、病因及发病机制

妊娠可以合并各种原因引起的甲状腺功能亢进，但仍以 Graves 病和 hCG 相关性甲亢 [也称为妊娠期一过性甲状腺毒症（gestation transient thyrotoxicosis，GTT）] 最为常见，前者占 85%，包括妊娠前和妊娠期新发的 Graves 病，后者占 10%。甲状腺功能亢进的其他病因如毒性结节性甲状腺肿、亚急性甲状腺炎、医源性甲亢等在妊娠期并不常见。妊娠期甲状腺功能亢进症是由于女性在怀孕后，胎盘分泌的 hCG 不断增加，而 hCG 有促进甲状腺激素合成的作用，进而导致孕妇体内的甲状腺激素水平增高，使得机体的神经系统、循环系统、消化系统的兴奋性增高并呈高代谢状态。

三、临床表现

1. 代谢功能亢进表现

甲状腺功能亢进孕妇可出现心率增快、心慌、体重下降、大便次数增多等代谢亢进表现。

2. 严重早孕反应

甲状腺功能亢进孕妇可出现特别严重的早孕反应，如严重的恶心、呕吐等，甚至引起体重下降、水电解质平衡紊乱、韦尼克脑病等。

四、检查

TSH：妊娠早期胎盘分泌 hCG 增加，hCG 因其与 TSH 有相似的 α 亚单位，故具有微弱刺激甲状腺激素合成的作用。hCG 通常在妊娠第 8～10 周达高峰，存在妊娠剧吐或多胎妊娠的妇女 hCG 浓度甚至更高。增多的甲状腺激素抑制 TSH 分泌，使血清 TSH 水平降低 20%～30%，TSH 水平下限较非妊娠妇女平均降低 0.4 mU/L，20% 妇女妊娠早期 TSH 可降至 0.1 mU/L 以下。血清 hCG 水平升高及 TSH 降低发生在妊娠第 8～14 周，妊娠第 10～12 周是 TSH 下降的最低点。由于 hCG 的作用，妊娠早期血清 TSH 参考范围的上限值和下限值均会出现不同程度的下降，少数妊娠妇女 TSH 下限值甚至低于可检测水平（＜0.01 mU/L）。妊娠中期 TSH 逐渐升高，妊娠晚期甚至会高于普通人群。但妊娠中晚期也有少数妇女 TSH 分泌受抑制。

FT_4 一般的变化规律是在妊娠早期因 hCG 的作用而升高，可高于普通人参考值范围上限，而妊娠中期和晚期 FT_4 逐渐下降。与普通人群相比，FT_4 的下限在妊娠中期下降约 13%，妊娠晚期下降约 21%。此外，雌激素会增加血清 TBG 的产生和 TBG 的唾液酸化程度，而后者会减少 TBG 清除，最终使血清 TBG 浓度几乎翻倍。TBG 从妊娠第 6～8 周开始增加，至妊娠第 20 周达高峰，一般较基础增加 1.5～2 倍，持续至分娩。TT_4 浓度随着 TBG 增加而升高，所以 TT_4 在妊娠期不能反映循环甲状腺激素的确切水平。TT_4 从妊娠第 7 周开始逐渐升高，第 16 周达到最高，约升高 50%。妊娠第 16 周前，从第 7 周开始，孕龄每增加 1 周，TT_4 升高 5%，大约在妊娠第 20 周时进入平台期，维持至妊娠结束。

五、诊断及鉴别诊断

妊娠期甲状腺功能亢进的主要诊断依据为血清 TSH <妊娠特异性参考值范围下限（或< 0.1 mU/L），以及甲状腺激素水平升至妊娠期的正常参考值范围以上。TSH < 0.1 mU/L 提示可能存在甲状腺毒症，应当详细询问病史、体格检查，进一步测定 T_3、T_4、TRAb 和 TPOAb。一旦根据甲状腺功能检测结果建立甲状腺功能亢进的诊断，就应明确甲状腺功能亢进的病因。

妊娠期甲状腺功能亢进的鉴别重点是妊娠期一过性甲状腺毒症和 Graves 病。常可根据临床表现和实验室检查（包括甲状腺激素水平、甲状腺自身免疫性抗体）来鉴别，详见表 5.4。

表 5.4 妊娠期一过性甲状腺毒症与 Graves 病鉴别重点

疾病	发病时间	高代谢症状	伴随症状	甲状腺激素水平	甲状腺自身抗体
GTT	妊娠前半期（8～10 周）	相对较轻，持续时间较短	妊娠剧吐	FT_4、TT_4 升高为主	TRAb（－）、TPOAb（－）
Graves 病	妊娠各期	病情较重，持续时间长	甲状腺弥漫性肿大、突眼征	T_3 升高较 T_4 更显著	TRAb（＋）、TPOAb（＋）

1. 一过性甲状腺毒症

一过性甲状腺毒症发生在妊娠前半期，呈一过性，与 hCG 产生增多、过度刺激甲状腺激素产生有关。临床特点是妊娠第 8～10 周发病，出现心悸、焦虑、多汗等高代谢症状。一过性甲状腺毒症比 Graves 病更易引起高甲状腺素血症，血清 FT$_4$ 和 TT$_4$ 升高，血清 TSH 降低或者检测不到，甲状腺自身抗体阴性。本病与妊娠剧吐相关，30% ~ 60% 妊娠剧吐者发生一过性甲状腺毒症。

2. Graves 病

血清 TSH 水平降低，血清游离甲状腺激素 [FT$_3$ 和（或）FT$_4$]、总甲状腺激素 [TT$_3$ 和（或）TT$_4$] 水平增加，血清 TRAb 阳性和（或）I^{131} 摄取率升高。

3. 亚临床甲状腺功能亢进

妊娠早期出现短暂性亚临床甲状腺功能亢进（TSH 浓度低于正常水平且 FT$_4$ 处于妊娠阶段正常范围，或 TT$_4$ 未达到非妊娠患者正常上限的 1.5 倍）属于正常生理现象。

六、治疗

1. 治疗原则

亚临床甲状腺功能亢进虽可发生（可在妊娠各期），但通常不会导致妊娠不良结局，无须在妊娠期治疗。

2. 对症治疗

GTT 以对症治疗妊娠剧吐为主，妊娠剧吐需要控制呕吐，纠正脱水，维持水电解质平衡，不主张 ATDs 治疗。一般在妊娠第 14 ~ 18 周血清甲状腺素水平可以恢复正常。当 GTT 与 Graves 病鉴别困难时，如症状明显及 FT$_4$、FT$_3$ 升高明显，可以进行短期 ATDs 治疗，如 PTU。否则可以观察每 1 ~ 2 周复查的甲状腺功能指标，GTT 随 hCG 下降逐渐缓解。如需对症治疗，可短时小剂量使用 β 受体阻滞剂，需密切随访。

3. Graves 病

（1）Graves 病妇女计划妊娠时可选择以下方案：①如 TRAb 高滴度、计划在 2 年内妊娠者，应当选择甲状腺手术切除；② ^{131}I 治疗前 48 小时需要行妊娠试验，排除妊娠，以免 ^{131}I 对胎儿的辐射作用；③甲状腺手术或 ^{131}I 治疗后 6 个月再妊娠，目的是使甲状腺功能正常且稳定；④对于拟妊娠妇女，如 Graves 病甲状腺功能亢进患者选择 ATDs 治疗，建议计划妊娠前停用 MMI，改为 PTU。ATDs 治疗的 Graves 病妇女确诊妊娠时策略和监测：妊娠第 6～10 周是 ATDs 导致出生缺陷的危险窗口期，MMI 和 PTU 均有影响，PTU 相关畸形发病率与 MMI 相当，只是程度较轻，而 MMI 相关的畸形主要是皮肤发育不全和"MMI 相关胚胎病"，包括鼻后闭锁、食管闭锁、颜面畸形等。鉴于 ATDs 有导致胎儿出生缺陷的风险，《妊娠和产后甲状腺疾病诊治指南》（第 2 版）推荐正在接受 ATDs 治疗的妇女一旦确定妊娠，可以暂停 ATDs，根据临床表现和 FT_4 水平，决定是否应用 ATDs 治疗，尽量在致畸关键期（妊娠第 6～10 周）之前停药。如停药后 FT_4 正常或接近正常，可以继续停药，每 1～2 周行临床评估和 TSH、FT_4 或 TT_4、T_3 检测，如 FT_4 继续维持正常，妊娠中晚期可每 2～4 周监测 1 次甲状腺功能。根据每次评估结果决定是否继续停药观察；如有些患者停药后甲状腺功能亢进症状加重，FT_4 或 TT_4、T_3 升高明显，建议继续应用 ATDs。

（2）妊娠期 Graves 病 ATDs 治疗和监测：在妊娠期发现的显性甲状腺功能亢进需起始 ATDs 治疗或有些患者在妊娠早期停用 ATDs 后甲状腺功能亢进可能复发或加重（危险因素包括：妊娠前 ATDs 治疗时间 < 6 个月、TSH 水平低、MMI 每日剂量超过 5～10 mg 或 PTU 100～200 mg 才能维持甲状腺功能正常、有活动性眼病或巨大甲状腺肿和高水平 TRAb），在妊娠早期首选 PTU（既往应用 MMI 的妊娠妇女如在妊娠早期需继续 ATDs 治疗，则应更换为 PTU）。ATDs 的剂量取决于 T_4 升高的程度和临床症状的严重程度。MMI 和 PTU 的等效转换剂量比为 1 ：（10～20）。转换时应当注意监测甲状腺功能变化及药物不良反应，特别是血常规和肝肾功能。β 受体阻滞剂，如普萘洛尔 20～30 mg/d，每 6～8 小时 1 次，对控制甲状腺功能亢进高代谢症状有帮助。应用 β 受体阻滞剂长期治疗与胎儿生长受限、胎儿心动过缓和新生儿低血糖相关，使用时应权衡利弊，且避免长期使用。

β 受体阻滞剂可用于甲状腺切除术前准备。不推荐 ATDs 和 L-T$_4$ 联用，因联用可能增加 ATDs 剂量，且需要频繁地评估甲状腺功能并适当调整用药剂量才能达到目标。如在妊娠早期之后需要继续 ATDs 治疗，新版指南对于妊娠中、晚期是否将 PTU 改为 MMI 无明确推荐。妊娠期甲状腺功能亢进控制的目标是维持母体轻度甲状腺功能亢进状态，减少胎儿甲状腺功能减退的发生。妊娠期应使用最低有效剂量的 PTU 或 MMI，使血清 FT$_4$/TT$_4$ 接近或略高于妊娠期参考值范围上限，或将 TT$_4$ 维持在 1.5 倍于非妊娠期参考值范围水平。指南建议妊娠期应用 ATDs 治疗的妇女，FT$_4$ 或 TT$_4$、T$_3$ 和 TSH 在妊娠早期每 1 ~ 2 周检测 1 次，及时调整 ATDs 剂量，避免 ATDs 过度治疗，减少胎儿甲状腺肿和甲状腺功能减退发生的可能性。妊娠中、晚期每 2 ~ 4 周检测 1 次，达到目标值后每 4 ~ 6 周检测 1 次。从自然病程看，Graves 病甲状腺功能亢进在妊娠早期可能加重，此后逐渐改善。妊娠中、晚期可以减少 ATDs 剂量，妊娠晚期有 20% ~ 30% 患者可以停用 ATDs。但在高水平 TRAb（＞ 5 IU/L）的妊娠妇女中，ATDs 需持续应用直到分娩。妊娠期原则上不采取手术治疗甲状腺功能亢进，如果确实需要，行甲状腺切除术的最佳时机是妊娠中期。妊娠期甲状腺功能亢进行甲状腺切除的适应证：①对 ATDs 过敏或存在药物禁忌证；②需要大剂量 ATDs 才能控制甲状腺功能亢进；③患者不依从 ATDs 治疗。

（3）妊娠期 TRAb 滴度和胎儿的监测：在妊娠后半期母体血清中高滴度的 TRAb 是胎儿或新生儿甲状腺功能亢进或甲状腺功能减退的危险因素。既往应用过放射性碘治疗、手术治疗或正在应用 ATDs 治疗的 Graves 病妊娠妇女，应在妊娠早期检测血清 TRAb。①如妊娠早期 TRAb 阴性，妊娠期间不需要再次检测；②胎儿甲状腺在妊娠第 20 周功能健全，如果妊娠早期 TRAb 升高，在妊娠第 18 ~ 22 周需再次检测 TRAb；③如妊娠第 18 ~ 22 周 TRAb 升高或开始应用 ATDs 治疗，在妊娠晚期需要再次检测 TRAb；④对妊娠后半期母体甲状腺功能亢进不能控制或存在高滴度的 TRAb（高于参考值范围上限 3 倍以上）的妊娠妇女，需要从妊娠中期开始检测。

七、预防及康复

1. 备孕

Graves病妇女如准备妊娠，建议最好在甲状腺功能正常且病情平稳的情况下（即在治疗方案不变的情况下，2次间隔至少1个月甲状腺功能测定在正常范围内，提示病情平稳）再妊娠。

2. 补碘

备孕、妊娠期和哺乳期妇女每天要保证摄碘至少250 μg/d，根据不同的地区制定不同的补碘策略。在碘缺乏地区，如果每天吃含碘盐，妊娠期不用额外补充碘剂。如果不吃含碘盐，妊娠期每天需要额外补碘150 μg。补碘形式以碘化钾为宜（或含相同剂量碘化钾的复合维生素），开始补充的最佳时间是孕前至少3个月。

3. 早期筛查

对妊娠早期妇女开展甲状腺疾病筛查，筛查指标选择血清TSH、FT_4、TPOAb，筛查时机选择在妊娠8周以前，最好是在妊娠前筛查。

参考文献

[1] KRASSAS G E, POPPE K, GLINOER D. Thyroid function and human reproductive health. Endocr Rev, 2010, 31: 702-755.

[2] GLINOER D. The regulation of thyroid function in pregnancy: pathways of endocrine adaptation from physiology to pathology. Endocr Rev, 1997, 18: 404-433.

[3] ALEXANDER E K, PEARCE E N, BRENT G A, et al. 2017 Guidelines of the American thyroid association for the diagnosis and management of thyroid disease during pregnancy and the postpartum. Thyroid, 2017, 27: 315-389.

[4] MACHAMBA A A L, AZEVEDO F M, CANDIDO A C, et al. Assessment of the impact of salt iodisation programmes on urinary iodine concentrations and goitre rates: a systematic review. J Nutr Metab, 2021, 2021: 9971092.

第6节　儿童甲状腺功能亢进症

一、概念

儿童甲状腺功能亢进症是指在儿童时期甲状腺产生和分泌甲状腺激素过多引起以神经、循环、消化等系统兴奋性增高和代谢亢进为主要表现的一组临床综合征。

二、病因及发病机制

儿童甲状腺功能亢进症的病因包括 Graves 病、桥本甲状腺炎、多结节性毒性甲状腺肿、自主性高功能性甲状腺结节等，其中 Graves 病是儿童甲状腺功能亢进症的主要原因，占儿童甲状腺疾病的 10%～15%。本节主要以 Graves 病为例，介绍儿童甲状腺功能亢进症。

三、临床表现

儿童和青少年症状通常不易发现，往往在诊断前很长时间即出现但未被识别，如学习障碍、行为改变、情绪异常或睡眠障碍。患儿往往出现明显的食欲亢进且体重减轻才开始就医。患儿心血管系统、消化系统的高代谢综合征同成人甲状腺功能亢进基本一致。儿童甲状腺肿大见图 5.2。

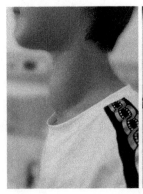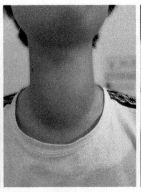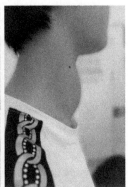

图 5.2　儿童甲状腺肿大

（1）骨骼肌肉系统：儿童期长期未治疗的 Graves 病可引起生长加速伴骨龄提前，骨代谢增加引起骨质减少、骨密度降低甚至骨质疏松。可伴发甲亢性周期性瘫痪、甲亢性肌病。

（2）生殖系统：青春期后女孩可出现月经减少或闭经，男孩可出现乳房增生。

（3）Graves 眼病：Graves 突眼在儿童中较成年人少见，多发生在青春期后，但儿童期也有发生。Graves 眼病出现 3 个特征（即眼睑退缩、眼球突出、眼外肌受累）之一，并排除其他因素可诊断。

（4）新生儿甲状腺功能亢进症：多因母亲妊娠期患 Graves 病，TRAb 经胎盘传给胎儿，出生时即患有甲状腺功能亢进症，表现为心动过速、易激惹、皮肤潮红、拒奶或吃奶多但体重不增等，出生后 1～3 个月抗体消失，症状亦缓解。

四、检查

同 Graves 病。

五、诊断及鉴别诊断

诊断同 Graves 病。鉴别诊断如下。

1. 儿童糖尿病

儿童糖尿病以 1 型糖尿病为主，临床上多出现多饮、多尿、多食及消瘦，即"三多一少"表现，与儿童甲状腺功能亢进症高代谢表现有相似之处，除糖尿病酮症酸中毒外，儿童糖尿病患者无烦躁、性格改变等，无甲状腺肿大体征，实验室检查空腹血糖、糖化血红蛋白等增高，可鉴别。

2. 单纯性甲状腺肿

单纯性甲状腺肿有甲状腺肿大体征，但无甲状腺功能亢进症表现，甲状腺功能检测正常可鉴别。

六、治疗

1. 一般治疗

适当休息，补充足够热量和营养，避免含碘丰富食物及含碘食盐。

2. 药物治疗

（1）β 受体阻滞剂：若出现心动过速、双手细颤、肌无力等，应积极使用 β 受体阻滞剂：①普萘洛尔，每日剂量 0.5 ～ 2 mg/kg，分 3 次给药；②阿替洛尔，有气道高反应性疾病（如支气管哮喘）患者禁用普萘洛尔，宜选用选择性 β 受体阻滞剂如阿替洛尔，每日剂量 1 ～ 2 mg/kg，每日 1 次。

（2）抗甲状腺药物：与成年 Graves 病患者不同，目前 ATDs 是儿童青少年 Graves 病患者的一线治疗。儿童和青少年可选用 MMI 及 PTU，建议首选 MMI，PTU 在儿童肝毒性发生率更高，故不作为首选。一般不推荐联合 L-T$_4$ 预防药物性甲状腺功能减退。Graves 病甲状腺功能亢进的儿童和青少年 ATDs 治疗疗效不及成年人，疗程长且缓解率低。在选择治疗方式时，医生应充分考虑患者的年龄、临床状况和临床缓解的可能性，结合患者及其家长的意愿和实际可操作性选择治疗方式。大多数患儿在数年后最终需要 ^{131}I 或手术治疗。

3. 放射性 ^{131}I 治疗

（1）适应证：经长期 ATDs 治疗甲状腺功能亢进症复发，并要求根治的患者；ATDs 治疗出现严重不良反应患者；有手术禁忌证或不宜手术的患者。

（2）禁忌证：确诊或可疑甲状腺癌者。

（3）适用年龄：推荐用于 10 岁以上儿童、青少年；5 ～ 10 岁儿童 Graves 病患者，建议剂量不超过 370 MBq(10 mCi)；不可用于 5 岁以下儿童。

4. 手术治疗

（1）适应证：建议考虑根治性治疗方案的小龄儿童 Graves 病患者（＜ 5 岁）；巨大甲状腺肿（＞ 80 g）ATDs 治疗不能缓解；ATDs 治疗效果不佳或不能耐受其不良反应且无法接受 ^{131}I 治疗者；合并甲状腺癌者；希

望疾病短期内完全缓解者。

（2）手术方式：甲状腺全切除术或近甲状腺全切除术。

5. 新生儿甲状腺功能亢进症治疗

新生儿甲状腺功能亢进症治疗疗程短，一般 1 ～ 3 个月，ATDs 选用 MMI，0.25 ～ 1 mg/（kg·d），每天 2 次；普萘洛尔 1 ～ 2 mg/（kg·d），每天 3 次；上述联合治疗一般几周内可控制甲状腺功能亢进病情。若 ATDs 治疗无效的严重患者，可采用复方碘溶液每 8 小时 1 滴（相当于碘 8 mg），一般持续 1 ～ 2 周。必要时加用糖皮质激素。

七、预防及康复

早期识别甲状腺功能亢进症状，早期用药，可预防甲状腺功能亢进相关并发症出现。儿童甲状腺功能亢进症长期 ATDs 治疗是康复关键，放射性 [131]I 治疗及手术治疗为二线治疗手段，需要严格评估适应证。

参考文献

[1] VARGAS-URICOECHEA H. Molecular mechanisms in autoimmune thyroid disease. Cells, 2023, 12（6）: 918.

[2] SAMUELS S L, NAMOC S M, BAUER A J. Neonatal thyrotoxicosis. Clin Perinatol, 2018, 45（1）: 31-40.

[3] KAYASL, ÇAMTOSUN E, AKINCI A, et al. TSHRV656F activating variant of the thyroid stimulating hormone receptor gene in neonatal onset hyperthyroidism: a case review. J Clin Res Pediatr Endocrinol, 2022, 14（1）: 114-118.

[4] CHO W K, AHN M B, JANG W, et al. Nonautoimmune congenital hyperthyroidism due to p. Asp633Glu mutation in the TSHR gene. Ann Pediatr Endocrinol Metab, 2018, 23（4）: 235-239.

[5] ROBERTS S A, MOON J E, DAUBER A, et al. Novel germline mutation（Leu512Met）in the thyrotropin receptor gene（TSHR）leading to sporadic non-autoimmune hyperthyroidism. J Pediatr Endocrinol Metab, 2017, 30（3）: 343-347.

[6] METWALLEY K A，FARGHALY H S. Graves'disease in children：an update. Clin Med Insights Endocrinol Diabetes，2023，16：11795514221150615.

[7] VIDOURIS M，WORTH C，PATEL L，et al. Notes for the general paediatrician：managing thyrotoxicosis in children and young people. BMJ Paediatr Open，2022，6（1）：e001582.

[8] RIVKEES S A，MATTISON D R. Ending propyl thiouracil-induced liver failure in children. N Engl J Med，2009，360（15）：1574-1575.

[9] 张格妙，徐虹，沈茜，等. 甲巯咪唑诱发抗中性粒细胞胞质抗体相关性小血管炎伴 IgA 沉积 1 例. 中国循证儿科杂志，2011，6（1）：71-73.

[10] 黄华，殷蕾，周纬. 丙基硫氧嘧啶致以肺出血为首发症状的抗中性粒细胞胞浆抗体相关小血管炎 1 例报告并文献复习. 临床儿科杂志，2012，30（4）：308-311.

[11] MOOIJ C F，CHEETHAM T D，VERBURG F A，et al. 2022 European thyroid association guideline for the management of pediatric Graves'disease. Eur Thyroid J，2022，11（1）：e210073.

[12] ROSS D S，BURCH H B，COOPER D S，et al. 2016 American thyroid association guidelines for diagnosis and management of hyperthyroidism and other causes of thyrotoxicosis. Thyroid，2016，26（10）：1343-1421.

[13] AKAMIZU T. Thyroid storm：a Japanese perspective. Thyroid，2018，28（1）：32-40.

[14] 中华医学会内分泌学分会，中国医师协会内分泌代谢科医师分会，中华医学会核医学分会，等. 中国甲状腺功能亢进症和其他原因所致甲状腺毒症诊治指南. 中华内分泌代谢杂志，2022，38（8）：700-748.

第 7 节　老年甲状腺功能亢进症

一、概念

老年甲状腺功能亢进症是年龄 ≥ 60 岁，甲状腺本身产生过多甲状腺激素所致的甲状腺毒症，老年甲状腺功能亢进症起病隐匿，缺乏典型的高代谢综合征表现。

二、病因及发病机制

老年甲状腺功能亢进症的病因主要包含 Graves 病、TMG、TA、碘甲状腺功能亢进、垂体性甲状腺功能亢进及 hCG 相关性甲状腺功能亢进。

在碘充足地区，老年甲状腺功能亢进症的主要病因是 Graves 病，随着年龄增长老年甲状腺功能亢进症的患病率显著降低；碘缺乏地区 TMG 比例明显升高，随着年龄增长老年甲状腺功能亢进症患病率增加。老年人使用含碘造影剂、抗心律失常药物（如胺碘酮）等机会增加，这也增加了甲状腺功能亢进的发生风险，6%～10% 服用胺碘酮的患者会出现甲状腺毒症，这在碘缺乏地区更容易发生。

三、临床表现

1. 一般临床表现

常表现为"淡漠型甲状腺功能亢进"，如消瘦、肌肉无力、神志淡漠、腹泻、厌食等。老年甲状腺功能亢进症的首发表现可能是某一系统的合并症：以心血管疾病相关症状为首发和主要表现，如心悸、心房颤动、收缩压增高、脉压增大、心力衰竭及在冠状动脉心脏病基础上诱发心绞痛；以消化道症状为首发表现，如腹泻；以神经系统为首发表现，如神志淡漠、反应迟钝，甚至昏迷，严重时发生甲状腺危象。老年甲状腺危象患者常缺乏高热、大汗、心率增加等典型的高代谢症状，更多表现为淡漠型危象，特征是极度虚弱和情绪冷漠，体温升高不明显，可发生充血性心力衰竭、肝衰竭、脑梗死、急性腹痛、癫痫、卒中、昏迷及休克。对于多器官受累、病情危重的老年患者，若有甲状腺激素水平升高，需进行甲状腺危象的评估。此外，老年甲状腺功能亢进症与认知障碍有相关性，但没有直接证据表明治疗甲状腺功能亢进会降低认知障碍的发生。

2. 特征性临床表现

毒性多结节性甲状腺肿引起的老年甲状腺功能亢进症可有巨大甲状腺肿或胸骨后甲状腺肿，出现呼吸困难等压迫症状。Graves 眼病发病高峰在

50～60 岁，而 60 岁以上男性发病更易出现视神经病变。吸烟、病程长、FT_4 水平升高均是老年甲状腺功能亢进症患者发生 Graves 眼病的危险因素。

四、检查

1. 实验室检查

（1）TSH 测定：年龄主要影响 TSH 的上限值，诊断老年甲状腺功能亢进 TSH 的参考值范围与成人相同。甲状腺功能改变时，TSH 较 FT_3、FT_4 变化更迅速、显著，外周血 TSH 下降是老年甲状腺功能亢进症最早出现的指标。

（2）甲状腺激素测定：需要注意某些因素对甲状腺激素检测结果有潜在影响：①年龄：老年患者 FT_4、FT_3 升高程度均不及非老年患者。②老年人常见的病理状态，如肝肾疾病、精神障碍和严重的全身疾病。③老年人常用的一些药物：多巴胺和生长抑素抑制 TSH 的合成和释放；胺碘酮可通过作用于 5'脱碘酶影响甲状腺激素水平；普萘洛尔具有抑制 T_4 转化为 T_3 的作用；碳酸锂抑制甲状腺激素分泌。

（3）甲状腺自身抗体测定：TRAb 可以用作老年甲状腺毒症的病因鉴别和 Graves 病的诊断。

2. 影像学检查

（1）甲状腺超声：Graves 病的常规超声表现为弥漫性甲状腺肿大、实质回声弥漫性减低。

（2）甲状腺核素显像：可用于老年甲状腺功能亢进症的鉴别诊断。

五、诊断与鉴别诊断

老年 Graves 病的诊断标准同成年人 Graves 病的诊断标准。鉴别诊断：与 Graves 病一样，老年甲状腺功能亢进症需要与破坏性甲状腺毒症、自主性高功能性甲状腺腺瘤、毒性多结节性甲状腺肿鉴别。

六、治疗

老年人在衰老基础上常并存多种其他慢性病、老年综合征，常接受多种药物治疗，这些因素均会影响其健康状态。基于全面反映老年人功能、心理和社会适应能力的目的，建议在临床和研究中采用老年人综合评估（comprehensive geriatric assessment，CGA）方法。评估项目主要包括日常生活能力、工具性日常生活能力和高级日常生活能力；移动／平衡能力；理解／交流能力（包括认知能力）；心理与情绪（如抑郁、焦虑）评估；营养不良评估；肌少症（握力、6 m 步行测试、身体成分分析）和衰弱评估；生活质量评估。临床甲状腺功能亢进对心脏、骨骼和认知功能等均有不良影响，无论患者年龄大小均需要治疗。治疗甲状腺功能亢进症有三种方法：ATDs、放射性碘治疗和手术治疗。老年甲状腺功能亢进症患者应特别注意迅速控制甲状腺功能亢进，避免复发。

1. Graves 病的药物治疗

（1）β 受体阻滞剂：有症状的甲状腺功能亢进症患者，尤其是老年患者、静息心率超过 90 次／分或合并心血管疾病的甲状腺功能亢进症患者，均可使用 β 受体阻滞剂。首选非选择性 β 受体阻滞剂（如普萘洛尔），因其对 β_1 受体选择特异性不强，通常禁用于支气管痉挛性哮喘患者。

（2）ATDs：对于病情较轻的无心脏并发症的老年 Graves 病患者首选 ATDs，对于生存期有限的老年毒性多结节性甲状腺肿患者，可长期服用 ATDs 维持治疗。

老年甲状腺功能亢进症患者甲状腺激素水平升高程度较轻，而 ATDs 不良反应与剂量有关，建议起始 ATDs 剂量不宜过高。ATDs 治疗疗程一般为 1～2 年，老年患者 ATDs 治疗缓解率高、复发率低，但停用 ATDs 后甲状腺功能亢进症复发率仍在 40%～60%。为了避免停用 ATDs 后甲状腺功能亢进症复发对心血管的不良反应，对于老年衰弱、甲状腺功能亢进症复发、不接受放射性碘治疗或有甲状腺手术禁忌证的患者，低剂量甲巯咪唑长期维持治疗能有效控制甲状腺功能，且耐受性良好。

老年患者较年轻患者更易出现药物不良反应，包括过敏性皮肤病、粒细胞缺乏症和肝功能受损，严重时可危及生命，在应用 ATDs 之前和治疗期间常规监测白细胞总数、分类计数及肝功能，以助于早期发现无症状的粒细胞缺乏和（或）肝功能受损。当老年患者出现发热或咽痛症状时，如果监测白细胞小于 $3 \times 10^9/L$ 或中性粒细胞小于 $1.5 \times 10^9/L$，应立即停止 ATDs，使用广谱抗生素和粒细胞集落刺激因子等治疗。此外，因 MMI 和 PTU 之间可能存在交叉反应，如果一种 ATDs 发生粒细胞缺乏，不能换用另一种药物，建议用放射性碘治疗甲状腺功能亢进症。抗中性粒细胞胞浆抗体相关性血管炎在老年患者中少见。

2. ^{131}I 治疗

^{131}I 是老年 Graves 病甲状腺功能亢进症的一线治疗方式。伴心房颤动、快速性心律失常、心力衰竭等心脏病的 Graves 病、毒性多结节性甲状腺肿、高功能腺瘤的老年患者，首选 ^{131}I 治疗。确诊或可疑有甲状腺癌的患者为该治疗方式的禁忌。

3. 手术治疗

老年甲状腺功能亢进症一般不选择手术治疗，然而，如果合并甲状腺结节，且不能排除癌变或出现气管压迫症状，手术也是一种治疗选择。术前应注意 CGA 及改善全身各系统功能，对可疑合并甲状腺癌患者应行细针吸取细胞学检查确诊。

七、预防与康复

老年甲状腺功能亢进症患者选择 ^{131}I 治疗，需要警惕术后甲状腺功能减退的发生，定期复查甲状腺功能，预防心房颤动、白细胞减少等合并症的发生。ATDs 维持治疗 1 年以上，补充维生素 D 是预防 Graves 病发生的保护因素。戒烟对预防 Graves 病和 Graves 眼病均有一定的积极作用。应激状态与甲状腺功能亢进症发病密切相关，避免应激可有效减少疾病的复发。

第 8 节 老年亚临床甲状腺功能亢进症

一、概念

老年亚临床甲状腺功能亢进症与一般成人相同，依据血清 TSH 水平分为轻度（0.1 mU/L～正常范围下限）和重度（＜ 0.1 mU/L）；根据病程分为持续性（≥ 3 个月）和暂时性（＜ 3 个月）；根据病因分为内源性和外源性。

二、病因及发病机制

TA 和 TMG 在老年人和碘缺乏地区中更常见，Graves 病是碘充足地区、非老年患者 SH 的最常见原因。

三、临床表现

老年亚临床甲状腺功能亢进症症状隐匿，缺乏高热、大汗、心率增加等典型的高代谢综合征。老年重度亚临床甲状腺功能亢进症患者在心血管系统方面的发生风险突出，主要是心房颤动、冠状动脉粥样硬化性心脏病和心力衰竭等。此外，亚临床甲状腺功能亢进症与骨质疏松、骨折、认知损害和痴呆相关。

四、检查

参考老年甲状腺功能亢进症章节。

五、诊断及鉴别诊断

诊断亚临床甲状腺功能亢进症主要依据实验室指标。在诊断亚临床甲状腺功能亢进症之前，应考虑潜在的混杂因素：部分疾病如垂体 / 下丘脑疾病、严重非甲状腺疾病状态（如甲状腺功能正常病态综合征）和精神疾病；药物如非甲状腺素类其他药物（多巴胺、多巴酚丁胺、大剂量糖皮质激素、溴隐亭、生长抑素类似物、促性腺激素释放激素类似物、苯丙胺和贝沙罗汀等）；TSH 和甲状腺激素实验室检测假阳 / 阴性结果。

鉴别诊断主要针对引起老年亚临床甲状腺功能亢进症的病因进行，参见老年甲状腺功能亢进症章节。

六、治疗

老年患者明确亚临床甲状腺功能亢进症诊断后，需依据 TSH 水平、合并症、病因及高代谢综合征等进一步评估是否需要治疗。TSH 持续 < 0.1 mU/L，或年龄 ≥ 65 岁，或有合并症（心脏病高危因素、心脏病、骨质疏松、未接受雌激素或双膦酸盐治疗的绝经期）及有甲状腺功能亢进症状的个体都应接受治疗。治疗原则应基于病因且与临床甲状腺功能亢进相同。小部分老年患者尽管有持续性的低 TSH，当血清 FT_4 和 FT_3 位于正常范围的下半区间时，可暂不治疗，观察并随访。

年龄 ≥ 65 岁的轻度 Graves 病亚临床甲状腺功能亢进症患者应首选 ATDs 治疗，放射性碘治疗仅考虑用于 ATDs 不耐受、病情复发或合并心脏疾病者。年龄 ≥ 65 岁的 Graves 病亚临床甲状腺功能亢进且合并心脏疾病患者，由于发生不良心血管事件的风险高，推荐使用 ATDs 或放射性碘治疗。对于毒性多结节性甲状腺肿和高功能腺瘤患者，由于可能为持续性亚临床甲状腺功能亢进症，无论是轻度或重度均应首选放射性碘治疗或手术治疗；如不能进行放射性碘治疗，也可考虑终身小剂量 ATDs 治疗。

七、预防及康复

参考老年甲状腺功能亢进症章节。

参考文献

[1] 中华医学会内分泌学分会，中国医师协会内分泌代谢科医师分会，中华医学会核医学分会，等. 中国甲状腺功能亢进和其他原因所致甲状腺毒症诊治指南. 国际内分泌代谢杂志，2022，42（5）：401-450.

[2] 中华医学会老年医学分会老年内分泌代谢病学组，中华医学会内分泌学分会甲状腺学组. 中国老年人甲状腺疾病诊疗专家共识（2021）. 中华内分泌代谢杂志，2021，37（5）：399-418.

[3] LI Y, TENG D, BA J, et al. Efficacy and safety of long-term universal salt iodization on thyroid disorders：epidemiological evidence from 31 provinces of mainland China. THYROID, 2020, 30（4）：568-579.

[4] LAURBERG P, CERQUEIRA C, OVESEN L, et al. Iodine intake as a determinant of thyroid disorders in populations. Best Pract Res Clin Endocrinol Metab, 2010, 24（1）：13-27.

[5] BOELAERT K, TORLINSKA B, HOLDER R L, et al. Older subjects with hyperthyroidism present with a paucity of symptoms and signs：a large cross-sectional study. J Clin Endocrinol Metab, 2010, 95（6）：2715-2726.

[6] LILLEVANG-JOHANSEN M, ABRAHAMSEN B, JØRGENSEN H L, et al. Duration of hyperthyroidism and lack of sufficient treatment are associated with increased cardiovascular risk. Thyroid, 2019, 29（3）：332-340.

[7] GAN E H, PEARCE S H. Clinical review：the thyroid in mind：cognitive function and low thyrotropin in older people. J Clin Endocrinol Metab, 2012, 97（10）：3438-3449.

[8] 苏晴，程金伟，李盼，等. 甲状腺相关视神经病变的回顾性临床横断面研究. 第二军医大学学报，2018，39（5）：474-479.

[9] 卢红华. 老年甲状腺功能亢进的诊疗现状及研究进展. 世界最新医学信息文摘，2019，19（58）：36-37.

[10] KAHALY G J, BARTALENA L, HEGEDUS L, et al. 2018 European thyroid association guideline for the management of Graves' hyperthyroidism. Eur Thyroid J, 2018, 7（4）：167-186.

[11] ROSS D S, BURCH H B, COOPER D S, et al. 2016 American thyroid association guidelines for diagnosis and management of hyperthyroidism and other causes of thyrotoxicosis. Thyroid, 2016, 26（10）：1343-1421.

[12] HEMMINKI K, LI X, SUNDQUIST J, et al. The epidemiology of Graves' disease：evidence of a genetic and an environmental contribution. J Autoimmun, 2010, 34（3）：J307- J313.

第6章　破坏性甲状腺毒症

第1节　亚急性甲状腺炎

一、概念

亚急性甲状腺炎，通常表现为急性颈部肿胀和疼痛、发热、乏力等症状。该疾病的特点是自限性炎症反应，通常在数周或数个月内会自然缓解。

二、病因及发病机制

1. 病毒感染

许多患者在发生甲状腺炎前 2～8 周可能有病毒性上呼吸道感染史。亚急性甲状腺炎是甲状腺 / 颈部疼痛的最常见原因。甲状腺炎的季节性分布与柯萨奇病毒（A 组或 B 组）和埃可病毒感染的发病率峰值一致，还与流行性腮腺炎、麻疹、流感、新型冠状病毒（SARS-CoV-2）等有关。

2. 自身免疫

与其他甲状腺炎不同，在亚急性甲状腺炎中自身免疫作用不明显，但常与人类白细胞抗原（human leukocyte antigen，HLA）-B35 有关。滤泡状甲状腺细胞与病毒抗原有一些结构相似之处，病毒抗原或病毒宿主组织损伤颗粒与 HLA-B35 结合，这些复合物激活细胞毒性 T 细胞，从而损害甲状腺滤泡细胞。

三、临床表现

50% 的亚急性甲状腺炎见于 40～80 岁的女性。疼痛是最常见的症状，可放射至耳部、下颌、上胸部、颈部和喉咙，转头、咳嗽和吞咽可能会使症状加剧。患者也可能有甲状腺毒症的症状，如心动过速、出汗、烦躁不安和体重减轻等，但颈部疼痛是主要症状。极少数情况下，亚急性甲状腺炎的临床症状严重，疼痛剧烈时可能会出现吞咽梗阻症状。

（1）急性颈部肿胀和疼痛：患者会出现颈部明显的肿胀和疼痛，其中疼痛可能向头、耳朵、下颌放射，患者还可能会出现发热、乏力、体重减轻等症状。

（2）甲状腺毒症：少数患者可能在初期出现甲状腺毒症，如心悸、失眠、多汗、震颤等症状。

（3）甲状腺功能减退：随着疾病的发展，患者可能会出现甲状腺功能减退相关症状，如疲劳、便秘、体温降低等症状。

（4）其他表现：患者还可能出现咽喉疼痛、吞咽困难、耳鸣、视力模糊等症状。

四、检查

1. 实验室检查

（1）甲状腺激素：大约 50% 亚急性甲状腺炎患者会出现甲状腺毒症。血清 FT_4 和 FT_3 水平升高，TSH 受到抑制。由于血清中甲状腺激素是由甲状腺滤泡内贮存的激素"释放"进入循环中的，因此 T_4 相对于 T_3 的升高程度不成比例。此外，由于疾病影响了 T_4 向 T_3 的外周转化，这也可能导致相对较低的 T_3 浓度。总体而言，亚急性甲状腺炎所伴随的甲状腺毒症通常是轻度或中度的。

（2）炎性指标：红细胞沉降率（erythrocyte sedimentation rate，ESR）常 50 mm/h。当颈前肿块疼痛患者的 ESR 正常时，亚急性甲状腺炎的可能性小。亚急性甲状腺炎患者常见轻度正色素性正细胞性贫血，白细胞总数略升高。

（3）Tg：亚急性甲状腺炎的急性期，甲状腺滤泡结构破坏导致 Tg 释放进入血液，血清 Tg 浓度升高。考虑到几乎所有其他甲状腺疾病患者血清 Tg 均会升高，不建议将血清 Tg 作为评估疑似亚急性甲状腺炎患者的常规检查。

2. 放射性 ^{131}I 摄取率

亚急性甲状腺炎患者的放射性 ^{131}I 摄取率被抑制，通常在 24 小时后降至不到 2%。当 5 小时后放射性 ^{131}I 摄取率超过 24%，则诊断为亚急性甲状腺炎的可能性小。甲状腺对碘的摄取障碍是由于炎症过程中碘俘获机制的破坏，以及循环中过量甲状腺激素抑制 TSH 分泌所致。对疑似亚急性甲状腺炎患者进行 ^{131}I 摄取试验可排除其他原因或其他类型的甲状腺毒症引起的颈前部疼痛。

3. 病理检查

甲状腺穿刺可用于颈部疼痛性肿块诊断不明确的患者，但不推荐用于评估疑似亚急性甲状腺炎的患者。在亚急性甲状腺炎中，主要的炎症细胞是淋巴细胞，病变组织形成独特类型的滤泡破坏，组织细胞围绕胶体块产生巨核细胞，且在疾病各阶段存在不同的病理学检查特征。在早期阶段，滤泡细胞破坏并被微脓肿和中性粒细胞代替；典型的肉芽肿性改变在疾病晚期出现，在受损的甲状腺滤泡中出现大量淋巴细胞、浆细胞和组织细胞。多核巨细胞围绕着胶体的碎片，在巨细胞中偶可见胶体，且晚期还存在大量淋巴细胞浸润和纤维化。在同一腺体中出现不同的组织学阶段较罕见。

4. 甲状腺超声

超声检查被用作亚急性甲状腺炎的辅助诊断手段，超声结果显示弥漫性低回声区。在评估疑似亚急性甲状腺炎的患者时，不推荐常规使用超声检查。

五、诊断及鉴别诊断

亚急性甲状腺炎的诊断依据主要为甲状腺肿大、触痛。血清 FT_4 升高和 TSH 抑制，甲状腺放射性碘摄取受到抑制。常见的亚急性甲状腺炎的临床表现和实验室检查结果见表 6.1。

表 6.1　常见的亚急性甲状腺炎的临床表现和实验室检查结果

项目	内容
临床症状	● 病毒性前驱症状（发热、肌痛、咽痛） ● 吞咽困难 ● 颈前部疼痛（常伴有放射性） ● 代谢亢进的症状（心悸、心动过速、体重减轻）
体征	● 发热 ● 心动过速 ● 甲状腺肿块压痛、坚硬
检查	● 血清 FT_4 升高 ● 血清 TSH 抑制 ● ESR 升高 ● 甲状腺放射性 ^{131}I 摄取率受到抑制 ● 血清 Tg 升高

亚急性甲状腺炎的鉴别诊断包括甲状腺和非甲状腺疾病。

1. 出血性囊肿或良性结节

亚急性甲状腺炎是颈前部疼痛最常见的甲状腺病因，出血性囊肿或其他良性结节是颈部疼痛的第二大常见甲状腺病因。在临床上，这两者较容易区分，出血性囊肿不伴有病毒症状或甲状腺毒症，通常起病突然，肿块在触诊时往往非常光滑；放射性 ^{131}I 摄取率正常；放射性核素扫描会发现填充缺陷；超声检查可能显示液性区域和血流信号。良性结节实验室检查和 ^{131}I 摄取率通常正常；超声检查可能显示实质性结节，结节边缘清晰。甲状腺导管囊肿或感染性鳃裂囊肿的患者可能出现疼痛性肿块，该肿块可能呈波动性，此类疾病病变部位与亚急性甲状腺炎相比，位置更高（甲状腺管囊肿）或更外侧（分支裂囊肿）。

2. 甲状腺癌

颈前部疼痛偶见于快速生长的甲状腺癌，患者主诉通常为钝痛类型的疼痛，常伴气管和食管压迫，不伴急性炎症的特征，触诊时肿块无触痛，通常坚硬无触痛。疼痛性桥本甲状腺炎罕见，伴有甲状腺抗体滴度升高，常伴有甲状腺功能减退症。

3. 卡氏肺孢子虫感染甲状腺

部分卡氏卟啉单胞菌感染患者，表现为颈前部疼痛和放射性 ^{131}I 摄取率受抑制，且部分患者具有甲状腺毒性，但大多数此类病例有预防肺孢子菌肺炎的病史。

4. 系统性淀粉样蛋白相关的甲状腺淀粉样变性

此病常伴有甲状腺肿痛、甲状腺放射性 ^{131}I 摄取率低、ESR 升高，但无甲状腺毒症。

六、治疗

亚急性甲状腺炎的治疗目的是缓解疼痛和炎症及控制甲状腺毒症。亚急性甲状腺炎的临床病程一般分为 4 个阶段。初始或急性阶段的特征是颈部疼痛、压痛和甲状腺毒症，可能持续 2 ～ 8 周，这个阶段称为甲状腺毒性期，可使用糖皮质激素治疗；甲状腺毒性阶段后，甲状腺功能可正常数周；然后是甲状腺功能减退期，可能持续几周到几个月，在甲状腺功能减退期，可能需要左甲状腺素治疗；最后是无症状恢复阶段，在此期间甲状腺恢复正常功能。

水杨酸盐和非甾体抗炎药对轻症的亚急性甲状腺炎有一定效果。重症亚急性甲状腺炎患者建议使用糖皮质激素，口服后数小时内能有效缓解疼痛，每天 20 ～ 40 mg 泼尼松，分次服用，总疗程不少于 6 周。停药或减量过程中出现反复者，仍可使用糖皮质激素，再次使用激素剂量等同初始剂量。大约 20% 的患者疼痛和肿胀复发通常在对侧叶，发生这种情况时，应恢复低剂量泼尼松的使用，通常使用原起始剂量的一半，然后再逐渐减药。甲状腺毒性症状明显时可使用 β 受体阻滞剂来控制心率，剂量取决于心率增快症状的严重程度。普萘洛尔剂量为 10 ～ 40 mg，每天 3 次或 4 次；阿替洛尔剂量为 25 ～ 50 mg，每日 1 次。

不推荐使用抗甲状腺药物。亚急性甲状腺炎患者的甲状腺毒症是由于预先形成的激素大量释放进入血液而不是合成增加引起的。因此，使用抑制甲状腺激素合成的药物不能使患者获益。

据报道，放射性碘消融术，以及甲状腺切除术被用于长期致残性疼痛的患者，但这种情况少见。

七、预防及康复

虽然亚急性甲状腺炎的发病机制尚不清楚，但通过预防措施可以降低患病风险：①教育患者加强免疫力：指导患者保持良好的作息、均衡饮食和适量运动，以增强免疫系统。②预防病毒感染：在高发季节，给患者普及防护措施，如佩戴口罩、勤洗手等。③针对家族性病史的关注：了解患者家族中是否存在甲状腺疾病相关病例，并密切关注患者症状。

八、康复治疗

亚急性甲状腺炎的治疗主要侧重于缓解症状和降低复发风险。安排患者定期进行甲状腺功能检查，并根据结果及时调整治疗方案。

参考文献

[1] LUCIANO，MARTINI. Encyclopedia of endocrine diseases. Elsevier，2004：515-520.

[2] SAKIYAMA R. Thyroiditis：a clinical review. Am Fam Physician, 1993, 48（4）：615-621.

[3] WIERSINGA W M, POPPE K G, EFFRAIMIDIS G. Hyperthyroidism：aetiology, pathogenesis, diagnosis, management, complications, and prognosis. Lancet Diabetes Endocrinol, 2023, 11（4）：282-298.

第 2 节   急性化脓性甲状腺炎

一、概念

急性化脓性甲状腺炎（acute suppurative thyroiditis，AST）是一种罕见

的炎症性甲状腺疾病，据报道占甲状腺疾病的 0.1% ～ 0.7%。通常表现为颈前部疼痛、发热和吞咽困难，并可导致气道阻塞。大多数病例存在潜在的免疫缺陷或甲状腺异常。

二、病因及发病机制

几乎任何细菌都可以感染甲状腺，但有时无法明确致病微生物。链球菌、葡萄球菌、肺炎球菌、沙门菌、克雷伯菌、拟杆菌、梅毒螺旋体、巴斯德菌、卟啉单胞菌、艾肯菌和结核分枝杆菌均有可能感染甲状腺。某些真菌，包括球孢子菌、曲霉菌、放线菌、芽生菌、白色念珠菌、鲍曼放线杆菌、隐球菌和卡氏肺孢菌也与甲状腺炎有关。大约 94% 的真菌性 AST 患者存在免疫功能低下，大多患有恶性肿瘤或艾滋病。由甲状腺脓肿伴颈深部感染引起的急性甲状腺炎较罕见。桥本病、甲状腺肿或甲状腺癌可能使个体易感，但 AST 也可能由血源性或淋巴扩散或细针抽吸活检后的医源性感染引起；诊断性细针甲状腺穿刺是急性化脓性甲状腺炎的重要诱发因素，对可能引起甲状腺感染的患者进行细针甲状腺穿刺时应格外注意。

急性甲状腺炎可能发生于正常腺体、弥漫性结节性甲状腺肿甚至桥本甲状腺炎。梨状窝瘘、免疫功能低下状态、感染性心内膜炎、牙周脓肿、细针甲状腺穿刺都可能导致甲状腺易感染。尤其是儿童，梨状窝的持续性瘘管可能使甲状腺左叶易形成脓肿。由于瘘管内壁由鳞状、柱状或纤毛上皮覆盖，偶尔会在甲状腺叶中分支，甲状腺感染还可能由于梨状窝内部瘘管的直接延伸而致。此外，瘘管中偶尔发现降钙素表达阳性的细胞，并且在这些瘘管终止的甲状腺叶处还观察到 C 细胞数量增多。儿童甲状腺左叶急性甲状腺炎多见是由于右侧最后鳃体通常会略微萎缩，并且在人类及爬行动物等其他物种中不发育。92% 的急性甲状腺炎病例涉及左侧甲状腺叶，6% 涉及右侧叶，2% 涉及双侧叶。左侧优势可能是第四咽弓转化为主动脉和无名动脉的不对称性或右侧胚胎最后鳃体发育不良所致。

下颌骨骨尖脓肿、食管癌转移均可能引起急性化脓性甲状腺炎。免疫功能受损状态导致的急性甲状腺炎，易感染非典型细菌，如诺卡菌、沙门菌和真菌（如念珠菌、球孢子菌和曲霉菌）等。接受化疗的癌症儿童偶尔会出现急性细菌性甲状腺炎。

三、临床表现

AST 症状可能包括甲状腺区疼痛、全身不适、甲状腺无痛性肿大和甲状腺功能减退，这些症状通常会在感染控制后消失。一些甲状腺炎患者的甲状腺受到严重破坏，可能导致永久性甲状腺功能减退。AST 偶尔会导致死亡。

尽管急性甲状腺炎罕见，但由于免疫功能受损患者的发病率增加，化脓性甲状腺炎的患病率也在增加。细菌性 AST 在就诊前的症状持续时间中位数为 6 天，真菌性（21 天）和结核性 AST（30 天）的症状持续时间更长。

脓性甲状腺炎可出现气体形成，导致脓液中出现气泡，儿童的症状通常比成人更明显。成人可能会出现甲状腺区域轻微疼痛的模糊肿块，不伴发热，可能被误认为恶性肿瘤。在无梨状窝窦管存在的情况下，化脓性甲状腺炎甚至可能扩散到胸部，引起坏死性纵隔炎和心包炎，此种情况常见于秋季和冬季上呼吸道感染后的患者。

四、检查

1. 实验室检查

（1）血常规检查：在细菌性 AST 中，80% 的患者白细胞计数升高，真菌性和结核性 AST 仅分别为 40% 和 26%。

（2）TSH 及甲状腺激素测定：测定包括 TSH、TT_4、TT_3、FT_4 和 FT_3，其中 FT_3 和 FT_4 不受甲状腺素结合球蛋白的影响，是临床诊断甲状腺功能亢进症的主要指标。由于 AST 的发病机制和甲状腺滤泡破坏导致已形成的甲状腺激素释放，因此 AST 可能引起甲状腺毒症。

（3）病原微生物检查：病原微生物培养在急性甲状腺炎的诊断与治疗中起至关重要的作用，因此，临床上如果有条件进行病原微生物培养时尽量进行培养。

2. 病理检查

细针穿刺组织活检表现为急性炎症的特征性变化。在细菌感染中，初始阶段可见到严重的多形核白细胞和淋巴细胞浸润，通常伴有坏死和脓肿形成。随着疾病进展，纤维化显著增加。通过细针穿刺活检获取的组织，可在革兰氏染色、抗酸染色或适当的真菌染色后明确感染病因，也可在培养后进行抗生素敏感性评估。

3. 影像学检查

（1）超声检查：是首选的影像学检查，超声可能显示甲状腺体积增大，局部有低回声或混合回声区域，代表可能存在脓肿或炎症反应。

（2）颈部 CT：有助于评估感染是否已经扩散到周围组织及是否存在空气或液体积聚。在对比剂增强的扫描中，脓肿或炎症区域可能会呈低密度表现。

（3）MRI：不常用，但 MRI 可提供更高分辨率的图像，有助于评估深部结构和病变程度。

（4）RAIU：在某些情况下，可能需要进行 RAIU 来进一步评估甲状腺功能，而化脓性甲状腺炎通常 ^{131}I 摄取率降低。

五、诊断及鉴别诊断

根据患者的临床表现及实验室检查可做出诊断。

1. 诊断依据

（1）病史：甲状腺感染罕见，通常存在宿主易感性的潜在改变，包括从梨状窝到甲状腺的先天性瘘管、甲状腺结节和免疫功能低下状态。

（2）体格检查：触诊甲状腺疼痛是主要表现。大多数患者甲状腺功能正常，会出现发热（92%）、吞咽困难（91%）、真皮红斑（82%）和烦躁不安（82%）。

（3）实验室检查：大多患者的白细胞及中性粒细胞升高。甲状腺功能检查通常在正常范围内。

（4）影像学检查：若考虑存在甲状腺外广泛感染，则需要进行颈部 CT 或甲状腺超声以确定甲状腺感染的程度和累及相邻组织的情况。在急性化脓性甲状腺炎的甲状腺超声检查中显示有脓肿，而在疼痛性亚急性甲状腺炎中，甲状腺呈弥漫性杂质状。

（5）病理检查：如果怀疑患者有化脓性甲状腺炎且病情稳定，可进行超声引导下的细针穿刺活检以确定病原体。细针穿刺可通过显示巨细胞和肉芽肿来鉴别疼痛性亚急性甲状腺炎和急性化脓性甲状腺炎，而不是通过显示微生物感染形成的脓肿来鉴别。如果存在气道受限的情况，在外科手术或经皮引流治疗感染时应进行微生物培养。在急性炎症期间通常无法确定是否存在喉旁窝管，但是在炎症减轻后可以通过影像学检查或内镜明确，还可以使用钡餐或 CT 扫描进行喉旁窝管的影像学评估。

2. 鉴别诊断

化脓性甲状腺炎的临床表现可以与许多其他甲状腺和非甲状腺疾病相似，主要与下列疾病进行鉴别诊断。

（1）亚急性甲状腺炎：表现为甲状腺疼痛和体温升高。然而，亚急性甲状腺炎通常会有较明显的全身症状，如乏力、肌痛等，并且血液中 TPOAb 可呈阳性，可出现"分离现象"。

（2）慢性淋巴细胞性甲状腺炎：表现为甲状腺功能减退和颈部不适。然而，这种疾病通常表现为持续性甲状腺肿大，并且血液中的抗甲状腺抗体（如 TPOAb 或 TgAb）可呈阳性。

（3）咽喉部等上呼吸道感染：咽喉炎或扁桃体炎、支气管炎也可能引起类似的颈部疼痛和发热，但是这些疾病通常会有更明显的咽喉部症状，如咽喉红肿、咳嗽、吞咽困难等。

（4）甲状腺癌：较罕见，但存在甲状腺结节并伴有迅速进行性肿大和颈部疼痛时，应考虑到甲状腺癌的可能性。

六、治疗

早期诊断、早期治疗，避免形成脓肿。发病初期明确诊断，及时采取有效的抗感染治疗，多数不发展为脓肿，如形成脓肿应及时引流。抗生素的选择原则上应根据病原微生物的药敏试验选择有效的抗生素，如无法取得病原微生物或无条件进行药敏试验的医疗机构，可经验性使用抗生素。抗生素治疗的持续时间中位数为 10 天。

甲状腺激素替代治疗：针对严重的 AST 或组织坏死导致的暂时或永久性的甲状腺功能减退时，需行甲状腺激素替代治疗。

七、预防及康复

均衡饮食，加强体育锻炼，增强体质，防止各种病原体入侵；对于患有糖尿病、白血病、艾滋病、肿瘤等免疫功能低下或缺陷的人群应预防各种感染；避免无指征使用糖皮质激素及其他免疫抑制剂；儿童应注意早期发现梨状窝瘘管并予以治疗。

参考文献

[1] MIYAUCHI A. Thyroid gland：a new management algorithm for acute suppurative thyroiditis?Nat Rev Endocrinol，2010，6（8）：424-426.

[2] LAFONTAINE N，LEAROYD D，FARREL S，et al. Suppurative thyroiditis：systematic review and clinical guidance. Clin Endocrinol，2021，95（2）：253-264.

第三篇
TSH 升高的甲状腺疾病

第7章 TSH升高的病因及鉴别诊断

任何原因导致的循环中甲状腺激素水平下降、垂体TSH分泌及释放增多均可导致血TSH水平升高。临床上最常见的原因为原发性甲状腺功能减退症，其次如某些疾病的急性期（如急性肾损伤）或急性疾病的恢复期、碘缺乏等也可导致TSH水平升高，还有相对罕见的情况如甲状腺激素抵抗综合征、肾上腺皮质功能减退等。

甲状腺功能减退症，是由甲状腺激素合成和分泌不足或功能障碍所致的全身代谢减低的一组症候群。根据病变部位不同，分为原发性甲状腺功能减退症（病变在甲状腺）、继发性甲状腺功能减退症（也称中枢性甲状腺功能减退症，病变在垂体）、三发性甲状腺功能减退症（病变在下丘脑）、甲状腺激素抵抗，只有原发性甲状腺功能减退症会出现TSH水平升高，这是由于T_3/T_4对垂体、下丘脑的负反馈作用减弱。原发性甲状腺功能减退症又分先天性甲状腺功能减退症和后天获得性甲状腺功能减退症，成人以获得性甲状腺功能减退症为主。获得性甲状腺功能减退症依据发病机制分为甲状腺滤泡破坏性、甲状腺激素合成障碍两大类。

原发性甲状腺功能减退症常见病因如下。

一、甲状腺滤泡破坏

（1）桥本甲状腺炎：又称慢性淋巴细胞性甲状腺炎，可有一种或多种甲状腺自身抗体阳性，TPOAb最常见，其次为TgAb。该病以进行性甲状腺功能减退伴无痛性甲状腺肿大为表现，在发展为甲状腺功能减退症之前，可有短暂的甲状腺功能亢进或亚临床甲状腺功能减退阶段，多数可自行缓解。桥本甲状腺炎最具特征性的检查表现是甲状腺相关自身抗体检查中TPOAb、TgAb至少有一项是升高的，尤其是TPOAb升高，甲状腺彩超表现为甲状腺实质不均匀改变，甲状腺可缩小；少部分患者可有短暂性甲状腺功能亢进的表现，即 TSH 降低、FT_4 和 FT_3 升高，此为甲状腺滤泡破坏导致滤泡腔甲状腺激素释放进入血液所致，为一过性，对症治疗即可，无须抗甲状腺药物治疗。

（2）甲状腺相关手术：由于甲状腺肿大、甲状腺结节、甲状腺癌或甲状腺髓样癌等甲状腺疾病行外科手术全切或次全切，导致甲状腺滤泡组织减少、甲状腺激素合成不足甚至缺乏，从而出现甲状腺功能减退，循环中甲状腺激素对 TRH 和 TSH 的负反馈作用减弱，可继发出现 TSH 升高。部分甲状旁腺疾病手术治疗损伤甲状腺组织也可出现短暂的甲状腺功能减退及 TSH 升高表现。这类患者就诊时应询问患者甲状腺及周围组织手术相关病史，以及甲状腺手术切除范围。

（3）甲状腺 ^{131}I 的放疗或颈部放疗：使用放射性 ^{131}I 治疗甲状腺疾病通常会导致 80%～90% 的患者在治疗后 8～20 周出现永久性甲状腺功能减退，头部和颈部的放射治疗也会导致甲状腺功能减退。更少见的是含 ^{131}I 的放射性核医学检查，如 ^{131}I- 间位碘代苄胍检查，若检查前患者未充分做好甲状腺碘的封闭性处理，可能导致甲状腺放射性损伤。这类患者在排除其他原因所致的甲状腺功能减退后，依据患者放射性治疗或检查史可得出诊断。

（4）甲状腺的浸润性疾病：如甲状腺癌、遗传性血色病、结节病、转移癌或淀粉样变性等疾病，导致甲状腺滤泡的破坏而出现甲状腺功能减退。

二、甲状腺激素合成障碍

（1）碘缺乏：碘作为合成甲状腺激素重要的原料，缺乏会导致甲状腺激素合成不足，甲状腺功能表现为 TT_3、TT_4、FT_3、FT_4 降低，为维持机体的生理需要，垂体会产生更多的 TSH 释放入血，出现 TSH 水平升高，刺激甲状腺滤泡增生，出现甲状腺肿大。

（2）产后甲状腺炎的甲状腺功能减退期：产后甲状腺炎（postpartum thyroiditis，PPT）是由于甲状腺组织的自身免疫性破坏，导致甲状腺激素合成与分泌不足，进而出现甲状腺功能减退表现，通常发生在产后 3～12 个月，10%～20% 的患者转归为永久性甲状腺功能减退，甲状腺功能可见

FT_4、FT_4、TT_3、TT_4降低,TSH升高,因其是自身免疫性甲状腺炎的一个类型,TPOAb、TgAb滴度越高,PPT发生率越高。

(3)药物:如胺碘酮、碳酸锂等药物。胺碘酮既可引起甲状腺功能亢进,也可引起甲状腺功能减退。胺碘酮相关的甲状腺功能减退与碘的Wolff-Chaikoff效应、甲状腺自身抗体、TSH分泌增多(胺碘酮治疗3个月内)、饮食中的碘含量过高等因素有关,胺碘酮相关甲状腺功能减退多为亚临床型或轻度临床型,甲状腺功能可见血TSH升高,TT_4、FT_4降低,也可见TT_3、FT_3降低。而锂制剂如抗躁狂药碳酸锂,因锂离子在甲状腺中的高浓度分布,抑制甲状腺激素的释放,可降低血甲状腺激素水平,导致TSH升高。

三、促甲状腺素抵抗综合征

TSH水平可在正常范围内或轻度升高,甲状腺出现肿大,但无明显甲状腺毒症表现,详见"第六篇第15章罕见甲状腺疾病"。

TSH升高的诊断流程见图7.1。

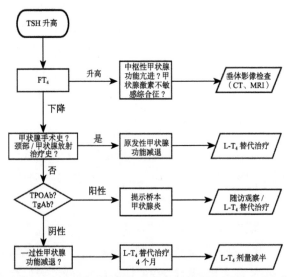

TSH:促甲状腺激素;FT_4:游离甲状腺素;TPOAb:甲状腺过氧化物酶抗体;TgAb:甲状腺球蛋白抗体;L-T_4:左旋甲状腺素片。

图7.1 TSH升高的诊断流程

参考文献

[1] 朱大年，吴博成，樊小力 . 生理学 . 北京：人民卫生出版社，2008，1：358-360.

[2] 廖二元，袁凌青 . 内分泌代谢病学 . 北京：人民卫生出版社，2019：299-471.

[3] 余叶蓉，田浩明，童南伟，等 . 内分泌与代谢疾病 . 北京：人民卫生出版社，2012.

[4] PIRAHANCHI Y，TORO F，JIALAL I. Physiology，thyroid stimulating hormone. Treasure Island（FL）：StatPearls Publishing，2023.

[5] ROUSSET B，DUPUY C，MIOT F，et al. Chapter 2 thyroid hormone synthesis and secretion.（2015-09-02）[2024-03-01].https://pubmed. ncbi. nlm. nih. gov/25905405/.

[6] 中华医学会内分泌学分会，中华医学会围产医学分会 . 妊娠和产后甲状腺疾病诊治指南 . 2 版 . 中华围产医学杂志，2019，22（8）：505-539.

[7] ORTIGA-CARVALHO T M，SIDHAYE A R，WONDISFORD F E. Thyroid hormone receptors and resistance to thyroid hormone disorders. Nat Rev Endorinol，2014，10（10）：582-591.

第8章 原发于甲状腺的功能不足性疾病

第1节 原发性甲状腺功能减退症

甲状腺功能减退症简称甲减，是一种甲状腺功能不足性疾病，是由于甲状腺激素合成和分泌减少或组织作用减弱导致的全身代谢减低综合征。甲状腺功能减退症是最常见的原发于甲状腺的功能不足性疾病。

一、概念

原发性甲状腺功能减退症（primary hypothyroidism）亦称甲状腺性甲状腺功能减退症，是由甲状腺腺体本身病变，如自身免疫、甲状腺手术和甲状腺功能亢进症 ^{131}I 治疗等所致。

二、病因及发病机制

原发性甲状腺功能减退症中自身免疫损伤是最常见的原因，其次为甲状腺破坏，包括手术、^{131}I 治疗。碘过量可引起 TPOAb 和 TgAb 阳性的患者发生甲状腺功能减退症，含碘药物如胺碘酮诱发甲状腺功能减退症的发生率是 5% ～ 22%。其他药物如抗甲状腺药物阻断甲状腺激素的合成、锂盐阻断激素的合成和释放也可导致甲状腺功能减退症。

三、临床表现

成年人甲状腺功能减退常隐匿发病，进展缓慢，早期症状缺乏特异性。典型症状经常在几个月甚至几年后才显现出来，主要为代谢率减低和交感神经兴奋性下降。

1. 低代谢综合征

畏寒、乏力、体重增加、行动迟缓、言语缓慢，音调低哑。因血液循环差和产热减少，体温可低于正常。

2. 精神神经系统

轻者有记忆力、注意力、理解力和计算力减退，嗜睡，反应迟钝；重者可表现为痴呆、幻想、木僵，可出现黏液性水肿昏迷。

3. 心血管系统

心率减慢，每搏输出量减少，静息时心输出量降低，外周血管阻力增加，脉压减小。患者可伴有血压增高，久病者易并发动脉粥样硬化症及冠状动脉粥样硬化性心脏病。由于心肌耗氧量减少，很少发生心绞痛和心力衰竭。在应用甲状腺激素治疗期间会诱发或加重心绞痛。原发性甲状腺功能减退症出现心脏扩大、心包积液，称之为甲状腺功能减退性心脏病。

4. 消化系统

食欲减退，腹胀、便秘，偶尔会导致黏液水肿性巨结肠或麻痹性肠梗阻。

5. 内分泌系统

长期甲状腺功能减退可引起腺垂体增大、高催乳素血症，女性溢乳、男性乳房发育。儿童甲状腺功能减退可导致生长发育迟缓。

6. 血液系统

需氧量减少、促红细胞生成素生成不足、吸收不良、摄入不足、月经量多而导致失血多及胃酸缺乏导致铁吸收减少，上述原因都可以导致贫血。白细胞总数和分类计数、血小板的数量通常正常。血浆凝血因子Ⅷ和Ⅸ浓度下降、毛细血管脆性增加及血小板黏附功能下降，均易导致出血倾向。

7. 呼吸系统

可有胸腔积液，只在极少数情况下才引起呼吸困难。阻塞性睡眠呼吸暂停比较常见，甲状腺功能恢复正常后可逆转。

8. 生殖系统

婴儿期甲状腺功能减退症如不及时治疗会导致性腺发育不全；幼年期甲状腺功能减退症会造成青春期延迟；成年女性重度甲状腺功能减退症可伴性欲减退和排卵障碍、月经周期紊乱和月经量增多、不孕；男性甲状腺功能减退症可致性欲减退、阳痿和精子减少。

9. 肌肉与骨关节系统

肌肉无力，可有肌萎缩，部分患者伴关节疼痛和关节腔积液。

10. 黏液性水肿昏迷

此为甲状腺功能减退症最严重的并发症，临床表现为嗜睡、低体温（＜35 ℃）、呼吸减慢、心动过缓、血压下降、四肢肌肉松弛、反射减弱或消失，甚至昏迷、休克、危及生命。多见于老年人或长期未获治疗者，多在寒冷时发病。诱发因素为严重全身性疾病、中断甲状腺激素治疗、感染、手术和使用麻醉及镇静药物等。

四、检查

1. 实验室检查

（1）甲状腺功能评估指标：血清 TSH 及 FT_4 是诊断原发性甲状腺功能减退症的首选指标。血清 TT_3、FT_3 在轻症患者中可在正常范围，在严重患者中降低。

原发性甲状腺功能减退症血清 TSH 升高先于 T_4 的降低，故血清 TSH 是评估原发性甲状腺功能异常最敏感和最早期的指标。临床甲状腺功能减退症血清 TSH 升高，TT_4、FT_4 降低，严重时血清 TT_3 和 FT_3 减低。

（2）甲状腺自身抗体：TPOAb、TgAb 阳性，提示甲状腺功能减退症是由自身免疫性甲状腺炎所致。

（3）其他：①外周血常规：轻、中度贫血，多为正细胞正色素性贫血，大细胞性贫血也可发生。②脂质代谢异常：常见血总胆固醇、甘油三酯、低密度脂蛋白、胆固醇、脂蛋白 a 升高，高密度脂蛋白、胆固醇降低。

③其他生化检查：血清磷酸肌酸激酶、乳酸脱氢酶、门冬氨酸转移酶及血胡萝卜素升高。④催乳素：严重的原发性甲状腺功能减退症患者可伴血催乳素升高。

2. 其他辅助检查

（1）心功能：心电图示低电压、窦性心动过缓、T 波低平或倒置，偶见 PR 间期延长。心脏多普勒检查可有心肌收缩力下降，射血分数减低，心包积液。

（2）X 线：骨龄延迟，骨化中心骨化不均匀、呈斑点状（多发性骨化灶）有助于呆小病的早期诊断。胸部 X 线片可见心脏向两侧增大，可伴心包或胸腔积液。

（3）甲状腺核素扫描：可发现异位甲状腺（舌骨后、胸骨后、纵隔内和卵巢甲状腺等）。如果先天性一侧甲状腺缺如，对侧甲状腺因代偿而出现显像增强。

（4）其他检查：当甲状腺肿大或甲状腺结节的性质不明时，可行甲状腺细针吸取细胞学检查。当高度疑为遗传性甲状腺功能减退时，可检测 TSH 受体、甲状腺激素受体、TPO、钠碘同向转运体等基因是否突变，以明确病因。

五、诊断及鉴别诊断

1. 诊断标准

（1）甲状腺功能减退的症状和体征。

（2）血清 TSH 增高，TT_4、FT_4 降低，即可诊断原发性甲状腺功能减退症。

（3）如 TPOAb 和（或）TgAb 阳性，可考虑甲状腺功能减退的病因为自身免疫性甲状腺炎。

2. 鉴别诊断

（1）正常甲状腺病态综合征（euthyroid sick syndrome，ESS）：也称低

T_3 综合征，非甲状腺疾病引起，而是在严重的慢性消耗性、全身性疾病的情况下，机体对疾病的适应性反应。慢性消耗性疾病包括营养不良、饥饿、精神性厌食症、糖尿病、肝脏疾病等全身性疾病。主要表现在血清 TT_3、FT_3 水平减低，rT_3 水平增高，血清 TSH 水平正常或轻度升高。疾病的严重程度一般与 T_3 降低的程度相关，严重病例也可出现 T_4 水平降低。ESS 的发生是由于：① 5'脱碘酶的活性受到抑制，外周组织中 T_4 向 T_3 转换减少；② T_4 的内环脱碘酶被激活，T_4 转换为 rT_3 增加，故血清 T_3 减低，血清 rT_3 增高。ESS 患者不需甲状腺激素替代治疗。

（2）垂体催乳素瘤：原发性甲状腺功能减退症是由于 T_3、T_4 分泌减少，对下丘脑 TRH 和垂体 TSH 反馈抑制作用减弱，导致 TRH 分泌增加，刺激垂体，导致垂体反应性增生、高催乳素血症、溢乳，酷似垂体催乳素瘤。可行垂体 MRI 检查，必要时给予试验性甲状腺激素替代治疗以鉴别。

（3）水肿：慢性肾炎和肾病综合征患者可有水肿、血 TT_3、TT_4 下降（甲状腺素结合球蛋白减少所致）和血胆固醇增高等表现，肾功能有明显异常，测定 TSH 和 FT_4、FT_3 水平可帮助鉴别。

（4）心包积液：需与其他原因导致的心包积液鉴别。心脏扩大、血流动力学、心电图的改变及血清酶的变化有助于鉴别。甲状腺功能减退症所致的上述改变经甲状腺激素治疗后，如没有并存的器质性心脏病，可恢复正常。

六、治疗

1. 治疗目标

原发性临床甲状腺功能减退症的治疗目标是甲状腺功能减退的症状和体征消失，血清 TSH、FT_4、TT_4 维持在正常范围。

2. 一般治疗

注意保暖，避免感染等各种应激状态。有贫血者可补充铁剂、维生素 B_{12} 和叶酸，缺碘者应补碘。

3. 药物治疗

主要采用左甲状腺素（L-T$_4$）单药替代治疗，一般需要终身用药，也有桥本甲状腺炎所致甲状腺功能减退自发缓解的报道。L-T$_4$ 治疗的剂量取决于甲状腺功能减退的程度、病因、年龄、特殊情况、体重和个体差异。临床甲状腺功能明显减退，成人 L-T$_4$ 替代剂量按照标准体重计算为 1.6 ～ 1.8 μg/（kg·d），儿童约为 2.0 μg/（kg·d），老年人约为 1.0 μg/（kg·d），甲状腺癌术后患者约为 2.2 μg/（kg·d），妊娠时替代剂量需要增加 20% ～ 30%。甲状腺功能完全缺失，如甲状腺全切术后和（或）放射碘治疗后、中枢性甲状腺功能减退症患者，替代剂量较高；自身免疫性甲状腺功能减退症和亚临床甲状腺功能减退症替代剂量较少。

起始剂量和达到完全替代剂量所需时间要根据患者年龄、心脏状态、特定状况确定。年轻体健的成年人可以完全替代剂量起始；一般人群起始剂量 25 ～ 50 μg/d，每 3 ～ 7 天增加 25 μg，直至需要的剂量；老年人、有心脏病患者应小剂量起始，如 12.5 μg/d 起始，缓慢加量，如每 1 ～ 2 周增加 12.5 μg；妊娠妇女则应完全替代剂量起始或尽快增至治疗剂量。

L-T$_4$ 的半衰期约为 7 天，口服 L-T$_4$ 的吸收率约为 70%，故可每天服药 1 次，早餐前或睡前 30 ～ 60 分钟服用。如条件允许，与干扰 L-T$_4$ 吸收的药物服用应间隔 4 小时，避免影响 L-T$_4$ 的吸收和代谢。肠道吸收不良及氢氧化铝、碳酸钙、考来烯胺、硫糖铝、硫酸亚铁、食物纤维添加剂等均可影响小肠对 L-T$_4$ 的吸收；苯巴比妥、苯妥英钠、卡马西平、利福平、异烟肼、洛伐他汀、胺碘酮、舍曲林、氯喹等药物可以加速 L-T$_4$ 的清除。但应注意，这些药物和食物并非甲状腺功能减退症患者的禁忌。如确需稳定使用这些药物，可考虑通过调整 L-T$_4$ 剂量，以达到治疗目标。

补充甲状腺激素，重新建立 HPT 轴的平衡一般需要 4 ～ 6 周的时间，治疗初期每间隔 4 ～ 6 周测定血清 TSH 及 FT$_4$。根据 TSH 及 FT$_4$ 水平调整 L-T$_4$ 剂量，直至达到治疗目标。治疗达标后，至少需要每 6 ～ 12 个月复查 1 次上述指标，或根据临床需要决定监测频率。原发性甲状腺功能减退症根据 TSH 水平调整 L-T$_4$ 剂量，治疗目标应个体化。替代治疗过程中要注意避免用药过量导致临床甲状腺功能亢进或亚临床甲状腺功能亢进。

七、预防及康复

1. 一级预防

（1）宣传甲状腺功能减退症的防治知识，发放甲状腺疾病健康教育科普手册或健康教育处方等，提高全社会对甲状腺功能减退症的认识。

（2）在地方性甲状腺肿流行区推广加碘食盐。加碘食盐是消除碘缺乏病导致的甲状腺功能减退症最有效的方法。

（3）避免碘过量，碘过量能够导致 TSH 升高，进而导致亚临床甲状腺功能减退症。

（4）应避免长期大量食用导致甲状腺肿作用的食物，如卷心菜、芜菁、甘蓝、木薯等。

（5）碳酸锂、硫脲类、磺胺类、对氨基水杨酸钠、过氯酸钾、保泰松、硫氢酸盐、酪氨酸激酶抑制剂、白介素-2、γ 干扰素等可能导致甲状腺功能减退症，应用时应该监测甲状腺功能。

（6）甲状腺功能正常、甲状腺自身抗体阳性的患者是甲状腺功能减退症的高危人群，建议保持碘营养适量。

（7）新生儿 TSH 检测，可以早期发现先天性甲状腺功能减退症患儿。

2. 二级预防

甲状腺功能减退症患者的早发现、早诊断、早治疗。在高危人群中一旦筛查出甲状腺功能减退症患者，即给予规范化管理，控制病情，使甲状腺激素水平和 TSH 达标，减缓并发症的发生。

3. 三级预防

加强甲状腺功能减退症患者康复及护理，减少诱发甲状腺功能减退症急性并发症的因素，防止甲状腺功能减退症病情加重，避免发生因黏液性水肿导致的昏迷。对于老年人，要尽量减少药物性甲状腺功能亢进症的发生，并减少因为甲状腺功能减退症或甲状腺功能亢进症导致的心血管死亡和全因死亡风险。

参考文献

[1] 中华医学会，中华医学会杂志社，中华医学会全科医学分会，等.甲状腺功能减退症基层诊疗指南（2019 年）.中华全科医师杂志，2019，18（11）：1022-1028.

[2] MCDERMOTT M T. Hypothyroidism. Ann Intern Med, 2020, 173（1）: ITC1-ITC16.

[3] VAIDYA B. Thyroid function: new guidelines for the management of hypothyroidism. Nat Rev Endocrinol, 2013, 9（1）: 11-12.

[4] 中华医学会内分泌学分会.成人甲状腺功能减退症诊治指南.中华内分泌代谢杂志，2017，33（2）：167-180.

第 2 节　桥本甲状腺炎

一、概念

桥本甲状腺炎（hashimoto thyroiditis，HT）是自身免疫性甲状腺炎的经典类型，1912 年由日本学者 Hakaru Hashimoto 首次报道；甲状腺显著肿大，50% 伴临床甲状腺功能减退。

二、病因及发病机制

HT 甲状腺滤泡破坏的直接原因是甲状腺细胞凋亡。浸润的淋巴细胞有 T 细胞和 B 细胞，表达为 Fas-L。T 细胞在甲状腺自身抗原的刺激下释放细胞因子（IFN-γ、IL-2 等），B 细胞刺激甲状腺细胞表面 Fas 的表达。Fas 与 Fas-L 结合导致甲状腺细胞凋亡。由于参与的细胞因子都来源于 TH1 细胞，所以 HT 被认为是 TH1 细胞导致的免疫损伤。TPOAb 和 TgAb 都具有固定补体和细胞毒性作用，也参与甲状腺细胞的损伤。TSH 受体刺激阻断性抗体占据 TSH 受体，促进了甲状腺的萎缩和功能低下。碘摄入量是影响本病发生发展的重要环境因素，随着碘摄入量的增加，本病的发病率也显著增加，特别是碘摄入量增加可以促进隐性的患者发展为临床甲状腺功能减退症。

本病是最常见的自身免疫性甲状腺疾病。国外报道患病率为 1%～2%，男性发病率为 0.8‰，女性发病率为 3.5‰，女性发病率是男性的 3～4 倍，高发年龄在 30～50 岁。我国报道患病率为 1.6%，发病率为 6.9‰，如果将隐性病例包括在内，女性人群的患病率高达 1/30～1/10，国内外报道女性人群 TPOAb 的阳性率为 10% 左右。

三、临床表现

本病早期仅表现为 TPOAb 阳性，没有临床症状，晚期出现甲状腺功能减退的表现。HT 多数病例以甲状腺肿或甲状腺功能减退症状首次就诊。HT 表现为甲状腺中度肿大，质地坚硬。

四、检查

甲状腺功能正常时，TPOAb 和 TgAb 滴度显著增高是最有意义的诊断指标。发生甲状腺功能损伤时，可出现亚临床甲状腺功能减退（血清 TSH 增高，TT_4、FT_4 正常）和临床甲状腺功能减退（血清 TSH 增高，FT_4、TT_4 降低）、^{131}I 摄取率降低、甲状腺扫描核素分布不均，可见"冷结节"，针穿刺细胞学检查可见浸润的淋巴细胞。甲状腺超声常提示双侧甲状腺弥漫性增大，呈弥漫性改变。

五、诊断及鉴别诊断

1. 诊断

弥漫性甲状腺肿大，特别是伴峡部锥体叶肿大，无论甲状腺功能是否改变，都应怀疑 HT，如果血清 TPOAb 和 TgAb 增高，诊断即可成立。

2. 鉴别诊断

（1）单纯性甲状腺肿：甲状腺的质地较柔软，甲状腺自身抗体阴性，甲状腺功能正常。

（2）亚急性甲状腺炎：起病急，前 1～2 周可有病毒感染，甲状腺侧叶肿大及自发疼痛与压痛，并伴有发热性疾病的全身症状。血沉及 C 反应蛋白可明显升高。甲状腺激素浓度升高但甲状腺摄碘率降低，超声检查可发现其特征性影像。

（3）甲状腺癌：如果患者甲状腺肿块质硬、固定，颈淋巴结肿大，不能排除甲状腺癌。甲状腺超声和细针吸取细胞学检查有助于鉴别。

六、治疗

本病尚无针对病因的治疗措施。限制碘摄入量可能有助于阻止甲状腺自身免疫破坏进展。仅有甲状腺肿、无甲状腺功能减退者一般不需要治疗。L-T$_4$ 治疗可以减轻甲状腺肿，但是尚无证据表明有阻止病情进展的作用。临床治疗主要针对甲状腺功能减退和甲状腺肿的压迫症状。针对临床甲状腺功能减退或亚临床甲状腺功能减退主要给予 L-T$_4$ 替代治疗，具体用药方法参见原发性甲状腺功能减退症章节。甲状腺迅速肿大，伴局部疼痛或压迫症状时，可给予糖皮质激素治疗（泼尼松 30 mg/d，3 次口服，症状缓解后减量）。压迫症状明显、药物治疗后不缓解者可考虑手术治疗，但是手术治疗发生术后甲状腺功能减退的概率较高。

参考文献

[1] RAGUSA F, FALLAHI P, ELIA G, et al. Hashimotos' thyroiditis： epidemiology, pathogenesis, clinic and therapy. Best Pract Res Clin Endocrinol Metab, 2019, 33（6）：101367.

[2] KLUBO-GWIEZDZINSKA J, WARTOFSKY L. Hashimoto thyroiditis： an evidence-based guide to etiology, diagnosis and treatment. Pol Arch Intern Med, 2022, 132（3）：16222.

第3节 亚临床甲状腺功能减退症

一、概念

亚临床甲状腺功能减退症（subclinical hypothyroidism，SCH）简称亚临床甲减或亚甲减，即临床前甲状腺功能减退或甲状腺储备功能受损，是指血清促甲状腺激素水平升高，而血清游离甲状腺激素水平在正常范围的状态。

二、病因及发病机制

（1）自身免疫性甲状腺炎最常见，其中慢性淋巴细胞性甲状腺炎最常见，其次是无痛性甲状腺炎。均可引起血清促甲状腺激素水平升高。

（2）损伤性，如甲状腺手术及放射性治疗、头颈部照射治疗等。

（3）临床甲状腺功能减退症替代治疗不当（包括剂量不足、缺乏有效监测及调整、同时服用的其他药物影响甲状腺激素的吸收和代谢等）。

（4）药物，如胺碘酮、碳酸锂、干扰素、保泰松等抑制甲状腺激素的释放，降低血甲状腺激素水平，导致 TSH 升高。

（5）甲状腺浸润性疾病，如淀粉样变、淋巴瘤、类肉瘤、含铁血色素沉着病等。

（6）工业和环境中的毒物，可引起垂体分泌 TSH，使其升高。

（7）TSH 受体基因突变，引起血清 TSH 水平升高。

三、临床表现

SCH 缺少典型的临床症状、体征，经常在常规体检或因为其他疾病进行甲状腺功能检查时被发现。仅少数患者表现出轻微的倦怠乏力等非特异症状。这些症状与疲劳、疾病恢复期、老年生理变化、亚健康状态等症状类似，易被漏诊。已有大量研究证实隐蔽且长期持续存在的 SCH，对患者心血管系统、血压、血脂、动脉粥样硬化、代谢综合征、妊娠、情绪及认知功能等产生程度不等的影响，而发展成为临床甲状腺功能减退症时影响更为严重。因此，定期检测甲状腺功能中的关键项目有其积极意义。

四、检查

甲状腺功能评估：亚临床甲状腺功能减退症仅有血清 TSH 增高，而血清 TT_4、FT_4、TT_3、FT_3 正常。可参见原发性甲状腺功能减退症章节。

五、诊断及鉴别诊断

血 TSH 高于正常、FT_4 水平正常，但患者无明显临床症状，SCH 诊断即成立。根据 TSH 水平，TSH < 10 mU/L 者占 90%。

诊断亚临床甲状腺功能减退症时要排除如下原因引起的血清 TSH 增高。

（1）TSH 测定干扰：被检者存在抗 TSH 自身抗体可以引起血清 TSH 测定值假性增高。

（2）正常甲状腺功能病态综合征的恢复期：血清 TSH 可以增高至 5～20 mU/L，机制可能是机体对应激的一种调整。

（3）20% 的中枢性甲状腺功能减退症患者表现为轻度 TSH 增高（5～10 mU/L）。

（4）肾功能不全：约 10% 的终末期肾病患者有 TSH 增高，可能与 TSH 清除减慢、过量碘摄入、结合于蛋白的甲状腺激素丢失有关。

（5）糖皮质激素缺乏：可以导致轻度 TSH 增高。

（6）生理适应：暴露于寒冷 9 个月，血清 TSH 升高 30%～50%，需在 2～3 个月后重新测定 TSH 及 FT_4、TT_4 水平。

六、治疗

TSH ≥ 10.0 mU/L 者，建议给予 L-T_4 替代治疗，治疗的目标与临床甲状腺功能减退症一致；TSH < 10.0 mU/L 者，如果伴有甲状腺功能减退症状、TPOAb 阳性、血脂异常或动脉粥样硬化性疾病，应给予 L-T_4 治疗，

治疗过程中要监测血清 TSH，以避免过度治疗。对于甲状腺功能正常、单纯甲状腺自身抗体阳性的患者，如果是普通人群，无须 L-T$_4$ 或应用免疫调节药物治疗，需要每年监测甲状腺功能和抗体。

甲状腺激素替代治疗的目的是有效地恢复组织内甲状腺激素储存池，原则是以最小剂量获取最佳疗效。起始剂量根据患者年龄、有无合并症和病情严重程度决定，主张从小剂量开始，老年伴冠状动脉粥样硬化性心脏病及精神症状者更需谨慎，并慎用洋地黄，在使用 L-T$_4$ 12.5 ～ 25 μg/d 的基础上，一般治疗 4 ～ 6 周后复查 TSH 及 FT$_4$，根据 TSH 的反应和临床状态，缓慢地增加剂量以避免对心血管产生不良影响，建议 3 ～ 4 个月内使 TSH 水平达到治疗目标。

七、预防及康复

参见原发性甲状腺功能减退症章节。

参考文献

[1] BEKKERING G E, AGORITSAS T, LYTVYN L, et al. Thyroid hormones treatment for subclinical hypothyroidism: a clinical practice guideline. BMJ, 2019, 365: l2006.

[2] 中华医学会内分泌学分会. 成人甲状腺功能减退症诊治指南. 中华内分泌代谢杂志, 2017, 33（2）: 167-180.

第 4 节　妊娠期甲状腺功能减退症

一、概念

妊娠期甲状腺功能减退症是指由于各种原因导致的在妊娠期间发生的甲状腺功能减退，多数妊娠期甲状腺功能减退症者在临床上是没有症状的，一般以亚临床甲状腺功能减退症居多。妊娠期甲状腺功能减退症会增加妊娠不良结局的风险，包括子痫前期、早产、低出生体重儿和流产等，还可能损害婴儿神经系统功能发育。

二、病因及发病机制

1. 妊娠期雌激素升高

妊娠期雌激素上升引起肝脏 TBG 生成增加，妊娠期间持续上升，结合大量甲状腺激素，使游离的甲状腺激素减少。

2. 妊娠期 hCG 水平升高

妊娠早期母体 hCG 水平升高，在妊娠第 3 个月 hCG 分泌达到高峰，它和 TSH 有类似的结构，刺激甲状腺细胞使垂体 TSH 分泌降低，在妊娠期间易出现甲状腺功能减退。

3. 妊娠期缺碘

妊娠期间碘缺乏也容易发生甲状腺功能减退，妊娠中期肾脏对碘清除率增加，胎儿生长发育需要碘，如果孕妇未及时补充碘易造成甲状腺功能减退。

三、临床表现

妊娠期甲状腺功能减退症可能没有任何临床症状，也可能表现出典型的甲状腺功能减退症状。甲状腺激素水平下降明显或长期甲状腺功能减退症的孕妇，可能会出现典型甲状腺功能减退症状中的一种或几种，并不是所有的症状都会出现，典型的症状以代谢率降低和交感神经兴奋性下降为主，表现为表情呆滞、畏寒、乏力、手足肿胀、嗜睡、记忆力减退、少汗、关节疼痛、体重增加、便秘、反应迟钝、声音嘶哑、听力障碍、面色苍白、颜面部及眼睑水肿、皮肤干燥、粗糙、脱皮屑，皮温较低等。孕妇手掌的皮肤可能呈现姜黄色，毛发稀疏、干燥，脉率下降，严重者可出现胫前黏液性水肿，甚至心包积液和心力衰竭，最严重的情况是发生昏迷。

四、检查

诊断妊娠期甲状腺功能异常，需要建立方法特异和妊娠期（早、中、晚期）特异的血清甲状腺功能指标，这包括 TSH、TT_4 或 FT_4 的参考范围。

1. TSH

由于 hCG 的作用，妊娠早期血清 TSH 参考范围的上限值和下限值都会出现不同程度的下降，少数妊娠妇女 TSH 甚至低于可检测水平（< 0.01 mU/L）；妊娠中期血清 TSH 逐渐升高；妊娠晚期血清 TSH 甚至会高于普通人群。但是，妊娠中期和晚期也有少数妇女 TSH 分泌受抑制。来自国内的一项研究结果表明，TSH 参考值范围在妊娠第 7 ~ 12 周下降，而妊娠第 7 周之前 TSH 没有明显下降，所以可以采用普通人群的 TSH 参考值范围。美国甲状腺协会（American Thyroid Association，ATA）指南建议，如果无法获取妊娠期和方法学特异的 TSH 参考值范围，可以采用 4.0 mU/L 作为妊娠早期 TSH 上限的切点值。

2. FT_4

评估血清 T_4 水平的指标有 TT_4、FT_4 和 FT_4 指数，血清 FT_4 仅占 TT_4 的 0.03%。妊娠时检测 FT_4 可能会受 TBG 的影响。FT_4 一般的变化规律是在妊娠早期因 hCG 的作用而升高，可高于普通人群参考值范围上限；妊娠中期和妊娠晚期 FT_4 逐渐下降，与普通人群相比，FT_4 下限在妊娠中期下降约 13%，妊娠晚期下降约 21%，受 TBG 的影响。

3. TT_4

TT_4 从妊娠第 7 周开始逐渐升高，第 16 周达到最高，约升高 50%。妊娠第 16 周之后，可以将普通人群参考值范围乘以 1.5 得到妊娠期特异的 TT_4 参考值范围。妊娠第 7 ~ 16 周，孕龄每增加 1 周，TT_4 升高 5%。临床甲状腺功能减退症妇女妊娠前半期每 2 ~ 4 周检测 1 次甲状腺功能，血清 TSH 稳定后可以每 4 ~ 6 周检测 1 次。

五、诊断及鉴别诊断

妊娠期临床甲状腺功能减退症的诊断标准为血清 TSH 值超过妊娠期参考值范围上限，且 FT_4 小于妊娠期参考值范围下限。本病应与以下疾病鉴别。

1. 妊娠期 SCH

妊娠妇女血清 TSH 水平高于妊娠期特异性参考值范围上限，而 FT_4 水平在妊娠期特异性参考值范围内，定义为 SCH，如果不能得到 TSH 妊娠期特异性参考值范围，妊娠早期 TSH 上限的切点值可以采用普通人群 TSH 参考值范围上限下降 22%。

2. 低 T_3 综合征

某些慢性消耗性疾病，如肝、肾功能不全，患者临床可出现酷似甲状腺功能减退症的临床表现。实验室检查 T_3、T_4 低，TSH 正常，rT_3 增高或正常。

3. 单纯低甲状腺素血症

妊娠妇女甲状腺自身抗体阴性、血清 TSH 水平正常，但 FT_4 水平低于妊娠期特异性参考值范围下限。

六、治疗

1. 妊娠期临床甲状腺功能减退症的治疗目标

将 TSH 控制在妊娠期特异性参考值范围的下 1/2，如无法获得妊娠期特异性参考值范围，则可控制血清 TSH 在 2.5 mU/L 以下。T_4 对胎儿脑发育至关重要，胎儿脑组织中大部分 T_3 由母体 T_4 转化而来。妊娠期临床甲状腺功能减退症首选 L-T_4 治疗，其完全替代剂量可以达到每天 $2.0 \sim 2.4$ μg/kg，L-T_4 起始剂量为 $50 \sim 100$ μg/d，根据患者的耐受程度增加剂量，尽快达标。合并心脏疾病者可缓慢增加剂量。对于严重临床甲状腺功能减退症的患者，在开始治疗的数天内给予 2 倍替代剂量，使甲状腺外的 T_4 池尽快恢复正常。一旦确诊妊娠期临床甲状腺功能减退症，应立即开始治疗，尽早达到上述治疗目标。

2. 妊娠期亚临床甲状腺功能减退症的治疗策略

分层细化：ATA 指南推荐根据血清 TSH 水平、TPOAb 是否阳性选择妊娠期 SCH 的不同治疗方案。① TSH >妊娠特异性参考值范围上限（或 4.0 mU/L），无论 TPOAb 是否阳性，均推荐 L-T$_4$ 治疗；② TSH > 2.5 mU/L 且低于妊娠特异性参考值范围上限（或 4.0 mU/L），伴 TPOAb 阳性，考虑 L-T$_4$ 治疗；③ TSH > 2.5 mU/L 且低于妊娠特异性参考值范围上限（或 4.0 mU/L），TPOAb 阴性，不考虑 L-T$_4$ 治疗（推荐级别 D）；④ TSH < 2.5 mU/L 且高于妊娠特异性参考值范围下限（或 0.1 mU/L），不推荐 L-T$_4$ 治疗，TPOAb 阳性需要监测 TSH，TPOAb 阴性则无须监测。妊娠期 SCH 的治疗药物、治疗目标和监测频度与妊娠期临床甲状腺功能减退症相同。L-T$_4$ 的治疗剂量可能低于妊娠期临床甲状腺功能减退症，可以根据 TSH 升高程度，给予不同剂量的 L-T$_4$ 起始治疗。国内一项关于妊娠妇女的前瞻性研究显示，妊娠 8 周之前诊断的 SCH，TSH 在 2.5 ～ 5.0 mU/L 者，L-T$_4$ 的起始剂量为 50 μg/d；TSH 在 5.0 ～ 8.0 mU/L 者，L-T$_4$ 的起始剂量为 75 μg/d；TSH > 8.0 mU/L 者，L-T$_4$ 的起始剂量为 100 μg/d。经过 4 周治疗，TSH 可以降至 1.0 mU/L 左右，之后根据 TSH 的治疗目标调整 L-T$_4$ 的剂量。

3. 对因治疗

妊娠期单纯低甲状腺激素血症病因暂时不明，可能与碘缺乏或碘过量有关。L-T$_4$ 干预单纯低甲状腺激素血症改善不良妊娠结局和子代神经智力发育损害的证据不足，新版指南沿用 2012 年版指南意见，既不推荐也不反对在妊娠早期给予 L-T$_4$ 治疗，同时建议查找低甲状腺激素血症的原因（如铁缺乏、碘缺乏或碘过量等），对因治疗。

七、预防及康复

1. 补碘

备孕、妊娠期和哺乳期妇女每天要保证摄碘至少 250 μg（推荐级别 A），根据不同的地区制定不同的补碘策略。在碘缺乏地区，如果每天吃含碘食盐，妊娠期不用额外补充碘剂；如果不吃含碘食盐，妊娠期每天需要额外补碘 150 μg。补碘形式以碘化钾为宜（或含相同剂量碘化钾的复合维生素）。开始补充的最佳时间是孕前至少 3 个月。

2. 早期筛查

对妊娠早期妇女开展甲状腺疾病筛查，筛查指标选择血清 TSH、FT_4、TPOAb，筛查时机选择在妊娠 8 周以前，最好是在妊娠前筛查。

参考文献

[1] SU P Y, HUANG K, HAO J H, et al. Maternal thyroid function in the first twenty weeks of pregnancy and subsequent fetal and infant development: a prospective population-based cohort study in China. J Clin Endocrinol Metab, 2011, 96: 3234-3241.

[2] ABALOVICH M, GUTIERREZ S, ALCARAZ G, et al. Overt and subclinical hypothyroidism complicating pregnancy. Thyroid, 2002, 12: 63-68.

[3] VULSMA T, GONS M H, DE VIJLDER J J. Maternal-fetal transfer of thyroxine in congenital hypothyroidism due to a total organification defect or thyroid agenesis. N Engl J Med, 1989, 321: 13-16.

[4] ALEXANDER E K, PEARCE E N, BRENT G A, et al. 2017 Guidelines of the American thyroid association for the diagnosis and management of thyroid disease during pregnancy and the postpartum. Thyroid, 2017, 27: 315-389.

[5] GAO X, LI Y, LI J, et al. Gestational TSH and FT4 reference Intervals in Chinese women: a systematic review and meta-analysis. Front Endocrinol (Lausanne), 2018, 9: 432.

[6] HARDING K B, PENA-ROSAS J P, WEBSTER A C, et al. Iodine supplementation for women during the preconception, pregnancy and postpartum period. Cochrane Database Syst Rev, 2017, 3: CD011761.

第 5 节　儿童甲状腺功能减退症

一、概念

儿童甲状腺功能减退症是指在儿童时期发生的由各种病因引起甲状腺激素合成、分泌或生物效应不足所导致的低代谢综合征，是引起儿童智力发育和体格发育落后的常见内分泌疾病之一。

二、病因及发病机制

儿童原发性甲状腺功能减退症的病因包括甲状腺获得性因素、先天性因素等（表 8.1）。先天性甲状腺功能减退症（congenital hypothyroidism，CH）发病率为 1/2050，本节以先天性甲状腺功能减退症为例，介绍儿童甲状腺功能减退症。

表 8.1　儿童原发性甲状腺功能减退症的病因

获得性因素	先天性因素
桥本甲状腺炎	母体因素（妊娠期缺碘、妊娠期 Graves 病等）
甲亢 ^{131}I 治疗后	先天性甲状腺缺如或异位甲状腺
甲状腺切除术后	TSH 不敏感综合征
颈部放射性治疗后	TH 合成障碍
亚急性甲状腺炎	甲状腺发育相关基因突变（*NKX2-1*、*NKX2-5*、*FOXE1*、*PAX8*、*HHEX* 等）
缺碘性地方性甲状腺肿	甲状腺合成相关基因突变（*TPO*、*TG*、*SLC5A5*、*SLC16A2*、*SLC26A4*、*IYD*、*DUOX2*、*DUOXA2* 等）
药物诱发（抗甲状腺药物等）	
胱氨酸尿症	

先天性甲状腺功能减退症病因较多，发病机制随病因和类型不同而异，具体包括以下几个方面。

1. 甲状腺发育异常

甲状腺发育过程中任何异常均可导致甲状腺激素合成和分泌障碍，包括地方性或散发性缺碘、先天性无甲状腺、异位甲状腺、甲状腺舌骨囊肿或甲状腺瘘等。少数甲状腺发育不良是调控甲状腺发育的基因突变所致，包括配对盒基因 8（paired box gene 8，*PAX8*）、编码转录因子 *NKX2-1* 基因、编码转录因子 *NKX2-5* 基因、甲状腺转录因子 -2 基因（thyroid transcription factor 2，*TTF2*，）、干细胞表达同源盒基因（hematopoietically expressed homeobox，*HHEX*）等，临床上除了先天性甲状腺功能减退症外，还有其他相应临床症状。

2. TSH 抵抗

由 TSH 受体基因失活突变所致，伴 TSH 增高及 FT_4 降低；另外，由 G 蛋白耦联受体刺激型 α 亚单位的编码基因（guanine nucleotide-binding protein alpha-stimulating activity polypeptide，*GNAS*）缺陷引起的假性甲状旁腺功能减退症，TSH 信号通路也可能受到干扰，导致 TSH 抵抗，其中假性甲状旁腺功能减退症 Ⅰa 型患者常出现 CH。

3. 甲状腺激素抵抗

多为 TSHR 基因突变所致，多为常染色体隐性遗传，特征是 TSH 水平正常或偏高，血清 TT_3、TT_4、FT_3、FT_4 水平升高，可合并甲状腺功能亢进。少数为散发病例。

4. 甲状腺激素合成及分泌障碍

甲状腺合成及分泌的所有步骤几乎都可发生遗传缺陷，且均为常染色体隐性遗传，包括碘化钠同向转运体（*SLC5A5*）基因突变所致碘化物进入甲状腺滤泡细胞转运缺陷；氯 / 碘泵蛋白（pendrin，PDS）基因突变所致跨膜转运缺陷；双氧化酶 -2（dual oxidase 2，*DUOX-2*）基因突变所致过氧化酶缺陷；双氧化酶 -2 的成熟因子（dual-oxidase maturation factor 2，*DUOXA2*）基因突变所致 DUOX 同工酶成熟因子缺陷；*TG* 基因突变所致甲状腺球蛋白生成缺陷；碘酪氨酸脱碘酶（iodotyrosine deiodinase，*IYD*）基因突变所致碘酪氨酸脱碘酶缺陷；位于 X 染色体的单羧酸转运蛋白（monocarboxylate transporter 8，*MCT8*）基因突变所致甲状腺激素转运缺陷。上述基因突变均可导致 CH。

5. 母亲妊娠期因素

母亲妊娠期缺碘、患 Graves 病、服用抗甲状腺药物等因素均可导致 CH。

三、临床表现

1. 新生儿期

绝大多数 CH 婴儿出生后无特异性临床症状或症状轻微，出生后出现黄疸较重或黄疸消退延迟、嗜睡、少哭、前囟大、便秘、腹胀、脐疝、心率缓慢、心音低钝等。

2. 婴幼儿期及儿童期

主要为智力发育及体格发育落后。患者常有身材矮小、特殊面容（眼距宽、塌鼻梁、唇厚舌大、面色苍黄）、皮肤粗糙，反应低下、表情呆滞及不同程度智力低下，以及心音低钝、心动过缓、心包积液、心脏长大、食欲减退、腹胀、便秘等低代谢表现。

3. 先天性缺陷

中枢性 CH 婴儿可能合并其他垂体激素缺乏，伴低血糖、小阴茎、睾丸未降等。与 CH 相关的基因突变及相关临床综合征见表 8.2。

表 8.2　与 CH 相关的基因突变及相关临床综合征

基因（OMIM）	位置	编码蛋白	遗传方式	相关表现
NKX2-1（600635）	14q13.3	甲状腺转录因子	常染色体显性遗传	Brain-Lung-Thyroid 综合征，主要表现为舞蹈徐动症及新生儿呼吸窘迫综合征
FOXE1（602617）	9q22.33	核因子	常染色体隐性遗传	Bamforth-Lazarus 综合征，腭裂、头发异常、会厌分叉
PAX8（167415）	2q14.1	核因子	常染色体显性遗传	泌尿生殖道缺陷（马蹄肾、肾发育不全、输尿管和睾丸异常）
NKX2-5（600584）	5q35.1	核因子	常染色体显性遗传	先天性心脏畸形
GLIS3（610192）	9p24.2	核因子	常染色体隐性遗传	新生儿糖尿病、严重的CH、肝纤维化、多囊肾和先天性青光眼，部分患者有面部畸形（低位耳朵、扁平鼻梁、人中长及上唇薄等）、宫内发育受限和轻度的智力障碍

续表

基因（OMIM）	位置	编码蛋白	遗传方式	相关表现
ALMS1（606844）	2p13.1	ALMS1蛋白	常染色体隐性遗传	Alstrom 综合征
TBX1（602054）	22q11.2	核因子	常染色体显性遗传	DiGeorge 综合征
PROP1（601538）	5q35.3	转录因子	常染色体隐性遗传	全垂体功能减退 2 型
POU1F1（613038）	3p11.2	转录因子	常染色体隐性遗传	全垂体功能减退 1 型
SLC16A2（300523）	Xq13.2	单羧酸转运体 8 蛋白	X 连锁遗传	严重的智力低下、整体发育迟缓、痉挛性截瘫、中枢性肌张力减退及高 T_3 低 T_4 的血清学改变
SLC26A4（605646）	7q22.3	pendrin蛋白	常染色体隐性遗传	Pendred 综合征，为 CH、甲状腺肿大及感觉神经性耳聋三联征
UBR1（605981）	15q15.2	泛素连接酶	常染色体隐性遗传	Johanson-Blizzard 综合征，主要表现为先天性胰腺外分泌不足伴有鼻翼发育不全或缺失，部分患者表现为生长发育迟缓、听力缺失、CH、牙齿畸形、头皮毛发异常及肛门闭锁等

四、检查

1. 新生儿筛查

2010 年中国卫生部新生儿疾病筛查技术规范规定新生儿 CH 筛查方法为足月新生儿出生后 72 小时～ 7 天内采集筛查。该方法只能检测出原发性 CH 和高 TSH 血症，无法检测出中枢性 CH、TSH 延迟升高的患儿等。低或极低出生体重儿可在出生后 2 ～ 4 周或体重超过 2500 g 时重新采血复查 TSH 及 FT_4。如果新生儿筛查异常，应通过血清 TSH 及 FT_4 水平进行确诊。

2. 甲状腺功能检测

测定血清 TSH 及 FT_4 水平，FT_4 不受甲状腺结合球蛋白水平影响。如 TSH 明显升高，FT_4 降低，诊断为 CH；如 TSH 升高，FT_4 正常，可诊断为高 TSH 血症；如 TSH 正常或降低，FT_4 降低，诊断为继发性或中枢性甲状腺功能减退症。

3. 甲状腺彩超

可评估甲状腺发育情况，甲状腺肿大常提示甲状腺激素合成障碍或碘缺乏。

4. 甲状腺球蛋白

若影像学未找到甲状腺组织，但仍能测得甲状腺球蛋白，提示有残余甲状腺组织。若甲状腺球蛋白异常升高，提示甲状腺激素合成障碍。

5. 核素检查

^{123}I 或 ^{99m}Tc 放射性核素扫描有助于发现异位甲状腺或甲状腺发育不良。

6. 基因检测

有甲状腺发育不良家族史或合并其他系统先天异常时，可考虑基因检测。

五、诊断及鉴别诊断

具有典型临床症状和甲状腺功能测定结果，可明确诊断。CH 需与以下疾病相鉴别。

1. 先天性巨结肠

出生后出现胎便排出延迟、腹胀、便秘等，但面容正常，消化道影像学检查及甲状腺功能检测可鉴别。

2. 营养性维生素 D 缺乏性佝偻病

患儿有体格发育和运动发育落后，但智力正常，钙 / 磷 / 碱性磷酸酶、甲状旁腺素、维生素 D 检测及 X 线片、甲状腺功能检测可鉴别。

六、治疗

治疗药物为 L-T$_4$，应该在新生儿出生后 2 周内或再次行甲状腺功能检测确诊后立即使用，建议每天口服 1 次。

1. 治疗剂量

（1）重度 CH 定义为 FT$_4$ < 5 pmol/L，或总 T$_4$ 水平极低，并伴有 TSH 增高，新生儿期或婴儿期推荐起始使用最高治疗剂量为每天 10 ～ 15 μg/kg。

（2）轻度 CH 定义为 $FT_4 > 10$ pmol/L，伴 TSH 增高，推荐起始治疗剂量为每天 5 ～ 10 µg/kg。

（3）治疗剂量：婴儿期推荐每天 5 ～ 10 µg/kg；1 ～ 5 岁推荐每天 5 ～ 6 µg/kg；5 ～ 12 岁推荐每天 4 ～ 5 µg/kg。

2. 治疗时机

（1）血清 FT_4 浓度低于年龄参考区间，TSH 明显高于年龄参考区间，立即开始 L-T_4 治疗。

（2）新生儿筛查 TSH > 40 mU/L，无须静脉血检查结果，可立即开始 L-T_4 治疗。

（3）静脉血 TSH > 20 mU/L，无论 FT_4 是否降低，立即开始 L-T_4 治疗。

（4）超过 21 天健康新生儿血清 TSH 浓度 6 ～ 20 mU/L 者，可以立即开始 L-T_4 治疗，并在后期停止治疗或暂停治疗 1 ～ 2 周后复查甲状腺功能，重新评估治疗的必要性。

（5）如果血清 FT_4 低，TSH 低、正常或略高，应考虑诊断为中枢性 CH。对于中枢性 CH 的新生儿，需肾上腺功能完好后才开始 L-T_4 治疗；如果同时存在中枢性肾上腺功能不全，在 L-T_4 治疗之前必须先进行糖皮质激素治疗，以防诱发肾上腺危象。

3. 治疗监测

L-T_4 治疗目标是迅速增加循环中甲状腺激素的量，并使 TSH 降至正常参考范围，使 FT_4 在 2 周内、TSH 在 4 周内恢复正常。如果 FT_4 超过参考值上限但 TSH 在正常参考值范围，可不调整剂量；如果 TSH 被抑制（低于正常参考值范围下限）或出现过度治疗表现（如烦躁、多汗、心动过速等），则可以减少 L-T_4 用量。

（1）首次临床评估及生化评估应在开始治疗后 1 ～ 2 周，若起始剂量每天大于 50 µg，建议 1 周后评估。

（2）后续每 2 周复查 1 次甲状腺功能，直至 TSH 水平正常，此后可 1 ～ 3 个月复查 1 次至 12 月龄。

（3）12月龄至3岁复查频率可降至2～4个月1次，3岁后可3～6个月1次。

（4）如果复查TSH或FT_4异常或患者依从性差，应增加复查频率。

（5）调整L-T_4剂量后，应4～6周后复查甲状腺功能。

七、预防及康复

新生儿筛查若为异常患儿应尽早开始治疗，及时纠正甲状腺功能减退状态，以避免出现中枢神经系统损害，先天性甲状腺功能减退患儿如能在出生2周内开始足量治疗，大部分患儿的神经系统发育和智力水平可接近正常。应定期评估所有CH患儿的精神运动发育、语言发育、注意力、记忆力及行为问题。新生儿及学龄前儿童应进行重复听力测试，如有必要，还应在进一步随访期间进行。必要时进行相应康复治疗。

参考文献

[1] 陈晓宇，秦晓松. 中国儿童先天性甲状腺功能减退症的基因学研究进展. 中国当代儿科杂志，2018，20（3）：243-250.

[2] KARA C, MAMMADOVA J, ABUR Ü, et al. Genetic testing can change diagnosis and treatment in children with congenital hypothyroidism. Eur Thyroid J, 2023, 12（3）：e220212.

[3] VAN TROTSENBURG P, STOUPA A, LÉGER J, et al. Congenital hypothyroidism：a 2020-2021 consensus guidelines update-an ENDO-European reference network initiative endorsed by the European society for pediatric endocrinology and the European society for endocrinology. Thyroid, 2021, 31(3)：387-419.

[4] CANGUL H, MORGAN N V, FORMAN J R, et al. Novel TSHR mutations in consanguineous families with congenital nongoitrous hypothyroidism. Clin Endocrinol（Oxf），2010, 73（5）：671-677.

[5] PERSANI L, GELMINI G, MARELLI F, et al. Syndromes of resistance to TSH.

Ann Endocrinol（Paris），2011，72（2）：60-63.

[6] 陆效笑，汪吉梅.先天性甲状腺功能减退症相关致病基因研究进展.临床儿科杂志，2018，36（12）：958-962.

[7] YANG L，LI Z，MEI M，et al. Whole genome sequencing identifies a novel ALMS1 gene mutation in two Chinese siblings with Alström syndrome. BMC Med Genet，2017，18（1）：75.

[8] CARRÉA，SZINNAI G，CASTANET M，et al. Five new TTF1/NKX2. 1 mutations in brain-lung-thyroid syndrome：rescue by PAX8 synergism in one case. Hum Mol Genet，2009，18（12）：2266-2276.

[9] GONG Y，ZHANG Y，LIU F，et al. Gene mutations in children with permanent congenital hypothyroidism in Yunnan，China. Zhejiang Da Xue Xue Bao Yi Xue Ban，2022，51（3）：306-313.

[10] STOUPA A，KARIYAWASAM D，MUZZA M，et al. New genetics in congenital hypothyroidism. Endocrine，2021，71（3）：696-705.

[11] EL-ELLA S，KHATTAB E，BEDDAH R K，et al. Genetic variability of the paired box transcription factor；PAX8 gene：guidance towards treatment strategies in a cohort of congenital hypothyroidism. Horm Metab Res，2021，53（5）：311-318.

[12] 中华医学会儿科学分会内分泌遗传代谢学组.先天性甲状腺功能减低症诊疗共识.中华儿科杂志，2011，49（6）：421-423.

第 6 节 老年甲状腺功能减退症

一、概念

发生在老年人身上的甲状腺功能减退称为老年甲状腺功能减退症。

二、病因及发病机制

甲状腺功能减退在老年人中较常见，尤以老年女性患者多见，但临床表现与老年衰弱相似，无明显特异性，且由于老年人共病较多，常口服影响体内甲状腺激素代谢的药物，使得老年人的甲状腺功能减退症诊疗具有一定的困难性。老年甲状腺功能减退症最常见的原因依次是自身免疫性甲状腺炎和医源性甲状腺功能减退，随着药物和放射性 ^{131}I 治疗甲状腺功能亢进的普遍应用，治疗后其甲状腺功能减退症发生率增高。我国老年人甲状腺结节发病率高，且与年龄增长成正相关，甲状腺结节切除术后多有甲状腺功能减退症发生。

中枢性甲状腺功能减退症在老年人中罕见，主要是垂体疾病导致，此时甲状腺功能减退症状会被垂体其他激素（主要是促肾上腺皮质激素）缺乏的症状所掩盖。

三、临床表现

老年甲状腺功能减退症起病隐匿，症状与甲状腺激素合成或分泌不足引起的产热效应降低、中枢神经系统兴奋性减弱、外周交感神经兴奋性降低，以及糖、脂肪、蛋白质代谢异常密切相关，这与老年衰弱，认知、心理功能障碍和老年共病表现相类似，因此常导致老年甲状腺功能减退症被误诊和漏诊。临床表现参考原发性甲状腺功能减退症相应章节。

四、检查

实验室检查、心功能检查、影像学检查等参考原发性甲状腺功能减退症相应章节。

五、诊断及鉴别诊断

1. 诊断

参考原发性甲状腺功能减退症相应章节。

2. 鉴别诊断

老年甲状腺功能减退症需与老年衰弱、认知障碍、抑郁症和食欲下降等消化系统疾病相鉴别。

六、治疗

1. 治疗前评估

治疗前需进行老年综合评估。如患有心绞痛，则在开始替代治疗前应完成冠状动脉结构相关评估，必要时先予以血流重建治疗。

2. 治疗目的和TSH控制目标

治疗目的是缓解症状，避免进展为黏液水肿性昏迷。TSH控制目标要根据年龄、心脏疾病及危险因素、骨质疏松及骨折风险等老年综合评估结果个体化制定：①无心脏疾病或有心脏疾病危险因素的60～70岁老年患者，血清TSH控制目标与成人相同，可将TSH控制在正常范围上1/2；②年龄70岁以上老年患者，血清TSH控制目标应在4～6 mU/L；③有心律失常或骨质疏松高风险的老年患者，血清TSH控制目标应在6～7 mU/L。

3. 治疗方法

$L-T_4$为甲状腺功能减退症的主要替代治疗药物，起始剂量低于成人，约$0.5 \sim 1.0$ μg/（kg·d）；患缺血性心脏病的老年患者起始剂量宜更小，宜在较长时间间隔内缓慢增加服用剂量，防止诱发心绞痛或加重心肌缺血，起始剂量减至$12.5 \sim 25$ μg/d，最终维持剂量一般低于成人。干甲状腺素片是动物甲状腺干制剂，因其甲状腺激素含量不稳定并含T_3量较大，不推荐用于老年患者。

4. L-T₄替代治疗过度的风险与处置

长期$L-T_4$替代治疗易过度，导致心房颤动、骨质疏松、肌少症和衰弱，因此开始$L-T_4$治疗后应密切监测甲状腺功能，或健康状态发生变化时进行老年综合评估（尤其是心肌缺血、心房颤动、心力衰竭、骨质疏松、肌少症和衰弱的发生和发展），及时调整TSH的控制目标和$L-T_4$剂量，以维持老年人的最佳功能状态和生活质量。

5. 黏液水肿性昏迷的治疗

黏液水肿性昏迷的病死率高，应积极救治，治疗包括以下几个方面：①去除诱因：感染诱因占35%，应积极控制感染，治疗原发疾病。②补充甲状腺激素：有条件时首选 T_3 静脉注射，老年患者尤其有冠状动脉粥样硬化性心脏病或心律失常病史者宜用较低剂量，直至临床指标明显改善并清醒后改为口服；或 L-T_4 首次静脉注射 200 ～ 300 μg，之后 50 μg/d，至患者临床指标明显改善、意识恢复后改为口服；如果无 L-T_4 注射剂，可将 L-T_4 磨碎后胃管鼻饲。③补充糖皮质激素：静脉滴注氢化可的松 200 ～ 400 mg/d，分次使用，持续 3 ～ 7 d。④支持治疗：包括机械通气、保温、纠正电解质紊乱和贫血、稳定血流动力学等，保温措施避免使用电热毯，因其可导致血管扩张、血容量不足。

七、预防及康复

参考原发性甲状腺功能减退症相应章节。

第 7 节　老年亚临床甲状腺功能减退症

一、概念

SCH 定义为血清 TSH 升高，且 T_4 在正常参考范围内。根据 TSH 水平分为轻度和重度，轻度甲状腺功能减退症 TSH 为正常参考值范围上限至 9.9 mU/L，重度为 TSH ≥ 10 mU/L，老年人以轻度 SCH 为主。

二、病因与发病机制

老年 SCH 的病因与临床甲状腺功能减退症一致，自身免疫性甲状腺炎是最常见的病因，其次是 ^{131}I 治疗及甲状腺手术后。

三、临床表现

SCH 的症状和体征在老年人中更加不易察觉，多无症状或仅有非特异性症状，与衰老症状或老年精神症状不易区分。

老年 SCH 患者 TSH ≥ 10 mU/L 时心血管事件、骨折和死亡风险升高。

SCH 对老年人尤其是高龄老年人的认知功能和生活质量的影响不明确，仍需进一步研究。

四、检查

参考老年甲状腺功能减退症相应章节。

五、诊断与鉴别诊断

轻度 SCH 为 TSH 在正常范围上限至 9.9 mU/L，重度 SCH 为 TSH $\geqslant$ 10 mU/L。在老年人中，随着年龄增长，血清 TSH 水平随之增高的现象很常见，而他们可能并没有患甲状腺疾病。我国 65 岁以下人群的 TSH 参考值范围为 0.76 ~ 6.57 mU/L，而 65 岁以上人群 TSH 参考值范围为 0.75 ~ 8.86 mU/L。在应用年龄特异性 TSH 参考值范围后，我国老年人群（$\geqslant$ 65 岁）的亚临床甲状腺功能减退症患病率由 19.87% 降低为 3.3%。

诊断 SCH 需要排除其他原因导致的 TSH 测定值假性升高，可参考成年人亚临床甲状腺功能减退症相应章节。

六、治疗

1. 治疗的争议

甲状腺激素替代治疗能否降低老年 SCH 患者心血管事件的发生风险、改善认知功能尚存在争议。指南中对于 TSH 的治疗目标值各不相同，部分指南建议将老年患者的 TSH 目标值放宽到 1 ~ 5 mU/L 或 4 ~ 6 mU/L。停止治疗后，理想状态是每年监测 TSH 水平。轻度 TSH 增加可降低基础代谢水平促进长寿、降低残疾指数和痴呆风险。由于缺乏不同年龄层、不同 TSH 水平的 SCH 大型随机对照试验，其治疗存在很大争议。

2. 过度治疗的风险

L-T$_4$ 过度治疗带来医源性甲状腺毒症的风险，在老年 SCH 中尤其突出，主要包括新发心房颤动、心力衰竭、骨质疏松和骨折、全因死亡及心血管死亡，还可导致日常生活能力、移动 / 平衡能力、理解 / 交流能力（包括认知能力）下降，心理疾病与情绪不良（如抑郁、焦虑）、营养不良、肌少症和衰弱加重，生活质量变差。老年 SCH 患者宜加强老年综合评估，特别要关注心房颤动、骨质疏松、肌少症和衰弱、营养不良的发生和发展情况，及时调整 TSH 控制目标和 L-T$_4$ 剂量。

3. 治疗策略

老年 SCH 应基于 TSH 升高的程度、年龄和预期寿命、潜在的相关危险因素和合并疾病进行个体化 L-T$_4$ 替代治疗，补充甲状腺激素的利处应将 TSH 降低到参考值范围以下，并对医源性亚临床或显性甲状腺功能亢进的风险进行权衡。

（1）80 岁以上高龄老年 SCH 患者：缺乏 L-T$_4$ 治疗获益证据，甚至有研究显示 TSH 的升高与死亡率呈负相关，因此不建议常规 L-T$_4$ 替代治疗，建议随访观察，每 6 个月监测 1 次甲状腺功能。

（2）70 ～ 80 岁老年 SCH 患者：① TSH < 10 mU/L：建议随访观察，每 6 个月监测 1 次甲状腺功能；② TSH ≥ 10 mU/L：如果有甲状腺功能减退症症状、心血管疾病危险因素，考虑给予 L-T$_4$ 治疗。

（3）60 ～ 70 岁老年 SCH 患者：① TSH < 10 mU/L：如果有甲状腺功能减退症症状、TPOAb 阳性、心血管疾病危险因素，考虑给予 L-T$_4$ 治疗，其中因甲状腺功能减退症症状开始治疗者，TSH 达标后 3 ～ 4 个月症状未见缓解或出现不良反应者，应逐渐停止治疗；如无上述情况，不建议治疗，建议每 6 个月监测 1 次甲状腺功能。② TSH ≥ 10 mU/L：建议给予 L-T$_4$ 治疗，剂量、调整、监测及注意事项同老年临床甲状腺功能减退症。

七、预防及康复

TSH 水平越高，尤其是 TSH ≥ 10 mU/L、TPOAb 阳性的老年 SCH 越易进展为甲状腺功能减退症，甲状腺功能恢复正常的概率越低。对于接受 L-T$_4$ 治疗的亚临床甲状腺功能减退症患者，需考虑其是否同时服用阻碍 L-T$_4$ 吸收的药物，如胺碘酮、碳酸锂、考来烯胺、铁盐、苯妥英钠、卡马西平和雌激素，这些药物或增加其清除率，或影响其吸收，最终导致甲状腺功能减退症或其他疾病的发生。此外，在人体血液硒含量低的地区适当补充硒，适度吸烟是 SCH 的保护因素。

参考文献

[1] 中华医学会老年医学分会老年内分泌代谢疾病学组，中华医学会内分泌学分会甲状腺学组. 中国老年人甲状腺疾病诊疗专家共识（2021）. 中华内分泌代谢杂志，2021，37（5）：399-418.

[2] 付金蓉，关海霞. 老年甲状腺功能紊乱的临床管理. 中国实用内科杂志，2022，42（8）：672-676，687.

[3] 倪佳佳，龙钰，张海清. 老年甲状腺功能减退症的管理. 中国实用内科杂志，2021，41（2）：96-99.

[4] 王曙. 老年人甲状腺功能减退. 老年医学与保健，2021，27（4）：690-692.

[5] BIONDI B，CAPPOLA A R，COOPER D S. Subclinical hypothyroidism：a review. JAMA，2019，322（2）：153-160.

[6] GOICHOT B，RAVEROT V，KLEIN M，et al. Management of thyroid dysfunctions in the elderly. French endocrine society consensus statement 2019. long versio. Ann Endocrinol（Paris），2020，81（2-3）：89-100.

[7] SONG R H，WANG B，YAO Q M，et al. The impact of obesity on thyroid autoimmunity and dysfunction：a systematic review and meta-analysis. Front Immunol，2019，10：2349.

[8] LI X，ZHEN D，ZHAO M，et al. Natural history of mild subclinical hypothyroidism in a middle-aged and elderly Chinese population：a prospective study. Endocr J，2017，64（4）：437-447.

[9] HENNESSEY J V，ESPAILLAT R. Diagnosis and management of subclinical hypothyroidism in elderly adults：a review of the literature. J Am Geriatr Soc，2015，63（8）：1663-1673.

[10] VANDERPUMP M P，TUNBRIDGE W M. Epidemiology and prevention of clinical and subclinical hypothyroidism. Thyroid，2002，12（10）：839-847.

[11] ONO Y, ONO S, YASUNAGA H, et al. Clinical characteristics and outcomes of myxedema coma: analysis of a national inpatient database in Japan. J Epidemiol, 2017, 27（3）: 117-122.

[12] JONKLASS J, BIANCO A C, BAUER A J, et al. Guidelines for the treatment of hypothyroidism: prepared by the american thyroid association task force on thyroid hormone replacement. Thyroid, 2014, 24（12）: 1670-1751.

[13] 王吉耀, 廖二元, 王辰, 等. 内科学. 3 版. 北京: 人民卫生出版社, 2015: 996-1001.

第四篇
TSH 正常的甲状腺疾病

第9章 TSH 正常的病因及鉴别诊断

在正常生理情况下，TSH 反映着机体对甲状腺激素的需求。TSH 在正常参考值范围内，通常意味着患者的甲状腺功能正常。但在少数情况下，特别是中枢神经系统（尤其是垂体和下丘脑）出现病变，对甲状腺激素判断出现障碍时，TSH 即使正常也存在疾病的可能性。

一、TSH 无法对甲状腺功能减退产生合理应答

当机体缺乏甲状腺激素时，TSH 在负反馈的作用下，通常会较平时升高（或相对其他人升高，即高于正常参考值范围）。而当垂体、下丘脑等中枢神经系统存在病变时，TSH 无法对机体的甲状腺激素缺乏做出合理应答，即在 FT_4 水平降低时，TSH 并未做出合理的负反馈而升高，而表现出正常或降低（也可能轻度升高，但升高水平与 FT_4 水平缺乏不符）。这时应及时考虑继发性甲状腺功能减退症的可能性（详见"第四篇第 10 章继发性甲状腺疾病"），并进行适当鉴别。

二、TSH 无法对甲状腺功能亢进产生合理应答

当甲状腺激素相对机体需求过量时，TSH 在负反馈作用下通常会相比平时降低（或高于正常参考值范围）。而当垂体、下丘脑等中枢神经系统存在病变时，FT_4 水平降低，TSH 并未做出合理的负反馈而降低，表现出 TSH 在正常高限或轻度高于正常值水平，此时应考虑导致继发性甲状腺功能亢进症的可能性（详见"第四篇第 10 章继发性甲状腺疾病"）。

三、TSH 对 THs 水平应答合理，但其他甲状腺激素检查出现异常

血液中大部分甲状腺激素与甲状腺结合球蛋白相结合，当甲状腺结合球蛋白升高或降低时，可出现 TT_3、TT_4 相应的升高或下降，如妊娠、急性肝炎、应用雌激素或口服避孕药者，血清甲状腺结合球蛋白升高，甲状

腺功能出现 TT_3、TT_4 水平升高，但 TSH、FT_3、FT_4 水平正常（详见"第二篇第 5 章原发性甲状腺功能亢进症"）。在极危重症、营养不良、重大手术或感染等患者中，由于细胞因子等影响下丘脑、垂体功能状态，抑制 TSH、TRH、Tg、T_3、TBG 的合成与释放，甲状腺功能可表现为单纯 FT_4 降低、单纯 FT_3 降低或 FT_3 与 FT_4 同时降低，但血清 TSH 水平正常，临床称为低 T_4 综合征、低 T_3 综合征或低 T_3-T_4 综合征。这种甲状腺功能状态通常不需要处理，以治疗原发疾病为重点，随着疾病的好转，TSH、T_3、T_4 水平可自行恢复正常（详见"第四篇第 11 章正常甲状腺病态综合征"）。

参考文献

[1] 余叶蓉，田浩明，童南伟，等 . 内分泌与代谢疾病 . 北京：人民卫生出版社，2012：89-194.

[2] PIRAHANCHI Y，TORO F，JIALAL I. Physiology，thyroid stimulating hormone. Treasure Island（FL）：StatPearls Publishing，2023.

[3] ROUSSET B，DUPUY C，MIOT F，et al. Chapter 2 thyroid hormone synthesis and secretion.（2015-09-02）[2024-04-02]. https://www.ncbi.nlm.nih. gov/books/NBK285550/.

[4] GANESAN K，ANASTASOPOULOU C，WADUD. Euthyroid sick syndrome. Treasure Island（FL）：Stat Pearls Publishing，2023.

第 10 章　继发性甲状腺疾病

与其他系统不同，继发性甲状腺疾病并非特指原因不明，而是指由甲状腺外病因所致的甲状腺功能或结构发生异常的系列疾病。这些疾病的对因治疗往往要放眼全身，特别是垂体等疾病；而对症或激素控制治疗却仍需关注甲状腺本身。最常见的继发性甲状腺疾病包括下丘脑、垂体疾病（病因如发育不良、肿瘤、缺血、出血、炎症、外伤、头颈部放射治疗等）和异位内分泌肿瘤。部分学者将甲状腺激素抵抗综合征（thyroid hormone resistance syndrome，THRS）、药物相关甲状腺疾病（如抗甲状腺药物、左甲状腺素钠片、碘造影剂、胺碘酮、免疫检查点抑制剂等）、妊娠或滋养细胞肿瘤所致甲状腺疾病也归于继发性甲状腺疾病的范畴。这些原因可能引起甲状腺激素产生过多或过少、代谢加速或减慢、作用增强或减弱、甲状腺组织的增生或萎缩。临床表现往往与原发性甲状腺疾病无异，漏诊可能延误患者的诊断和治疗。继发性甲状腺疾病相对原发性疾病少见，其治疗往往需要专科医生介入，但这些患者往往隐藏于原发性甲状腺疾病患者中，全科医生虽然无须熟练掌握其专科诊治，但了解这些疾病的特征，特别是早期识别要点，及时向专科医生报告并进行患者转诊十分重要。由于THRS 在其他章节已有介绍，本节重点介绍垂体 TSH 细胞腺瘤、中枢性甲状腺功能减退症及其识别要点。

第 1 节　垂体 TSH 细胞腺瘤

一、概念

垂体瘤是一组来自腺垂体、神经垂体及胚胎期颅咽管囊残余鳞状上皮的肿瘤，腺垂体主要由 5 种细胞类型组成，即生长激素细胞、催乳素细胞、促肾上腺皮质激素细胞、促甲状腺激素细胞和促性腺激素细胞，分别合成和分泌生长激素（growth hormone，GH）、催乳素（prolactin，PRL）、促肾上腺皮质激素（adrenocorticotropic hormone，ACTH）和前阿片黑素细胞皮质激素（pro-opiomelanocortin，POMC）分子的其他片段、TSH、FSH 和黄体生成素（luteinizing hormone，LH），垂体促甲状腺激素腺瘤是发生于腺垂体 TSH 分泌细胞的肿瘤。国外报道垂体 TSH 细胞腺瘤占所有垂体腺瘤的 0.5%～2%，一般人群的患病率为（1～2）/100 万，据北京协和医院报道其约占同期收治垂体腺瘤的 1%。TSH 腺瘤通常为散发的，也可以作为多发性内分泌腺瘤 1 型综合征（multiple endocrine neoplasia，MEN-1）的一部分或是出现在具有芳香烃受体相互作用蛋白（recombinant aryl hydrocarbon receptor interacting protein，AIP）基因突变的家族性孤立性垂体腺瘤（familial isolate pituitary adenoma，FIPA）的患者中。

二、病因及发病机制

TSH 腺瘤形成的分子机制尚不清楚。根据 X 染色体失活分析，许多 TSH 腺瘤起源于单克隆，但分子分析未能确定任何影响癌基因（Ras、蛋白激酶 C、G 蛋白亚基、TRH 受体）或原癌基因（Rb、MEN1）突变的因素。据报道甲状腺激素受体 β 的体细胞突变是一些 TSH 腺瘤分泌 TSH 导致负调控缺陷的原因。70% 的 TSH 腺瘤仅分泌 TSH，30% 为混合腺瘤，其中 TSH 与 GH 混合瘤占 18.3%，TSH 与 PRL 混合瘤占 9.7%，TSH 与促性腺激素混合瘤占 1.7%。这些混合腺瘤的存在可能是因为 TSH、GH 和 PRL 细胞均表达常见的转录因子，如 Prop-1 和 Pit-1。TSH 腺瘤通常是良性的，只有极少数为恶性，临床上一种或多种垂体激素的免疫组化阳性与其体内高分泌不一定相关，因此也有报道无功能的 TSH 腺瘤。此外，有报道桥本甲状腺炎和甲状腺功能减退症与 TSH 腺瘤共存的情况。

以往 TSH 腺瘤常表现为侵袭性大腺瘤，在诊断时已侵犯硬脑膜和骨，如今由于超敏 TSH 和循环 FT_4 测定的广泛应用，TSH 未被抑制的甲状腺功能亢进很容易被发现，使得 TSH 腺瘤在更早的阶段被确诊，近几年 TSH 微腺瘤（直径 ≤ 1 cm）的报道越来越多（高达 30% ～ 35%）。曾接受甲状腺手术或放射性碘治疗的患者更容易发展成为侵袭性大腺瘤，这可能是循环中甲状腺激素水平的降低减轻了对 TSH 的反馈抑制，从而刺激了肿瘤的生长。约有 1/3 的 TSH 腺瘤患者被误诊为原发性甲状腺功能亢进症，接受了甲状腺切除术或放射性碘治疗，垂体肿瘤此后生长加速；也有极少数 TSH 腺瘤和 Graves 病共存的报道。

三、临床表现

TSH 细胞腺瘤多为中年起病（40 ～ 50 岁），无明显性别差异，女性发病率不像其他甲状腺疾病那样高。TSH 腺瘤患者通常表现出甲状腺功能亢进的体征和症状，如怕热、多汗、易饥饿、多食、体重减轻、易激惹、失眠、易疲乏、心悸、活动后气促、排便增加、月经紊乱等，极少患者出现心房颤动、心力衰竭及周期性瘫痪。TSH 细胞腺瘤患者常伴有视交叉压迫（视野缺损或视力丧失）和正常垂体细胞受压迫（腺垂体功能减退）的症状，也有一些未经治疗的患者完全无症状。TSH 细胞腺瘤病例中约 65% 报道了甲状腺肿大，常表现为单个结节或多个结节性甲状腺肿，需注意其性质和是否有自主功能障碍。因此，尽管血液循环中抗甲状腺自身抗体的患病率与普通人群相似，但少数患者在垂体手术后发展为 Graves 病，部分患者由于同时存在自身免疫性甲状腺炎而出现双侧突眼，也应考虑到单侧突眼可能是由于垂体瘤侵犯眼眶所致。30% 的女性患者出现月经紊乱，主要是 TSH 与 PRL 混合腺瘤引起的。TSH 细胞腺瘤和 TSH 与 FSH 混合腺瘤的存在可能会导致男性出现中枢性性腺功能减退和性欲下降症状。

四、检查

1. 查体要点

由于 TSH 的刺激，大多数患者的甲状腺可触及不同程度的肿大，质地软或韧，表面光滑，常可触及单个或多个结节，边界清楚，与 Graves 病不同的是甲状腺血流无明显增多，不能闻及血管杂音。甲状腺功能亢进症患者出现视力、视野的改变应注意排除 TSH 细胞腺瘤的可能，该病初测视野常表现为双颞侧偏盲。

2. 实验室检查

（1）甲状腺功能测定（FT_3、FT_4、TSH）：FT_3、FT_4 升高，而 TSH 表现不受抑制（可以正常或升高），在排除测量方法学的干扰和异常甲状腺激素结合蛋白情况下，要考虑中枢性甲状腺功能亢进症或甲状腺激素抵抗综合征。

（2）腺垂体功能检查（GH、PRL、ACTH、LH、FSH）及其他靶轴腺功能检查（胰岛素样生长因子 -1、皮质醇、雌激素、睾酮）：可以更全面地评估垂体及其各靶腺的功能状态，鉴别是否为混合腺瘤或肿瘤压迫导致的功能减退。

（3）奥曲肽 TSH 抑制试验：有助于 TSH 腺瘤同 THRS 的鉴别诊断，以及判断肿瘤对奥曲肽的敏感性，为术前准备及术后奥曲肽的使用提供参考。

（4）T_3 抑制试验及 TRH 兴奋试验：TSH 腺瘤患者在 T_3 抑制后或 TRH 兴奋后 TSH 无明显改变。

（5）血常规、肝肾功能、电解质：有助于发现甲状腺功能亢进症患者可能潜在的并发症。

（6）甲状腺相关抗体（TRAb、TPOAb、TgAb）：有助于 TSH 腺瘤同原发性甲状腺功能亢进症的鉴别。

3. 影像学检查

（1）鞍区 MRI：是定位垂体瘤的最佳影像学检查方法，鞍区 MRI 薄层动态三维增强扫描能清晰显示垂体瘤的大小、边界、质地，及其与周围组织（如视交叉、视神经、海绵窦和颈内动脉）的关系，此外它还有助于鞍区不同类型肿瘤的鉴别诊断。

（2）鞍区 CT：对垂体微腺瘤的敏感性低于 MRI，但对周围骨质结构的显示更佳，对肿瘤内微小钙化的显示也更敏感，对于需要手术治疗的患者，鞍区薄层 CT 扫描与三维重建可了解邻近骨质、鼻窦情况，协助判断手术方式和入路。

（3）视野检查：可协助判断垂体瘤对视交叉、视神经等的影响程度。红色分辨力的丧失是视交叉受压的早期表现，双颞侧偏盲或双颞侧上方视野缺损提示视交叉正中部受压，同侧偏盲提示视束起始部视交叉受压，单眼视野缺损为视交叉前部受压。

（4）甲状腺彩超：有助于发现患者是否同时存在原发疾病并鉴别诊断。

五、诊断及鉴别诊断

对于大多数 TSH 未受抑制的甲状腺功能亢进症患者，全科医生应考虑将其向上级医疗机构转诊。TSH 细胞腺瘤的鉴别和排除是继发性甲状腺疾病诊断和鉴别诊断的要点。TSH 细胞腺瘤患者表现往往与原发性甲状腺功能亢进症症状一致，但程度通常相对轻微，少数患者可能表现为颅内肿瘤压迫症状。临床表现为甲状腺功能亢进症的患者，甲状腺功能检测中发现甲状腺激素（FT_4、FT_3）水平升高，而 TSH 不被抑制（表现为正常或稍高），这时应考虑中枢性甲状腺功能亢进症的可能；血浆 α 亚单位升高，以及血浆 α 亚单位 /TSH > 1，支持 TSH 细胞腺瘤诊断；如果可以进行 T_3 抑制试验及 TRH 兴奋试验，TSH 细胞腺瘤表现为不受 T_3 抑制及 TRH 兴奋；此外血清性激素结合球蛋白（sex hormone binding globulin，SHBG）的升高有助于 TSH 细胞腺瘤的诊断。接下来如果影像学检查发现垂体占位，更应该高度怀疑 TSH 细胞腺瘤，这种瘤多为大腺瘤或巨大腺瘤；最后的确诊依靠术后病理明确为垂体腺瘤，免疫组化 TSH 阳性；TSH 阴性并不能排除 TSH 细胞腺瘤，只要符合以上临床特征，术后甲状腺功能恢复正常，甲状腺功能亢进症症状缓解，仍可确诊。

本病应与以下疾病相鉴别。

1. 原发性甲状腺功能亢进症

原发性甲状腺功能亢进症的临床表现与继发性甲状腺功能亢进症类似，但甲状腺功能检查提示甲状腺激素（FT_4、FT_3）水平升高的同时，TSH 水平明显被抑制。但需要注意的是治疗期间甲状腺激素快速变化时，测定的 TSH 可能稍显迟滞，应注意鉴别。TRAb 抗体有助于 Graves 病诊断，但应注意 Graves 病与继发性甲状腺功能亢进症可能发生于同一患者，因此 TRAb 阳性不能排除继发性甲状腺功能亢进症。

2. 甲状腺激素抵抗综合征

THRS 患者与 TSH 细胞腺瘤患者在年龄、性别、TSH 及 FT_4 水平上没有显著的差异；血浆 α-GSU 浓度升高，或 α-GSU 亚单位/TSH > 1 支持 TSH 细胞腺瘤诊断；生长抑素类似物的治疗可以降低 TSH 细胞腺瘤患者的 FT_3、FT_4 水平，但在 THRS 患者中无效；影像学检查可发现垂体 TSH 细胞腺瘤，而 THRS 患者通常没有垂体占位；最后，在 THRS 患者中可检测到 TRβ 突变。

六、治疗

TSH 细胞腺瘤是需要去专科治疗的疾病。首选的治疗方法是手术切除肿瘤，术前可给予抗甲状腺药物及普萘洛尔控制甲状腺毒症，或使用生长抑素类似物（奥曲肽、兰瑞肽）使循环中甲状腺激素水平正常化及肿瘤缩小，避免出现甲状腺危象。首次手术入路的选择以充分做到视神经减压、尽量完全切除肿瘤为目的，多数情况下首选经蝶窦入路。对于不适合手术或拒绝手术的患者，以及术后肿瘤残留或甲状腺激素不能降至正常的患者，可选择垂体放射治疗或生长抑素类似物治疗。TSH 细胞腺瘤表达不同数量的生长抑素受体，在 GH 与 TSH 混合腺瘤中最常见，生长抑素类似物可使 95% 的患者甲状腺功能恢复正常，75% 的患者视力改善，50% 的患者肿瘤显著缩小，主要的不良反应是胆石症和碳水化合物不耐受。

七、监测及随访

术后临床症状的缓解和甲状腺功能的正常并不能说明肿瘤的完全清除，其症状缓解和功能正常有可能是短暂的，T_3 抑制试验是确认腺瘤完全切除的最敏感和最特异的试验，如果 T_3 给药完全抑制了基础的和 TRH 刺激的 TSH 分泌，则被视为治愈。一般来说，TSH 细胞腺瘤患者术后腺垂体功能将受到不同程度的影响，术后应在第 1 年对患者进行 2 ～ 3 次临床和生化评估，此后每年进行 1 次，对于评估认定为功能低下的垂体 - 靶腺轴，需进行合适的替代治疗，并动态评估调整，终身坚持用药。垂体 MRI 成像应每 2 年或 3 年进行 1 次；然而，无论何时 TSH 和甲状腺激素水平升高或出现临床症状，都应及时复查。在持续性大腺瘤的情况下，由于视力、视野可能受到威胁，需要密切随访。

第 2 节　中枢性甲状腺功能减退症

一、概念

中枢性甲状腺功能减退症（central hypothyroidism，CH）是甲状腺功能减退症的罕见原因，在人群中患病率较低，一般人群中 CH 的患病率为 1/（8 万～ 12 万）。其特征是由于 TSH 对原本正常的甲状腺刺激不足而导致甲状腺激素产生减少，甚至缺失。TSH 产生缺陷病因较多，包括先天和后天原因，成人中以后天因素导致垂体和下丘脑病变为主，如肿瘤、缺血、出血、炎症、外伤、头颈部放射治疗等。应注意垂体孤立性 TSH 缺乏极为罕见，往往合并其他腺垂体激素缺乏。因此，CH 诊断中应注意其他腺垂体激素缺乏的筛查，如有怀疑应及时转诊至专科医院治疗。在社区卫生实践中，应特别注意与更为常见的正常甲状腺病态综合征相鉴别。

二、病因及发病机制

各种病因导致的垂体功能性 TSH 细胞数量减少（即所谓的 TSH 储备不足）或 TSH 产生不足（如 TRH 不足）可能是大多数 CH 病例的发病机制，包括那些 TSH 水平在参考值范围内的病例。根据致病原因不同分为先天性与获得性两大类。

1. 先天性中枢性甲状腺功能减退症

先天性病因包括腺垂体不发育或发育不良，脑中线结构畸形（如视神经发育不全、胼胝体发育不良）。腺垂体激素缺乏、脑中线结构异常和（或）视神经发育不全，以上两种或三种并存的情况又称为透明隔 – 视神经发育不良。约 10% 的先天性腺垂体功能减退症是由于遗传缺陷所致，常染色体显性或隐性遗传的 *Pit-1* 基因突变可导致 GH、PRL 和 TSH 多种激素不足，家族性和散发性的 *PROP11* 突变会导致 GH、PRL、TSH 和促性腺激素的联合缺陷。在孤立性 TSH 缺乏症的病例中，可能涉及 TSH 特异性基因（如 TSHb 或 TRH 受体基因）突变。

2. 获得性中枢性甲状腺功能减退症

（1）鞍区占位性病变：包括垂体或下丘脑肿瘤、颅咽管瘤、淋巴瘤或转移性肿瘤，其中垂体腺瘤是导致 CH 最常见的原因，垂体腺瘤可通过压迫垂体 TSH 细胞、中断下丘脑 – 垂体门脉血流，或因急性出血或梗死导致垂体卒中而致甲状腺功能减退症。

（2）外伤或手术：颅脑创伤伴垂体柄损伤、垂体腺瘤或其他肿块的手术或放射治疗可引起 CH。

（3）影响垂体或下丘脑的浸润性疾病：如血色素沉着症、结核、梅毒、结节病、真菌感染、弓形虫病、组织细胞增多症、自身免疫性淋巴细胞性垂体炎等。

（4）据报道臀位分娩是大多数特发性病例的原因，可能是通过破坏下丘脑 – 垂体连接（部分或完全垂体柄中断）或影响下丘脑核团的 TRH 分泌（可能为创伤或缺氧）。这种情况下，TSH 分泌没有受到抑制，TSH 水平正常甚至升高，也叫三发性甲状腺功能减退症。

（5）席汉综合征：妊娠期女性垂体增生肥大，分娩时大出血导致腺垂体血流量急剧减少，腺垂体因此缺血坏死而出现垂体功能减退症；常先后累及垂体－性腺轴、垂体－甲状腺轴、垂体－肾上腺轴。

（6）免疫检查点抑制剂是目前最受瞩目的肿瘤免疫治疗药物之一，此类药物通过调控免疫应答杀伤肿瘤细胞的同时，也可能导致机体产生自身免疫损伤，可累及垂体、甲状腺等内分泌腺体，出现原发性或继发性甲状腺功能减退症。

三、临床表现

CH 患者的临床表现与原发性甲状腺功能减退症无本质差异，但发病通常更为隐匿，症状更轻，往往不典型。严重程度与发病年龄、病程长短、甲状腺激素缺乏的程度密切相关，常常易被并存的其他垂体－靶腺轴功能缺陷所掩盖。儿童主要表现为矮小和骨龄延迟，可有不同程度的智力发育障碍；青少年出现性发育延迟；成人主要影响代谢及脏器功能，常有少食、乏力、怕冷、腹胀、便秘、体重增加、低血压、心动过缓、心音低钝、面部水肿、面色苍白、皮肤粗糙干凉、眉发稀疏、腋毛阴毛脱落、性欲减退、月经过多、记忆及计算力减退、动作及语言迟缓、腱反射减弱或消失等，但很少出现黏液性水肿。

四、检查

1. 体格检查

对于儿童患者应注意生长发育及智力发育检查；青少年患者则应注意性腺发育情况；成年患者应该注意观察面色、面容、表情、毛发、皮肤、声音改变，测试反应、智力，测量血糖、血压、心率、体重，检查乳腺及外生殖器、皮下脂肪、肌肉力量，听诊注意心音及肠鸣音变化等。

2. 实验室检查

（1）甲状腺功能测定（FT_3、FT_4、rT_3、TSH）：FT_3、FT_4、rT_3 降低，

rT_3 的降低早于 FT_3、FT_4，而 TSH 可表现为降低、正常或轻微升高。

（2）其他垂体 – 靶腺轴的功能评估（GH、IGF-1、PRL、ACTH、PTC、LH、FSH、E_2、T）：全面评估垂体及其各靶腺的功能状况，发现并存的其他激素异常水平。

（3）TRH 兴奋试验：在 200 μg 的 TRH 静脉注射前后测定 TSH，原发性甲状腺功能减退症患者表现为基础水平升高及刺激后的过度反应；垂体病变患者表现为基础水平不高及刺激后无反应；下丘脑病变患者表现为基础水平不高及刺激后升高和延迟反应。

（4）血常规、血脂、肝肾功能、电解质：评估甲状腺功能减退症相关并发症。

3. 器械检查

（1）鞍区 MRI：以排除鞍区肿瘤、发育异常、空泡蝶鞍，但正常 MRI 表现并不能排除 CH。

（2）视野检查：有斜视、眼球震颤或 MRI 提示视神经发育不良的患儿应到眼科进行专科检查。

（3）发育评估：CH 患儿具有其他发育畸形的风险，应于儿科由生长发育专家评估其发育状况。

（4）骨龄检测及生殖器官发育检查。

五、诊断与鉴别诊断

CH 的诊断要点是寻找其他腺垂体激素缺乏或增多的证据，并与正常甲状腺病态综合征相鉴别。如考虑存在正常甲状腺病态综合征以外情况的患者，建议积极转诊。应特别注意中枢性甲状腺功能减退症患者的临床表现，通常比原发性甲状腺功能减退症症状轻，因其往往被其他腺垂体激素减退相关不适所掩盖。当全科医生遇到 FT_4 水平降低，而 TSH 水平正常或轻微降低的患者，切勿草率地认为是检验误差，需警惕 CH 的发生风险。对于儿童、青少年患者存在智力、生长发育异常的情况，成年患者若同时有颅脑外伤，放射治疗、免疫检查点抑制剂使用史，女性患者有产后大出血史等情况，建议转诊至内分泌专科门诊。

1. 诊断依据

（1）有甲状腺功能减退症的临床症状和体征，一般获得性 CH 的严重程度要低于先天性 CH，CH 与原发性甲状腺功能减退症症状及体征相同，但比原发性甲状腺功能减退症表现轻，一般没有甲状腺肿大。

（2）甲状腺功能检查提示 FT_4、TT_4 水平降低，而 TSH 表现为不适当的降低或正常，需要注意的是，一些下丘脑疾病导致的三发性甲状腺功能减退症，TSH 可能升高，但一般低于 15 mU/L。

（3）TRH 兴奋试验：具体见前一部分，目前临床很少应用。

（4）鞍区影像学检查可发现占位或空泡蝶鞍，但正常影像不能排除诊断。

2. 鉴别诊断

（1）低 T_3 综合征：也叫甲状腺功能正常的病态综合征（euthyroid sick syndrome，ESS），非甲状腺疾病引起，是在严重的慢性消耗性、全身性疾病（如营养不良，慢性肝病、肾病）情况下机体对疾病的适应性反应。主要表现为 TT_3、FT_3 降低，rT_3 升高，TSH 正常或轻度升高，严重者 T_4 水平也降低，一般不需要甲状腺激素替代治疗。

（2）原发性甲状腺功能减退症：病因在甲状腺本身，检测血液循环中甲状腺激素水平降低，TSH 升高，原发性甲状腺功能减退症的诊断即可明确，必要时需重复检测以排除干扰，相关的病因学检查可进一步支持诊断。

（3）垂体泌乳素瘤：原发性甲状腺功能减退症发生时，由于甲状腺激素分泌减少，对垂体 TSH 和下丘脑 TRH 的负反馈作用减弱，导致 TRH 分泌增加，刺激垂体增生，有时出现高泌乳素血症，甚至溢乳，垂体影像学检查或诊断性治疗有助于鉴别。

六、治疗

CH 治疗的目标是使血清 TT_4 维持在正常参考值范围的上 1/3，或 FT_4

维持在正常参考值范围的上1/2。与原发性甲状腺功能减退症不同，TSH不能作为CH的监测指标。治疗的主要方法是口服左甲状腺素钠片（L-T_4）替代。特殊情况下，可考虑L-T_3替代、T_3和T_4联合替代，但考虑到我国目前无法购买T_3制剂，因此干甲状腺素片可作为替代选项。由于垂体功能减退症很少单独累及垂体－甲状腺轴，因此L-T_4替代治疗前应排除中枢性肾上腺皮质功能不全，如果无法评估排除，建议使用糖皮质激素进行预防性治疗，以防出现肾上腺危象。L-T_4替代治疗应从低剂量开始（25～50 μg/d），然后每2～3周增加25 μg/d，直至达到完全替代剂量（成人每天1.6～1.8 μg/kg，儿童每天约2.0 μg/kg，老年人每天约1.0 μg/kg）。伴有缺血性心脏病的患者L-T_4起始剂量宜更小，调整剂量也宜更小，周期更长，防止诱发和加重心脏病。L-T_4应在每日清晨空腹（早餐前30～60分钟）或睡前顿服，不必分次口服，注意避免有些药物干扰吸收，服药间隔应大于4小时。

七、监测及随访

全科医生应当注意的是中枢性甲状腺功能减退症监测指标是FT$_4$水平，而非TSH，其目标值是FT$_4$在正常参考值范围的上1/2，而非在正常参考值范围内就可以。通常情况下，在L-T_4服用2～3周后，患者甲状腺功能减退症症状开始好转，血液循环中T_4水平逐渐回升，4～8周复查血液循环中TT$_4$及FT$_4$水平，如果仍未达标，则增加12.5～25 μg/d剂量，如果超量则减少12.5～25 μg/d，直至稳定达标，考虑到CH替代剂量达到稳态后再发生变化的概率不大，且过于频繁的甲状腺功能监测可能增加患者就诊负担，而对诊疗提升的意义有限，之后每6～12个月复查一次即可。CH的替代治疗一般需要终身维持，替代剂量需要根据复查结果动态调整。

参考文献

[1] 中华医学会内分泌学分会，中国医师协会内分泌代谢科医师分会，中华医学会

核医学分会，等.中国甲状腺功能亢进症和其他原因所致甲状腺毒症诊治指南.中华内分泌代谢杂志，2022，38（8）：700-748.

[2] 廖二元，袁凌青.内分泌代谢病学.4版.北京：人民卫生出版社，2019：188-458.

[3] 余叶蓉.内分泌与代谢疾病.北京：人民卫生出版社，2012：11-194.

[4] 幸兵，任祖渊，苏长保，等.促甲状腺激素分泌性垂体腺瘤的临床诊疗特点.中华外科杂志，2011，49（6）：546-550.

[5] BECK-PECCOZ P, GIAVOLI C, LANIA A. A 2019 update on TSH-secreting pituitary adenomas. J Endocrinol Invest, 2019, 42（12）: 1401-1406.

[6] AMLASHI F G, TRITOS N A. Thyrotropin-secreting pituitary adenomas: epidemiology, diagnosis, and management. Endocrine, 2016, 52（3）: 427-440.

[7] BECK-PECCOZ P, PERSANI L, LANIA A, et al. Thyrotropin-secreting pituitary adenomas.（2022-10-13）[2024-03-01]. https://pubmed. ncbi. nlm. nih. gov/25905212/.

[8] 拉里·詹姆逊，哈里森内分泌学.3版.胡仁明，李益明，译.北京：科学出版社，2022：15-55.

[9] 杨涛，赵家军.免疫检查点抑制剂引起的内分泌系统免疫相关不良反应专家共识（2020）.中华内分泌代谢杂志，2021，37（1）：1-16.

[10] 中华医学会，中华医学会杂志社，中华医学会全科医学分会，等.甲状腺功能减退症基层诊疗指南（2019年）.中华全科医师杂志，2019，18（11）：1022-1028.

[11] 中华医学会内分泌学分会.成人甲状腺功能减退症诊治指南.中华内分泌代谢杂志，2017，33（2）：167-180.

[12] LANIA A, PERSANI L, BECK-PECCOZ P. Central hypothyroidism. Pituitary, 2008, 11（2）: 181-186.

[13] ATMACA H, TANRIVERDI F, GOKCE C, et al. Do we still need the TRH stimulation test?Thyroid, 2007, 17（6）: 529-533.

[14] JONKLAAS J, BIANCO A C, BAUER A J, et al. Guidelines for the treatment of hypothyroidism: prepared by the american thyroid association task force on thyroid hormone replacement. Thyroid, 2014, 24（12）: 1670-1751.

第11章　正常甲状腺病态综合征

一、概念

正常甲状腺病态综合征（euthyroid sick syndrome，ESS）是指一些严重的急性和慢性疾病或状态导致甲状腺激素代谢紊乱的非甲状腺性疾病。

二、病因及发病机制

1. 病因

（1）疾病：合并疾病如慢性肾脏病、炎症性肠病、癌症、肝硬化、糖尿病酮症酸中毒、脓毒血症、心肌梗死、急性肝炎、肝脏肿瘤、急性间歇性卟啉病、肢端肥大症、肾病综合征、库欣综合征、急性精神病等。

（2）应激反应：如手术后、创伤、感染、低血压、低氧血症、低体温、意识障碍等。

（3）药物：皮质类固醇、肾上腺素能受体拮抗剂、胺碘酮、高剂量的普萘洛尔、雷洛昔芬、雌激素、他莫昔芬、美沙酮、氟尿嘧啶、多巴胺、多巴酚丁胺、糖皮质激素、呋塞米、非甾体类抗炎药、肝素、抗癫痫药、二甲双胍、苯妥英、卡马西平、利福平、苯巴比妥等。

（4）营养不良：禁食、长期营养不良、厌食症。

2. 发病机制

尚未完全阐明，目前主要观点如下。

（1）下丘脑 - 垂体 - 甲状腺轴（HPT 轴）异常：疾病状态导致 HPT 轴变化，抑制 TSH 释放，使 T_4 生成减少，并干扰 T_4 与 TBG 结合，抑制 T_4 向 T_3 的转化，使 T_4 转化为无活性的 rT_3。

（2）5' 脱碘酶的活性改变：脱碘酶主要分为 3 型：Ⅰ型、Ⅱ型（5' 脱碘酶）、Ⅲ型（5 脱碘酶），前两型把 T_4 转化为 T_3，Ⅲ型把 T_4 转化为 rT_3。

80% 的循环 T_3 都是在甲状腺外组织中由 T_4 经 5' 脱碘（外环脱碘）生成，由肌肉、肝脏和肾脏等器官中的 5' 脱碘酶（I 型和 II 型）催化产生。热量摄取下降及非甲状腺疾病都会减弱 5' 脱碘酶脱碘作用，导致 T_4 向 T_3 的转化减少。

（3）甲状腺激素结合蛋白浓度变化：大多数甲状腺激素主要与 TBG、血清前白蛋白和白蛋白结合进行储备（结合状态），只有少量甲状腺激素处于游离状态。血清 TT_4 或 TT_3 检测包括结合和游离（非结合）状态量的总和。由于急性或长期疾病，机体处于高分解代谢状态，且通常伴有营养不良，结合蛋白的亲和力及水平可发生改变，往往以血清 TBG 水平降低为主要表现，T_3、T_4 与结合蛋白的结合也随之下降。因此，尽管甲状腺功能正常，FT_4、FT_3 的浓度并未改变，但结合蛋白浓度的变化会严重影响血清 TT_4 和 TT_3 的浓度。

（4）细胞因子：白细胞介素 6、肿瘤坏死因子 α 和干扰素可能引起 ESS。白细胞介素 6 在 ESS 中发挥重要作用，水平增加可能抑制 I 型和 II 型脱碘酶的功能，同时诱导 III 型脱碘酶的表达，从而导致 ESS 的发生。

三、临床表现

根据检查结果分为低 T_3 综合征（最常见）、低 T_3 和低 T_4 综合征、高 T_4 综合征（罕见），主要为原发病的临床表现和甲状腺功能检查的指标异常，通常没有与甲状腺直接相关的症状或体征。如果存在其他原发疾病，症状和体征主要与原发疾病相关。

四、检查

甲状腺功能实验室检查结果表现多样。许多病情较重的患者甲状腺功能与中枢性甲状腺功能减退症患者相似，即血清总 T_4 低或正常偏低、T_3 低及 TSH 低、正常偏低或正常。非甲状腺疾病患者可能仅出现以下其中一个状态，也可能出现连续变化过程。

1. TSH

TSH 正常范围较为常见。接受糖皮质激素（＞ 20 mg/d 的泼尼松或等效剂量的其他药物）、多巴胺或多巴酚丁胺等治疗的患者及危重症患者 TSH 可能较低，应采用检测限为 0.01 mU/L 的血清 TSH 检测法。

2. TSH 低于正常水平

TSH 轻微异常（一般认为 0.05 ～ 0.3 mU/L）且游离 T_4 正常或偏低，但无其他提示甲状腺疾病的依据，推荐在其现患疾病康复后重新评估甲状腺功能指标，如 TSH 和 FT_4。几乎所有血清 TSH 浓度在随访评估时都逐渐恢复至正常甲状腺功能。

3. 高 TSH

在非甲状腺疾病的康复期间会出现血清 TSH 浓度一过性升高（可高于 20 mU/L），后随着非甲状腺疾病恢复而逐渐下降。TSH 介于正常上限与＜ 10 mU/L 之间时，2 周复测 TSH；TSH 为 10 ～ 20 mU/L 时，可根据 FT_4 水平、临床是否怀疑甲状腺功能减退症和非甲状腺疾病的严重程度，决定是否行激素替代治疗。血清 TSH 浓度超过 20 mU/L 的患者可能存在永久性甲状腺功能减退症。

4. TSH 恢复正常

康复期间 TSH 可恢复正常，可能伴 FT_4 低，此时患者大多具有正常的甲状腺功能。康复后可再次评估甲状腺功能指标，如 TSH 和 FT_4 是否恢复至正常范围。

5. FT_4

FT_4 可能正常、升高或降低。在危重症患者中，TT_4 比 FT_4 更有参考价值。

五、诊断及鉴别诊断

1. 诊断

ESS 的诊断主要依据原发疾病的表现、严重程度、实验室检查及甲状腺激素变化的追踪观察来确定。诊断要点包括：①存在临床上各种引起 ESS 的基础疾病；②无明显甲状腺疾病的依据；③有甲状腺激素和促甲状腺激素的特定变化。建议首先检测 TSH、FT_4、TT_3 和 TT_4。

严重病例可以出现 TT_4 和 TT_3 减低，TSH 仍然正常，称为低 T_3/T_4 综合征。

（1）低 T_3 综合征：在危重患者中最常见，特点是血清 T_3 水平降低，rT_3 升高，呈现"分离现象"，而 T_4、TSH 基本正常。动态监测表明 ESS 时血清 T_3 水平可随原发病的恶化而更加降低，随其缓解而恢复。但肾衰竭患者和部分营养状况较差的艾滋病患者可能出现 rT_3 下降。

（2）低 T_4 综合征：部分患者血清中 TT_4 下降。此种情况见于至少有 1 种甲状腺激素结合蛋白血清浓度降低：甲状腺素结合球蛋白、甲状腺素运载蛋白和白蛋白。低 T_4 综合征可能预示重症患者预后差。

（3）高 T_4 综合征：由于 I 型脱碘酶的急性抑制或 TBG 水平的增加，血清 T_4 水平可能在急性疾病早期升高。T_3 树脂摄取试验明确检测出血清 TBG 异常，主要见于慢性肝炎、原发性胆汁性肝硬化等患者。罕见原因有家族性白蛋白异常性高甲状腺素血症，最常见于西班牙裔。

2. 鉴别诊断

在原发性甲状腺功能亢进症、原发性甲状腺功能减退症与中枢性甲状腺功能减退症中，TSH 可以见到比较明显的下降或升高。若甲状腺功能结果显示 TSH 明显下降（< 0.01 mU/L），需考虑是否存在与机体营养状况无关的中枢性甲状腺功能减退症；若甲状腺功能结果显示 TSH 明显升高（> 20 mU/L），需考虑是否存在原发性甲状腺功能减退症。血清 TSH 浓度无法检出（< 0.01 mU/L）的患者，需要警惕甲状腺毒症的可能。

（1）低 T_3 综合征、低 T_4 综合征主要与原发性甲状腺功能减退症和中枢性甲状腺功能减退症相鉴别。原发性甲状腺功能减退症的 TT_3、FT_3、rT_3 均降低，TSH 升高，可有甲状腺相关抗体异常；中枢性甲状腺功能减退症的 TT_3、FT_3、rT_3 均降低，TSH 可正常、降低或轻度升高。由于中枢性甲状腺功能减退症为垂体病变引起，所以除了 TSH 改变之外，还可能有血皮质醇及促性腺激素分泌减少，泌乳素分泌增多，MRI 检查可有垂体肿瘤、坏死、空泡蝶鞍综合征等异常表现；而 ESS 患者血皮质醇水平正常或升高，促性腺激素和泌乳素正常，更重要的是患者 rT_3 可显著升高。此外，原发性甲状腺功能减退症和中枢性甲状腺功能减退症常伴随明显的甲状腺功能减退症状，如疲劳、体重增加、便秘、皮肤干燥等。而 ESS 的症状通常是原发病症状。这些均有助于两者的鉴别。

（2）高 T_4 综合征主要与甲状腺功能亢进症相鉴别。对于疑似甲状腺功能亢进症的患者，如合并高代谢状态，若 TSH < 0.05 mU/L 且 FT_4 升高或正常偏高，可测定 TT_3 和 TT_4 来帮助区分甲状腺功能亢进症和非甲状腺疾病。甲状腺功能亢进症患者的血清 T_3 应该较高或正常偏高，可能合并甲状腺抗体异常（如 TRAb），而非甲状腺疾病患者的血清 T_3 较低或正常。多数甲状腺功能亢进症患者虽然血清 T_3 和 T_4 均增高，但血清 T_3 浓度的增高较血清 T_4 明显。症状方面，甲状腺功能亢进症常伴随典型的高代谢症状，如心悸、多汗、体重减轻、失眠等。而 ESS 中高 T_4 综合征的症状通常是由原发疾病引起。

不推荐使用血清 rT_3 区分非甲状腺疾病（rT_3 高）和中枢性甲状腺功能减退症（rT_3 低）。虽然理论上中枢性甲状腺功能减退症患者用于转化为 rT_3 的底物（T_4）生成减少，故血清 rT_3 值较低，但轻度甲状腺功能减退症患者的血清 rT_3 浓度可能正常，甚至略高。

特殊情况：对于疑似甲状腺功能亢进症的危重患者，即 TSH 通常 < 0.01 mU/L，但有可能高达 0.05 mU/L，且血清 T_4 和（或）T_3 正常或正常偏高，推荐转诊至综合医院诊治。

ESS 与甲状腺功能亢进症、原发性甲状腺功能减退症及中枢性甲状腺功能减退症的主要鉴别要点详见表 11.1。

表 11.1 主要鉴别要点

鉴别要点	TT$_4$	TT$_3$	FT$_4$	FT$_3$	rT$_3$	TSH	性腺轴异常	甲状腺相关异常		
								病史	体征	甲状腺抗体
ESS	N/↓	↓↓	N/↓/↑	↓	↑↑	N/↓，少↑	多无	无	无	多无
甲状腺功能亢进症	↑↑	↑↑	↑	↑	↑↑	↓↓	多无	有	有	多有
原发性甲状腺功能减退症	↓↓	↓	↓	↓	↓	↑~↑↑	多无	有	有	多有
中枢性甲状腺功能减退症	↓↓	↓	↓	↓	↓	N/↓，少↑	多有	有	有	多无

注：N：正常范围；↑：升高或增加；↓：降低或减少；↓↓：显著降低或明显减少；↑↑：显著升高或明显增加。

六、治疗

治疗原则是治疗原发病。对于 FT$_4$ 和 TT$_3$ 较低，且没有基础原发性甲状腺疾病的患者，不推荐使用甲状腺激素治疗。TSH ≥ 10 mU/L，FT$_4$ 低，这类患者很可能存在甲状腺功能减退症，可考虑启用甲状腺激素治疗，推荐转诊至上级医院。

七、预后

此类患者康复后基本上都不存在甲状腺功能减退症。ESS 预后取决于原发病，而 T$_3$、T$_4$ 的下降程度与疾病的严重程度成比例。低 T$_3$ 一般是预后不良的信号；低 T$_4$ 多发生于相对危重的患者，发展较快，T$_4$ 降低程度反映了病情的轻重，是判断预后的重要指标之一。

八、预防

首先，重要的是及时就诊和合理用药，避免疾病的长期持续；其次，应鼓励居民保持良好的生活习惯，包括充足的休息和睡眠、均衡的饮食、适度的体育锻炼及减少精神压力，避免长期的疲劳、营养不良。

参考文献

[1] WARNER M H，BECKETT G J. Mechanisms behind the non-thyroidal illness syndrome：an update. J Endocrinol，2010，205（1）：1-13.

[2] 秦源，杨莹. 正常甲状腺功能病态综合征的研究进展. 昆明医科大学学报，2019，40（9）：125-129.

[3] FLIERS E，BIANCO A C，LANGOUCHE L，et al. Thyroid function in critically ill patients. Lancet Diabetes Endocrinol，2015，3（10）：816-825.

[4] 刘晶，冉颖卓. 糖尿病酮症酸中毒合并正常甲状腺功能性病态综合征研究进展. 内科急危重症杂志，2022，28（3）：245-247.

[5] 胡圆圆. 低 T3 综合征研究进展. 临床与病理杂志，2015，35（12）：2160-2164.

[6] 刘涛，彭亮，侯彦强. 非甲状腺疾病综合征的研究进展. 中华临床医师杂志（电子版），2013（8）：3546-3548.

[7] HAN G，REN J，LIU S，et al. Nonthyroidal illness syndrome in enterocutaneous fistulas. Am J Surg，2013，206（3）：386-392.

[8] KAPTEIN E M，WEINER J M，ROBINSON W J，et al. Relationship of altered thyroid hormone indices to survival in nonthyroidal illnesses. Clin Endocrinol（Oxf），1982，16（6）：565-574.

[9] 郑仁东，刘超. 非甲状腺疾病综合征发病机制的再认识. 江苏医药，2016，42（10）：1165-1167.

[10] SLAG M F，MORLEY J E，ELSON M K，et al，Hypothyroxinemia in critically ill patients as a predictor of high mortality. JAMA，1981，245（1）：43-45.

[11] SUGIYAMA D，KUSUHARA H，TANIGUCHI H，et al. Functional characterization of rat brain-specific organic anion transporter（Oatp14）at the blood-brain barrier：high affinity transporter for thyroxine. J Biol Chem，2003，278（44）：43489-43495.

[12] ROZING M P，WESTENDORP R G，MAIER A B，et al. Serum triiodothyronine levels and inflammatory cytokine production capacity. Age（Dordr），2012，34（1）：195-201.

[13] WAJNER S M，GOEMANN I M，BUENO A L，et al. IL-6 promotes nonthyroidal illness syndrome by blocking thyroxine activation while promoting thyroid hormone inactivation in human cells. J Clin Invest，2011，121（5）：1834-1845.

[14] SPENCER C A, LOPRESTI J S, PATEL A, et al. Applications of a new chemiluminometric thyrotropin assay to subnormal measurement. J Clin Endocrinol Metab, 1990, 70（2）：453-460.

[15] KAPLAN M M, LARSEN P R, CRANTZ F R, et al. Prevalence of abnormal thyroid function test results in patients with acute medical illnesses. Am J Med, 1982, 72（1）：9-16.

[16] PEETERS R P, WOUTERS P J, KAPTEIN E, et al. Reduced activation and increased inactivation of thyroid hormone in tissues of critically ill patients. J Clin Endocrinol Metab, 2003, 88（7）：3202-3211.

[17] STOCKIGT J. Assessment of thyroid function：towards an integrated laboratory-clinical approach. Clin Biochem Rev, 2003, 24（4）：109-122.

[18] 中华医学会, 中华医学会杂志社, 中华医学会全科医学分会, 等. 甲状腺功能亢进症基层诊疗指南（2019年）. 中华全科医师杂志, 2019, 18（12）：1118-1128.

[19] 中华医学会, 中华医学会杂志社, 中华医学会全科医学分会, 等. 甲状腺功能减退症基层诊疗指南（2019年）. 中华全科医师杂志, 2019, 18（11）：1022-1028.

[20] 单忠艳. 关注甲状腺功能减退症, 关注基层. 中华全科医师杂志, 2019, 18（11）：1015-1017.

[21] KAPTEIN E M, BEALE E, CHAN L S. Thyroid hormone therapy for obesity and nonthyroidal illnesses：a systematic review. J Clin Endocrinol Metab, 2009, 94（10）：3663-3675.

[22] KAPTEIN E M, SANCHEZ A, BEALE E, et al. Clinical review：thyroid hormone therapy for postoperative nonthyroidal illnesses：a systematic review and synthesis. J Clin Endocrinol Metab, 2010, 95（10）：4526-4534.

[23] BRENT G A, HERSHMAN J M. Thyroxine therapy in patients with severe nonthyroidal illnesses and low serum thyroxine concentration. J Clin Endocrinol Metab, 1986, 63（1）：1-8.

[24] BECKER R A, VAUGHAN G M, ZIEGLER M G, et al. Hypermetabolic low triiodothyronine syndrome of burn injury. Crit Care Med, 1982, 10（12）：870-875.

第五篇
甲状腺占位性疾病

第12章 甲状腺彩超的解读及甲状腺结节的鉴别诊断

一、概述

甲状腺是人体的一种重要内分泌腺，呈蝴蝶形，位于喉至气管（第 3～4 气管软骨环，上缘平 C_5，下缘达 C_7）的前方和侧方，峡部位于第 2～4 气管软骨环前方，与左右叶连接，左右叶内侧为气管，外侧为颈总动脉和颈内静脉。

由于甲状腺的位置表浅，高分辨率实时灰阶超声和彩色多普勒超声可非常清晰地显示正常的甲状腺解剖结构和大体病理状态。在各种影像学检查中，超声检查对甲状腺病变的检出和诊断具有明显的优势。大部分甲状腺结节都是良性的，结节恶变可能性小。甲状腺超声可以帮助医生对这些结节进行初步筛查，发现那些可能有恶性风险的结节，在超声引导下还可以进行甲状腺细针或粗针穿刺活检，以便尽早行进一步的诊断并进行相应的治疗。

二、检查方法及原理

1. 检查方法

（1）仪器设备：目前的高频探头（7.5～15.0 MHz）可提供高达 5 cm 的超声穿透深度和分辨率为 0.5～1.0 mm 的高清晰图像。临床上尚无其他的成像方法可提供这种程度的空间分辨率。矩形或梯形扫描格式的线阵换能器优于扇形换能器，因为其具有更宽的近视场及结合高频灰阶和彩色多普勒图像的能力。甲状腺是人体血管最丰富的器官之一，因此，彩色多普勒超声检查在一些甲状腺疾病中可提供有用的诊断信息。

（2）仪器调节：①灰阶超声：调节灰阶超声成像频率、增益和时间增益补偿（time gain compensation，TGC）曲线、焦点和成像深度等使其达到最佳成像效果。②彩色多普勒超声：调节彩色多普勒超声的取样框大小、速度标尺、彩色增益和壁滤波至最佳水平，以不出现噪声的前提下显示最多的彩色血流信号为佳。③脉冲多普勒超声：调节取样容积、声束－血流夹角、脉冲重复频率、基线、脉冲多普勒增益、壁滤波和频谱速度，以获得最佳的多普勒频谱显示效果。

（3）检查体位：行超声检查时，为了便于全面检查甲状腺及颈部淋巴结，需尽量暴露颈部，不要穿高领衣物，不要佩戴项链等饰品，保持颈部皮肤清洁，无开放性伤口。患者通常取仰卧位并保持颈部后仰，尤其是对于颈部短粗的患者，可在肩部下方放置垫子，以便更好地暴露颈部。

（4）扫查方法：①在检查过程中，嘱患者配合保持静止不动、平静呼吸，在医生的指示下变动体位，否则会出现图像模糊、采图不清晰，尤其是病变较小、不易定位的情况。甲状腺在吞咽时会伴随气管上下移动，应尽量避免做吞咽动作。②扫查范围必须包括峡部在内的整个腺体。需在横、纵切面上全面扫查甲状腺。横切扫查时，将探头置于颈前正中、甲状软骨下方，从上向下滑行扫查，直至甲状腺下极消失为止，分别对甲状腺左右侧叶和峡部进行横切扫查。纵切扫查时沿甲状腺左、右两侧叶的长径扫查，可由外向内或由内向外做一系列的滑行纵切扫查。患者吞咽可暂时抬高甲状腺，改善下极的成像。检查一侧甲状腺时，如有需要，患者头部应后仰的同时向对侧偏转。③有时为显示肿大甲状腺的全貌，可使用梯形成像、宽景成像技术，也可使用凸阵探头，后者具有更佳的穿透力。胸骨后方的甲状腺常因胸骨的遮挡使得显示受限，必要时可使用凸阵探头进行扫查。④扫查范围还需包括侧方的颈动脉和颈静脉区域，以识别肿大的颈静脉链淋巴结，上可显示颌下腺淋巴结，下可发现病理性锁骨上淋巴结。⑤在灰阶检查的基础上，可进行彩色/能量多普勒检查，探测甲状腺实质、甲状腺结节及病变淋巴结的血流状况。必要时可使用脉冲多普勒进行半定量测量。

2. 超声检查原理

（1）超声波是指频率超过人类能听到的范围（20 Hz～20 kHz）的声

波。在医学超声中，常用的频率范围为 2 ~ 20 MHz。超声波具有短波长、高频率和高能量的特点，能够在人体组织中产生反射和散射。超声波成像利用声波的回声，可以计算出对应的亮度值来获取图像信息。

（2）超声检查甲状腺的原理是基于超声波成像技术。当超声波通过甲状腺组织时，部分声波会被组织反射回来，这些反射的声波被接收器捕获和处理，最终形成甲状腺的图像，医生可以观察和评估器官、组织或血流等内部结构，从而进行诊断和治疗疾病。

三、适应证

（1）有甲状腺病变相关的症状或体征者：如颈前区甲状腺区域出现肿大、颈部压迫感、疼痛不适等；甲状腺功能异常；查体发现甲状腺形态大小异常；触及甲状腺结节或颈部淋巴结肿大等。

（2）辅助检查发现甲状腺异常：如 CT 发现甲状腺内异常密度灶；MRI 发现甲状腺内异常信号区；实验室检查发现 T_3、T_4 异常增高或减低，甲状腺相关抗体异常等。

（3）甲状腺外科术前、术中及术后评估。

（4）甲状腺病变的随访：如甲状腺弥漫性病变药物或放射治疗的疗效判断；对于细针抽吸结果为良性的结节可行超声随访，主要评估包括结节大小在内的形态学改变；甲状腺恶性肿瘤术后的定期随访。

（5）超声引导下介入诊断和治疗。

（6）高危人群筛查：如童年时期头颈部射线照射史；全身放射治疗史；一级亲属甲状腺癌家族史；具有甲状腺癌相关的遗传综合征家族史或个人史等。

四、结果及临床意义

1. 正常甲状腺超声结果解读

（1）形态：颈前正中横切面探查时甲状腺呈蝶形，颈侧区纵切面探查，甲状腺呈上窄下宽的锥形。

（2）包膜：甲状腺周围是由甲状腺固有膜和甲状腺假被膜形成的薄层

高间声带，光滑、整齐、边界清晰。

（3）腺体回声：正常甲状腺实质的回声水平和正常颌下腺的回声水平相似，高于颈部带状肌回声水平。根据不同的超声仪器、不同的成像频率，甲状腺实质回声分布略有差异，高分辨力超声显示的甲状腺实质回声密集均匀，而仪器分辨率不佳时，甲状腺实质的回声可表现得较为粗大，均匀性下降。

（4）血供：彩色多普勒超声显像时，高灵敏度超声仪器对于甲状腺内部血流信号可能显示为短棒状或条状，低灵敏度超声仪器可能只显示稀疏分布的点状血流信号；动脉血流表现为具有搏动感的明亮彩色血流信号，而静脉彩色血流信号较为暗淡，无搏动性。

（5）频谱多普勒：脉冲多普勒可检测甲状腺内动脉或静脉血流频谱和相关血流动力学参数。甲状腺上、下动脉血流频谱为陡直的单向单峰图像，上升较快，下降较慢。

正常甲状腺声像见图 12.1。

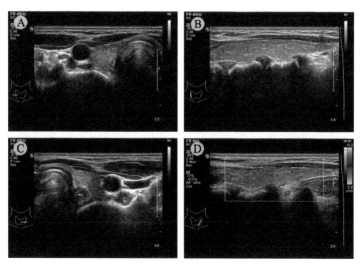

A. 右侧叶横断面；B. 右侧叶纵断面；C. 左侧叶横断面；D. 左侧叶纵断面。

图 12.1　正常甲状腺声像

甲状腺弥漫性病变的代表性疾病是毒性弥漫性甲状腺肿、慢性甲状腺炎（桥本甲状腺炎）、亚急性甲状腺炎、单纯性弥漫性甲状腺肿、急性化脓性甲状腺炎、无痛性甲状腺炎等。

2. 毒性弥漫性甲状腺肿 /Graves 病超声结果解读

（1）超声特征：①甲状腺呈不同程度的弥漫性、对称性肿大；②甲状腺边缘相对规则，少数包膜欠光整或呈分叶状；③甲状腺内部呈弥漫性回声减低或局限性不规则斑片状减低；④甲状腺上、下动脉内径增宽；⑤少部分可伴发结节性病变；⑥腺体内血流信号极为丰富，表现为"火海征"；⑦甲状腺上、下动脉流速加快，血流量明显增加，大部分表现为高速低阻血流。

Graves 病声像见图 12.2。

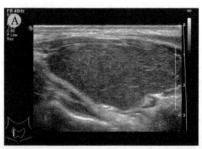

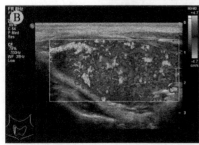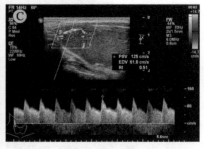

A. 右侧叶纵断面：甲状腺内部呈弥漫性回声减低或局限性不规则片状减低；B. 右侧叶纵断面：腺体内血流信号极为丰富，表现为"火海征"；C. 右侧叶上动脉：甲状腺上动脉流速加快，血流量明显增加，大部分表现为高速低阻血流。

图 12.2　Graves 病声像

（2）临床意义：超声可以评估甲状腺的大小、形态、内部回声、血供程度、甲状腺上下动脉内径及血流等特征，为诊断毒性弥漫性甲状腺肿提供依据，并可通过对治疗前后的甲状腺超声特征进行对比，评估治疗疗效。因此，超声是毒性弥漫性甲状腺肿诊断、治疗监测及疗效评估非常重要的方法。

3. 慢性淋巴细胞性甲状腺炎／桥本甲状腺炎超声结果解读

（1）超声特征：按照声像图表现不同，桥本甲状腺炎分为弥漫型、局限型和结节形成型（图12.3至图12.5）。

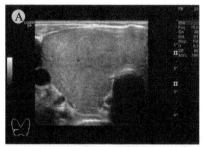

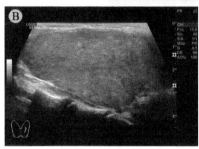
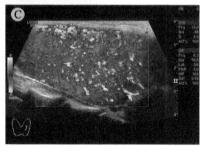

A、B.右侧叶横断面：腺体弥漫性肿大，呈低回声，峡部可增厚，内呈不规则网格样改变；实质血流信号正常或增多；C.左侧叶纵断面。

图12.3 弥漫型声像

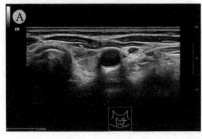 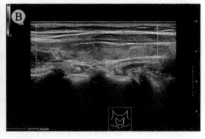

A. 左侧叶横断面；B. 左侧叶纵断面：一侧或双侧叶内见形态不规则、边界不清的片状低回声区，区域以外的腺体回声尚均，即"地图样"改变；病灶部位血流信号明显较周围正常甲状腺组织增多。

图 12.4　局限型声像

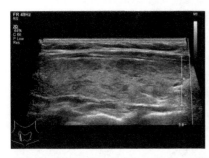 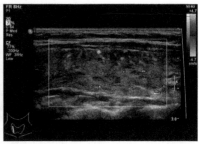

甲状腺右侧叶腺体回声减弱、不均匀，呈结节感，一般为多灶等回声结节；结节外腺体呈弥漫型或局限型改变。

图 12.5　结节形成型声像

（2）临床意义：目前桥本甲状腺炎发病率不断增加，多数患者起病隐匿。超声诊断桥本甲状腺炎的特异性为 90%，被作为主要筛查及随访检查手段。超声诊断与检验指标相结合对于该病的确诊意义重大。

4. 亚急性甲状腺炎超声结果解读

（1）超声特征

1）发病早期：①可出现单发或多发、散在的异常回声区，部分可相互融合；②部分患者的甲状腺会出现疑似囊肿的低回声或无回声区；③病灶的浅面被膜模糊，边界不清，但病灶和颈前肌尚无明显粘连；④彩色多普勒显像可探及病灶周边增多的血流信号，而病灶区域内常呈低血供或无血供。

2）进展期：①部分低回声区可互相融合成片状，范围扩大；②病情严重时常可累及颈前肌；③患者常见Ⅵ区及颈侧区淋巴结肿大，呈反应性增生表现；④彩色多普勒显像同发病早期。

3）恢复期：①病变区减小甚至消失，部分患者仍可探测到局灶性片状低回声区；②彩色多普勒显像示甲状腺内血流增加。

亚急性甲状腺炎声像见图 12.6。

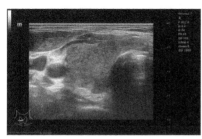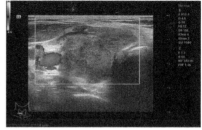

甲状腺右侧叶内可见数个片状低回声区。

图 12.6　亚急性甲状腺炎声像

（2）临床意义：超声可对亚急性甲状腺炎做出较为准确的诊断，结合病史和临床表现基本可以确诊，从而可以避免不必要的穿刺及外科手术；对于临床症状不典型的患者，超声引导下穿刺活检可做出准确诊断。由于亚急性甲状腺炎具有游走性的病理特征，超声随访复查更可以方便、快捷地做出准确诊断。

5. 单纯性弥漫性甲状腺肿超声结果解读

（1）超声特征：①甲状腺对称性、均匀弥漫性肿大；②疾病早期甲状腺内部回声可正常或略增粗，但分布较均匀；③可见囊性病灶，内部可见点状强回声伴"彗星尾征"；④彩色多普勒下甲状腺实质血流一般无明显异常。

单纯性弥漫性甲状腺肿声像见图 12.7。

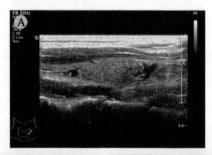

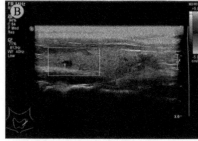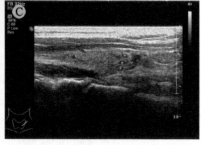

A、B.右侧叶横断面；C.甲状腺左侧叶纵断面：甲状腺双侧叶腺体内可见数个无回声结节，
部分结节内可见点状强回声伴"彗星尾征"，结节内无血流信号。

图 12.7　单纯性弥漫性甲状腺肿声像

（2）临床意义：单纯性弥漫性甲状腺肿患者一般无明显症状，多因体检或病情发展自觉颈部增粗时发现。甲状腺肿大明显时，可出现压迫症状，需要外科手术治疗。超声是单纯性弥漫性甲状腺肿诊断与评估治疗方法的主要影像学方法，并可以作为长期随访的重要工具。

6. 急性化脓性甲状腺炎超声结果解读

（1）超声特征

1）炎症进展期：①甲状腺往往单侧肿大，少数双侧对称性肿大；②局部回声改变，开始局部回声稍增高，脓肿形成时甲状腺局部出现低回声、无回声或混合性回声，形态不规则，边界模糊，其内可见气体强回声或漂浮样点状回声；③彩色多普勒显示早期病变区域血供增多，脓肿形成后液性区域无血流信号；④脓肿一般靠近甲状腺后缘，甲状腺后缘显示不清，可见病灶向颈深部延伸（为梨状隐窝瘘管），常常伴有颈部淋巴结反应性肿大。

2）炎症恢复期：①甲状腺体积回缩；②病灶部位回声增粗、分布不均，体积缩小，仅见残留不规则斑片状低回声区，最后病灶可完全消失；③彩色多普勒显示病变区域仅见点状血流信号或完全正常血流信号。

（2）临床意义：根据超声特征，并结合临床表现，可对急性化脓性甲状腺炎做出准确诊断，并可动态监测脓肿变化，适时进行超声引导下穿刺、引流。对于有梨状隐窝瘘形成的患者，超声能够辨认与甲状腺相连的瘘管，指导炎症消退后积极手术治疗，避免疾病复发。绝大多数患者经合理有效的抗生素治疗后，预后良好，不留后遗症。

7. 甲状腺结节病变超声结果解读

甲状腺病变的影像学诊断中，超声是最具有意义的检查方法，它主要应用于甲状腺弥漫性病变和结节性病变的鉴别，特别是结节性病变的良恶性鉴别。

超声检查可详细显示甲状腺结节的位置，有助于明确甲状腺结节的大小、数量、位置、囊实性、形状、边界、钙化、血供及与周围组织的关系，同时评估颈部有无异常淋巴结及其部位、大小、形态、血流和结构特点等。

（1）甲状腺结节恶性征象中的高特异性（图12.8）：微小钙化、边缘不规则、纵横比＞1；其他恶性征象包括实性低回声结节、晕圈缺如、甲状腺外侵犯、伴有颈部淋巴结异常超声征象等。

（2）颈部淋巴结异常征象（图12.9）：淋巴结内部出现微钙化或粗大钙化、囊性变、皮质部高回声、周围型和混合型血流，此外还包括淋巴结呈圆形、边界不规则或模糊、内部回声不均、淋巴门消失或皮髓质分界不清等。

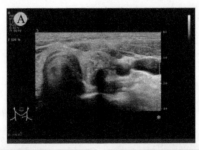

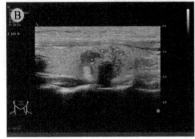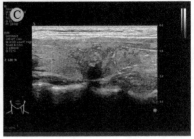

A、B. 甲状腺右侧叶横断面；C. 甲状腺右侧叶腺纵断面：甲状腺右侧叶腺体内可见弱回声结节，边界不清楚，形态不规则，内可见数个点状强回声（微小钙化灶）。

图 12.8　甲状腺结节恶性征象声像

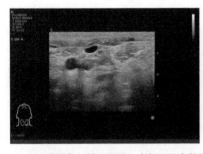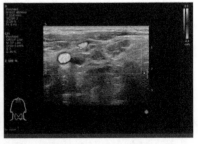

左侧颈部淋巴结呈圆形、内部可见点状强回声、皮髓质分界不清、淋巴门消失。

图 12.9　颈部淋巴结异常征象声像

（3）中国超声甲状腺结节超声危险分层体系解读：从可重复性、仪器依赖性、操作者依赖性及预测恶性方面等的价值考虑，中华医学会超声医学分会浅表器官和血管学组专家委员会仅将灰阶超声成像技术纳入甲状腺结节超声危险分层体系，因此这里只介绍甲状腺灰阶超声的成像术语。

①位置：位置为结节在甲状腺的空间分布。中国甲状腺影像报告和数据系统（China thyroid imaging reporting and data system，C-TIRADS）指南将甲状腺每侧叶分为上、中、下3个区域，加上峡部，整个甲状腺共分为7个区域。目前结节位置与恶性风险之间的关系尚不确定，不同的研究分别显示峡部结节、上极结节和中部结节是恶性危险因素。

②方位：方位等同于形态，分为垂直位和水平位，前者一般为恶性的特征，水平位则代表结节为良性的可能性更大。方位同结节纵横比（结节前后径和横径的比值）意思相同，纵横比≥1多见于恶性结节。

③边缘：边缘为结节的边界或界限，分为光整、不规则、模糊和甲状腺外侵犯。边缘光整是良性特征，不规则和（或）甲状腺外侵犯是恶性表现。

④声晕：声晕为结节周围环绕的低回声或无回声区，分为有声晕和无声晕。目前研究者对声晕的诊断意义存在不同的看法。

⑤结构：结构指结节内实性成分和囊性成分的构成状况，分为实性、实性为主、囊性为主、囊性和海绵状。实性属于可疑恶性超声特征，出现囊性改变的结节其恶性程度可能低于实性结节，囊性或海绵状结节一般为良性。

⑥回声：回声为结节的实性成分，相当于甲状腺实质及颈部带状肌的回声水平，分为高回声、等回声、低回声、极低回声和无回声。低回声或极低回声属于可疑恶性超声特征。

⑦回声质地：回声质地为描述结节实性区域回声的一致性和多样性，分为均匀和不均匀。回声质地对结节良恶性的诊断价值有限。

⑧局灶性强回声：同一结节可出现以下局灶性强回声中的一种或几种，包括微钙化、彗星尾伪像、意义不明确的点状强回声、粗钙化、周边钙化和无局灶性强回声。结节出现各种类型钙化都有一定的恶性概率，如彗星尾伪像出现在囊性结节内时，高度提示结节为良性，而其出现在实性结构内时则不能排除恶性可能。

⑨后方回声特征：后方回声特征指结节后方回声的改变，其反映了结节回声衰减特征。后方回声特征分为增强、衰减、无改变、混合性改变。与良性结节相比，恶性结节后方出现声衰减的占比更高。

⑩大小：测量结节大小时，应分别测量结节的前后径、左右径和上下径。结节的大小不能预测或排除恶性病变，但结节大小是决定是否需行穿刺活检的重要依据，也是随访过程中重要的评估指标。

（4）中国超声甲状腺影像报告和数据系统指南解读：甲状腺结节的超声分类系统：专家委员会以中国甲状腺与乳腺超声人工智能联盟提供的2141个经手术病理证实的甲状腺结节为基础，对除了大小之外的上述 9 项灰阶超声特征进行多因素 Logistic 回归分析。结果显示，位置、声晕、回声质地和后方回声特征不具有诊断价值，而实性、微钙化、极低回声、边缘模糊、边缘不规则或甲状腺外侵犯及垂直位为恶性结节的超声特征，彗星尾伪像则是良性结节的超声特征。计数上述恶性超声特征的数量，每一项恶性超声特征计 1 分，而如果患者存在体现良性特征的彗星尾伪像，则减去 1 分，根据最终的总计分值进行结节风险分层（表 12.1）。

表 12.1　基于计数法的 C-TIRADS 分类

结节	分值（分）	恶性率（%）	C-TIRADS 分类
无结节	–	0	1 类，无结节
有结节	–1	0	2 类，良性
	0	< 2	3 类，良性可能
	1	2 ~ 10	4A 类，低度可疑恶性
	2	10 ~ 50	4B 类，中度可疑恶性
	3 或 4	50 ~ 90	4C 类，高度可疑恶性
	5	> 90	5 类，高度提示恶性
	–	–	6 类，活检提示恶性

注：无结节，不予赋分。

（5）美国放射学会甲状腺影像报告与数据系统：为促进专家之间的理解和风险标准化，美国放射学会提出了一套用于分析和报告甲状腺超声和风险分层的标准化系统——甲状腺影像报告与数据系统（thyroid imaging reporting and data system，TIRADS）。该系统根据甲状腺结节的超声特征将其分为以下 6 个不同的危险组。

TIRADS 1：正常甲状腺。

TIRADS 2：良性（恶性率 0），包括单纯性囊肿、海绵状结节和孤立的大钙化。

TIRADS 3：可能为良性结节（恶性率＜ 5%）。

TIRADS 4：可疑结节（恶性率 5% ～ 80%），本组结节可进一步分类为 4A（恶性率 5% ～ 10%）和 4B（恶性率 10% ～ 80%）。

TIRADS 5：可能为恶性结节（恶性率＞ 80%）。

TIRADS 6：活体组织检查证实的恶性结节。

8. 甲状腺良性结节超声结果解读

结节性甲状腺肿：甲状腺结节性病变中最常见的是结节性甲状腺肿。

（1）超声特征：①甲状腺不对称性肿大；②大小不等的结节分布于两侧腺叶或一侧腺叶；③结节内部回声与正常甲状腺回声相似或略低，不均匀；④常伴囊性变、钙化，钙化较大，呈斑片状；⑤囊性结节内常出现点状高回声。

囊实性结节性甲状腺肿声像见图 12.10。

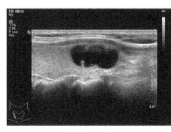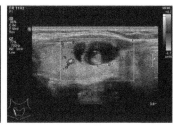

甲状腺右侧叶腺体内可见囊实性混合声结节，边界较清楚，形态较规则，未见明显血流信号。

图 12.10 囊实性结节性甲状腺肿声像

囊性结节性甲状腺肿声像见图 12.11。

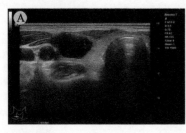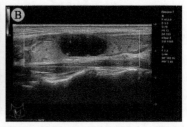

A.右侧叶横断面；B.右侧叶纵断面：甲状腺右侧叶腺体内可见无回声结节（囊性结节），内可见数个点状强回声（胶质），边界清楚，形态较规则，未见明显血流信号。

图 12.11　囊性结节性甲状腺肿声像

（2）临床意义：①为多发性、结节性、非肿瘤性疾病，甲状腺随结节的增生而肿大，是甲状腺激素缺乏导致的腺体增生；②是长期缺碘、甲状腺激素相对不足引起 TSH 分泌亢进，造成滤泡上皮增生、肥大、退行性变而形成大小不等的结节；③组织学表现为大小不等的滤泡结构，滤泡上皮细胞呈乳头状增殖、小滤泡增生，但是无包膜、无血管浸润；④结节可发生出血、坏死、囊性变、钙化、结缔组织增生等继发性改变；⑤女性多见。

（3）注意：①甲状腺内出现多发性结节性病变时，首先考虑结节性甲状腺肿；②在多发性结节中，如果发现不规则低回声区或微小钙化时，应考虑合并乳头状癌，需警惕。

9. 滤泡性腺瘤超声结果解读

（1）超声特征：①大多数腺瘤是孤立的，但也可能为多结节的一部分。②腺瘤周边常有光滑的低回声厚晕，这是由纤维囊和血管导致的，通过彩色多普勒成像很容易看到。通常血供从结节的周边区域向中心区域走行，有时形成"轮辐样"外观。③腺瘤通常为实性肿物，可表现为高回声、等回声或低回声。④常发生囊性变、钙化等，钙化常在肿瘤边缘。如果肿瘤内部出现散在、微小的强回声，应怀疑乳头状癌，需提高警惕。⑤肿瘤增大可压迫气管、周围肌层。

腺瘤样结节声像见图 12.12。

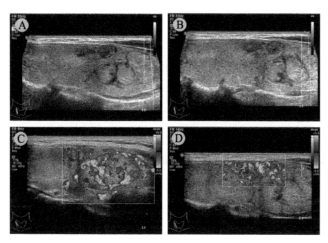

A、B. 甲状腺右侧叶纵断面；C. 甲状腺右侧叶下份可见大小约 24 mm × 12 mm × 18 mm 的等回声结节，边界较清楚，形态较规则，内部回声不均匀、可见线状血流信号，周边可见线状血流信号环绕，考虑为甲状腺滤泡性肿瘤（最大径线＞10 mm）；D. 甲状腺右侧叶中下份可见 2 个大小分别约 8 mm × 4 mm × 6 mm、7 mm × 5 mm × 6 mm 的低回声结节，边界较清楚，形态较规则，内部可见线状血流信号，周边可见线状血流信号环绕，考虑为甲状腺腺瘤样结节（最大径线≤10 mm）。

图 12.12　腺瘤样结节声像

（2）临床意义：①占所有结节性甲状腺疾病的 5% ～ 10%，女性的发病率是男性的 7 倍。滤泡性腺瘤是滤泡上皮来源的良性肿瘤，有纤维包膜包绕，与肿瘤细胞的大小和形态几乎一致，与正常滤泡上皮细胞相似。②一般甲状腺功能正常，无自发痛、压痛，肿瘤生长缓慢。③如果肿瘤迅速增大、发生疼痛，应考虑瘤内出血。

（3）注意：①能自主分泌过量的甲状腺激素，引起全身甲状腺毒症的腺瘤称为甲状腺自主高功能腺瘤；②在多结节性甲状腺肿中，如果多个结节都能自主分泌甲状腺激素，就称为毒性多结节性甲状腺肿。

10. 甲状腺癌超声结果解读

大多数原发性甲状腺癌是上皮来源肿瘤，起源于甲状腺滤泡上皮细胞或滤泡旁细胞。大多数甲状腺癌为分化型甲状腺癌，其中 75% ～ 90% 为甲状腺乳头状癌（包括甲状腺乳头状癌和滤泡癌混合性癌）。甲状腺髓样癌、甲状腺滤泡癌和甲状腺未分化癌共占所有甲状腺癌的 10% ～ 25%。

（1）甲状腺乳头状癌

1）超声特征：①低回声（90% 的病例），由于密集的细胞成分伴有少许胶质沉积而表现为低回声。②微钙化，表现为微小的点状强回声，伴或不伴声影。罕见的儿童侵袭性乳头状癌（弥漫硬化亚型）病例可以仅表现为微钙化而无结节性病变，通常有桥本甲状腺炎的背景。颈部淋巴结转移，可包含微小的点状强回声灶（微钙化）。③微小癌通常缺乏血供，随着肿瘤体积增大，富血供比例增高，可出现紊乱血流，大多为包绕型血流，可发生囊性变，表现为位于肿瘤边缘的不规则多发小囊肿。④颈部淋巴结转移，可包含微小的点状强回声灶（微钙化）。主要累及位于颈深部的颈静脉链下组淋巴结。转移淋巴结偶尔也可由于广泛退变而呈囊性变囊肿型肿瘤，表现为囊肿内不规则实性部分和钙化（囊肿内乳头状癌）。

甲状腺乳头状癌声像见图 12.13。

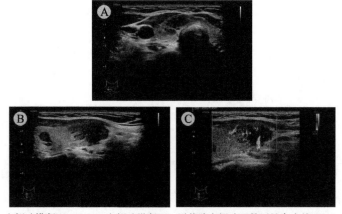

A. 右侧叶横断面；B、C. 右侧叶纵断面：甲状腺右侧叶下份可见大小约 20 mm × 11 mm × 15 mm 的低回声结节，边界不清楚，形态不规则，内及周边可见线状血流信号。

图 12.13　甲状腺乳头状癌声像

2）临床意义：①具有独特的组织学特征（纤维囊、微钙化）；②具有独特的细胞学特征（"毛玻璃样"细胞核，细胞核内假包涵体、核沟），囊肿内乳头状癌，即使囊壁光滑，实性部分边缘仍不规则；③发生率约占甲状腺癌的80%，可发生在任何年龄，高发年龄是30～40岁和70～80岁这两个年龄段，女性较男性更常见；④多数甲状腺乳头状癌生长缓慢，位置靠近被膜的肿瘤可发生局部侵犯，主要通过淋巴循环转移到邻近的颈部淋巴结，总体预后良好。

3）注意：①完全包裹型乳头状癌和滤泡型乳头状癌，在超声上很难与滤泡性腺瘤鉴别；②腺瘤样（结节性）甲状腺肿如果出现不规则低回声区、微小钙化等表现时，应考虑合并乳头状癌，需警惕。

（2）甲状腺微小乳头状癌

一种非包裹性硬化性肿瘤，结节直径≤1cm。部分甲状腺微小乳头状癌患者表现为颈部淋巴结肿大，而甲状腺触诊正常。70%的甲状腺微小乳头状癌可通过高频超声发现，声像图可表现为小的低回声结节，边界模糊，形态不规则，无超声可见的微钙化，多数表现为缺乏血供。

甲状腺峡部微小癌声像见图12.14；甲状腺右侧叶微小乳头状癌声像见图12.15。

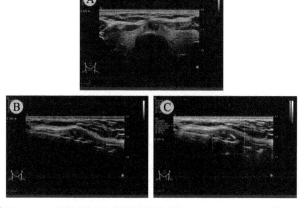

A.峡部横断面；B、C.峡部纵断面：甲状腺峡部可见6mm×5mm×5mm低回声结节，边界不清楚，形态不规则，与浅面被膜分界不清，内及周边可见线状血流信号（最大径线<10mm）。

图12.14 甲状腺峡部微小癌声像

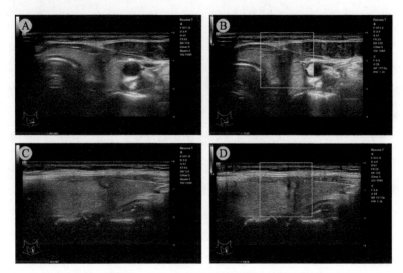

A、B. 甲状腺右侧叶横断面；C、D. 甲状腺右侧叶纵断面：甲状腺右侧叶可见 6 mm×5 mm×6 mm 的弱回声结节，边界不清楚，形态不规则，内看可见点状强回声，与浅面被膜分界不清，未见明显血流信号（最大径线＜10 mm）。

图 12.15　甲状腺右侧叶微小乳头状癌声像

（3）甲状腺滤泡癌

1）超声特征：①内部呈低至高回声。高分化型滤泡癌的滤泡结构完整，故呈高回声；低分化型滤泡癌呈实性结构，故呈低回声。②肿瘤边缘不规则，有晕环，与腺瘤常难以鉴别。③肿瘤大，晕环不规则、厚薄不均、不连续等表现可提示为癌，但与滤泡性腺瘤鉴别较难。④多普勒检查多表现为肿瘤内部血流扭曲或紊乱走行。

滤泡性癌声像见图 12.16。

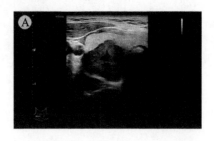

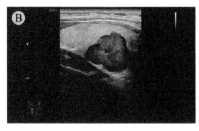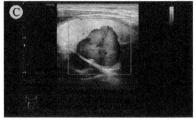

A. 甲状腺右侧叶横断面；B、C. 甲状腺右侧叶纵断面：甲状腺右侧叶中下份可见低回声结节，比较清楚，形态不规则，与深面被膜分界欠清，内部回声不均匀，内及周边可见点线状血流信号。

图 12.16　滤泡性癌声像

2）临床意义：①超声较难区分甲状腺滤泡癌和滤泡性腺瘤，这是因为两种肿瘤有相似的细胞学和组织学特征。细针抽吸活检也不是鉴别滤泡性肿瘤良恶性的可靠方法，因为病理上滤泡性肿瘤良恶性的诊断并不是基于细胞学表现，而是基于是否有包膜和血管侵犯。②肿瘤细胞侵及包膜和血管浸润是诊断滤泡癌最重要的依据，大多数滤泡性结节必须手术切除才能获得准确的病理诊断。③滤泡性癌在所有甲状腺癌中占 5% ～ 15%，女性患病率高于男性。④多为血行转移，最常转移至肺，其次为骨骼。

3）注意：针吸细胞学检查无法判断包膜和血管浸润，故一般难以诊断。但可根据细胞的形态、排列、极性和核异常等信息做出滤泡癌的诊断。

（4）甲状腺髓样癌

1）超声特征：①与乳头状癌相似，多为低回声实性结节（二维特征介于典型的良性和恶性之间，具有一定的良性和恶性征象）。②钙化较为常见（组织学上为淀粉样物质的钙化巢），常比典型乳头状癌的钙化更粗大（也可不伴钙化，这种情况下难以与滤泡性腺瘤鉴别），钙化不仅见于原发性肿瘤，也见于淋巴结转移瘤。③血供通常高于乳头状癌。

2）临床意义：①来源于分泌降钙素的甲状腺滤泡旁细胞（C 细胞）；②可分为散发性和遗传性（常染色体显性遗传），遗传性多属于多发性内分泌肿瘤；③约 90% 的家族性甲状腺髓样癌患者为多灶性和（或）双侧发生；④在所有甲状腺恶性肿瘤中，髓样癌大约占5%；⑤可发生局部淋巴结转移，也可通过血液发生远处转移，预后较甲状腺滤泡癌差。

3）注意：遗传性髓样癌可合并嗜铬细胞瘤，所以应检查肾上腺。

（5）甲状腺未分化癌

1）超声特征：①为形态不规则、大、内部回声不均匀的低回声结节；②肿瘤生长快，可突出腺体，并侵犯相邻结构；③呈浸润性生长，易直接包裹或侵犯血管，侵犯颈部肌肉。

2）临床意义：①为滤泡上皮来源的恶性肿瘤，具有高度的异型性，肉眼观为边界模糊的灰白色肿瘤，可伴有坏死、出血；②大部分未分化癌是从乳头状癌等分化型癌转变而来，所以肿瘤内可发生钙化；③常见于老年人，好发年龄为50岁以上，特别是70岁以上的男性居多；④肿瘤生长迅速，向周围组织浸润生长，故常引起喉返神经麻痹、气管狭窄、食管狭窄、呼吸困难、疼痛等；⑤恶性度高，是最致命的实体肿瘤之一，早期就可通过淋巴和血液发生远处转移，预后极差；⑥治疗以放疗、化疗为主，手术也只是姑息性治疗。

3）注意：超声引导下针吸细胞学检查应针对怀疑未分化癌的低回声区进行针吸，尽可能地早期确诊。

（6）甲状腺淋巴瘤

1）超声特征：①通常伴有桥本甲状腺炎背景，邻近的甲状腺实质回声不均匀改变。②肿瘤可呈结节性，也可呈弥漫性。弥漫性表现为累及整个甲状腺或一侧腺体。③极低回声和分叶状结节，内部显示弱点状、线状回声，后方回声增强。④在彩色多普勒成像上，可呈缺乏血供表现，也可表现为血管紊乱分布和动静脉分流。

2）临床意义：①在70%～80%的患者中，淋巴瘤来自已存在的慢性淋巴细胞性甲状腺炎（桥本甲状腺炎），伴有亚临床或临床甲状腺功能减退；②甲状腺原发性恶性淋巴瘤中最常见的是非霍奇金大B细胞型（B细胞型）；③组织学表现为瘤细胞弥漫性或结节性增殖，充满滤泡腔，侵犯甲状腺周围组织等；④常见于老年女性，40岁以上特别是60岁左右最多见；⑤一般甲状腺迅速肿大，常常出现颈部压迫感、吞咽困难等；⑥慢性甲状腺炎的治疗过程中若出现短期内甲状腺突然肿大，应怀疑恶性淋巴瘤；⑦治疗以放疗、化疗为主，根据病情制订方案。

3）注意：①结节型常被描述为囊性低回声肿瘤，所以应与腺瘤、腺瘤样（物节性）甲状腺肿鉴别；②非结节型表现为甲状腺肿和极低的内部回声，应与慢性甲状腺炎鉴别。

甲状腺淋巴瘤声像见图12.17；颈部异常肿大淋巴结声像见图12.18。

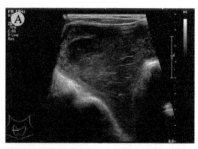

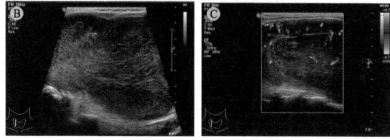

A.甲状腺右侧叶横断面；B、C.甲状腺右侧叶纵断面：甲状腺右侧叶腺体弥漫性肿大，回声减弱、不均匀，内可见较丰富血流信号。

图12.17　甲状腺淋巴瘤声像

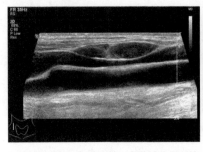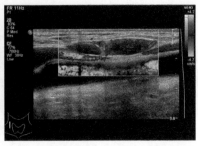

右侧颈部可见肿大淋巴结，皮髓质分界不清，淋巴门结构不清晰，内可见线状血流信号。

图 12.18　颈部异常肿大淋巴结声像

11. 甲状腺癌颈部淋巴结转移的超声结果解读

（1）灰阶超声

1）解剖部位：甲状腺癌一般出现同侧颈部淋巴结转移，但少数乳头状癌可出现双侧颈部淋巴结转移。颈部Ⅵ区（中央区）是甲状腺癌淋巴结转移发生率最高的部位，超声对颈侧区淋巴结转移较为敏感，颈侧区最常累及的部位是Ⅲ区和Ⅳ区。

2）淋巴结大小：缺乏诊断淋巴结转移灵敏度和特异度皆理想的大小界值。

3）淋巴结长径和短径比：在淋巴结的长轴切面测量其长径和短径比（long aaxis/short axis，L/S）。甲状腺癌颈部淋巴结转移时，多数表现为 L/S ＜ 2。

4）淋巴结边界：近 50% 甲状腺癌转移性淋巴结的边界模糊。

5）淋巴门：甲状腺癌淋巴结转移者多数淋巴门消失。

①淋巴结内部回声：与周围肌肉组织相比，甲状腺乳头状癌转移性淋巴结多呈高回声，而髓样癌的淋巴结转移倾向于呈低回声。

②淋巴结微钙化：甲状腺癌转移性淋巴结常可见细点状钙化，在髓样癌淋巴结转移时细点状钙化尤为多见。

③淋巴结囊性变：囊性变对诊断甲状腺乳头状癌转移具有高度特异度。

异常淋巴结声像见图 12.19。

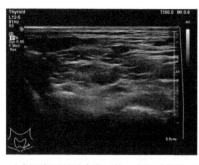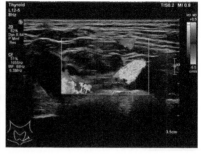

左侧颈部可见肿大淋巴结，皮髓质分界不清，淋巴门结构消失，未见明显血流信号。

图 12.19　异常淋巴结声像

（2）多普勒超声

彩色多普勒超声甲状腺乳头状癌颈部淋巴结转移时，常出现恶性淋巴结所具有的特异性的非淋巴门滋养边缘血管，且多表现为血供丰富。

五、甲状腺良性和恶性结节的鉴别诊断

超声对甲状腺结节良性和恶性鉴别的敏感度为 63% ～ 94%，特异度为 61% ～ 95%，总体准确性为 78% ～ 94%。目前，仍没有完全可靠的统一超声诊断标准区分甲状腺良性和恶性结节。然而，某些超声特征更多见于一种或另一种组织学类型，从而可以确定一些诊断趋势（表 12.2）。

表 12.2　超声特征在区分甲状腺良性和恶性结节中的可靠性

超声特征	病理诊断	
	良性	恶性
形状		
宽度大于高度（纵横比＜ 1）	+++	++
高度大于宽度（纵横比＞ 1）	+	++++
内部结构		
纯囊性结构	++++	+
囊性伴薄分隔	++++	+
囊实混合性结构	+++	++
彗星尾征	+++	+

超声特征	病理诊断	
	良性	恶性
回声		
高回声	++++	+
等回声	+++	++
低回声	+++	+++
显著低回声	+	++++
晕环		
薄	++++	++
厚，不完整	+	+++
无	+	+++
边缘		
清晰	+++	++
不清晰	++	+++
毛刺状	+	++++
钙化		
蛋壳状钙化	+++	++
粗大钙化	+++	+
微小钙化	++	++++
多普勒		
外周低模式	+++	++
内部低模式	++	+++

1. 细针吸取细胞学检查

一旦发现甲状腺结节后，首先要明确其良恶性。细针吸取细胞学检查（fine-needle aspiration cytology，FNAC）通常被认为是诊断甲状腺恶性结节最有效的方法，大多数甲状腺 FNAC 都会采用超声引导。

行 FNAC 的超声标准：应根据甲状腺结节的可疑超声特征来决定是否行 FNAC，而不是仅仅考虑结节的大小，因为可疑的超声特征更能预测恶性肿瘤。实性低回声结节的最大直径≥ 1.5 cm 时，应行 FNAC。实性低回声结节≥ 1 ～ 1.5 cm 且有以下某种可疑的超声特征时，也应行 FNAC：①边界不规则（≥1.5 cm）；②微小钙化（≥1 cm）；③纵横比>1（≥1 cm）；④粗大钙化（≥1.5 cm）；⑤外周（边缘）钙化（≥1.5 cm）；⑥上述情况的任何组合（≥1 cm）。

与没有其他可疑特征相比，伴有至少1种可疑的超声特征时，实性低回声结节估计恶变风险更高（9%～20% *vs.* 35%～90%）。对于无可疑特征的实性低回声结节，美国甲状腺学会也建议用≥1 cm作为行FNAC的阈值，但ACR-TIRADS采用的阈值为≥1.5 cm。这可减少良性活检结果，因而减少了不必要的活检。

目前认为对很多乳头状微小癌进行主动监测是很安全的，所以一般不对1 cm以下的高度可疑结节进行活检，但存在以下情况，无论大小如何，我们都会考虑对可疑结节行FNAC：①结节位于被膜下；②邻近喉返神经或气管（右喉返神经位于甲状腺右叶后外侧，而左喉返神经位于后内侧）；③甲状腺外侵犯软组织突破边缘钙化；④伴有超声表现异常的颈部淋巴结。

2. 甲状腺疾病的超声鉴别诊断步骤

甲状腺疾病的超声鉴别诊断步骤共分为4步：①定位鉴别诊断：应注意与甲状腺周围组织器官的疾病进行鉴别，如甲状旁腺占位、食管占位、增大淋巴结等；②区分甲状腺弥漫性疾病和结节性疾病，还是两者并存；③进一步区分属于哪一类弥漫性疾病和结节性疾病；④鉴别颈部有无异常淋巴结及淋巴结病变的良恶性。

3. 注意事项

（1）如果发现甲状腺结节，要根据超声科医生或甲状腺外科医生建议进行观察或治疗。

（2）不能依靠甲状腺超声来确诊甲状腺癌或选择需要手术的患者，其超声结果可用于选择FNAC。

（3）行FNAC的超声标准，应根据甲状腺结节的可疑超声特征来决定是否行FNAC，而不是仅仅考虑结节的大小，因为可疑的超声特征更能预测恶性肿瘤。

（4）小于 0.5 cm 的甲状腺结节活检难度高；考虑实施活检之前，应与患者讨论结果没有诊断意义的风险和结果阴性的可靠性。如果存在异常颈部淋巴结，甲状腺结节不适合 FNAC 时可从异常淋巴结处获取 FNAC 样本行细胞学检查。

（5）患者比较焦虑且强烈希望接受活检时，我们可选用筛选标准不那么严格的 ATA 指南。

参考文献

[1] 中国医师协会超声医师分会. 血管和浅表器官超声检查指南. 北京：人民卫生出版社，2017.

[2] CAROL M, RUMACK, DEBORAH LEVINE. Diagnostic ultrasound. 5th. Philadelphia, PA：Elsevier，2018.

[3] 中华人民共和国国家卫生健康委员会医政医管局. 甲状腺癌诊疗指南（2022 年版）. 中国实用外科杂志，2022，42（12）：1343-1357，1363.

[4] 甲状腺及相关颈部淋巴结超声若干临床常见问题专家共识（2018 版）. 中国超声医学杂志，2019，35（3）：193-204.

[5] 中华医学会内分泌学分会，中华医学会外科学分会甲状腺及代谢外科学组，中国抗癌协会头颈肿瘤专业委员会，等. 甲状腺结节和分化型甲状腺癌诊治指南（第二版）. 中华内分泌代谢杂志，2023，39（3）：181-226.

[6] J Q ZHOU, LX YIN, X WEI, et al. 2020 Chinese guidelines for ultrasound malignancy risk stratification of thyroid nodules：the C-TIRADS. Endocrine，2020，70（2）：256-279.

[7] ENRICO PAPINI, RINALDO GUGLIELM I, ANTONIO BIANCHINI, et al. Risk of malignancy in nonpalpable thyroid nodules：predictive value of ultrasound and color-Doppler features. The Journal of Clinical Endocrinology&Metabolism，2002，87（5）：1941：1946.

[8] FRANKLIN N TESSLER, WILLIAM D MIDDLETON, EDWARD G GRANT, et al. ACR thyroid imaging, reporting and data system（TI-RADS）：white paper

of the ACR TI-RADS committee. Journal of the American College of Radiology, 2017, 14（5）: 587-595.

[9] ALICE L TANG, MERCEDES FALCIGLIA, HUAITAO YANG, et al. Validation of American thyroid association ultrasound risk assessment of thyroid nodules selected for ultrasound fine-needle aspiration. Thyroid, 2017, 27（8）: 1077-1082.

第13章 良性甲状腺结节

一、概念

甲状腺结节（thyroid nodule）是甲状腺细胞在局部异常生长、在影像学上可以与周围甲状腺组织清晰区分的病变。一般人群中甲状腺结节通过触诊的检出率为 3%～7%，借助高分辨率超声的检出率可高达 20%～76%。甲状腺结节是多种因素作用的结果。85%～95% 的甲状腺结节是良性结节，恶性结节仅占 5%～15%。

二、病因及发病机制

（1）甲状腺结节的病因及发病机制尚未完全明确。甲状腺结节的患病率受检查方式、被检人群的性别、年龄、碘摄入量、放射线照射等环境因素的影响，女性甲状腺肿和甲状腺结节的患病率显著高于男性。

（2）甲状腺结节的患病率随年龄增长而不断增高，其中单发结节的患病率在不同年龄组间无显著差异，而多发结节的患病率随年龄增长不断增高。年轻患者（年龄为 18～50 岁）比老年患者（年龄 > 51 岁）具有更大的恶性肿瘤风险。

（3）甲状腺结节和各类甲状腺癌的发生可能与某些癌基因、抑癌基因的突变、激活、抑制、缺失等有关。目前已知多种候选基因参与了甲状腺结节尤其是甲状腺肿瘤的发病，如 TSH 受体（TSHR）、老鼠肉瘤、RET 基因、神经营养因子受体酪氨酸激酶等。

（4）碘超足量地区甲状腺结节累计发病率显著高于缺碘地区。

（5）电离辐射是甲状腺结节形成和肿瘤发生的重要危险因素。

（6）自身免疫在甲状腺结节的发生中也有一定作用。

（7）吸烟可以使甲状腺结节的患病率增高。烟草中的硫氰酸盐是氰化物的降解产物，可以竞争性地抑制碘的吸收和有机化，使机体内碘的浓度下降导致甲状腺结节的患病率升高。吸烟还可能会刺激甲状腺激素转化、抑制外周脱碘酶活性、直接刺激垂体等使 TSH 水平升高从而导致甲状腺结节的发生。

（8）饮酒可以使甲状腺结节的患病率下降。研究发现，中等量及大量饮酒者的甲状腺肿和甲状腺单发性结节的患病率较少量饮酒者明显下降，甲状腺多发性结节的患病率也呈现出下降趋势。该研究还发现饮酒者的 TSH 水平较不饮酒者升高。目前有关饮酒对甲状腺肿和甲状腺结节影响的具体机制还未阐明，人们推测可能包括以下几个方面：①乙醇抑制甲状腺激素的代谢；②乙醇可以使甲状腺细胞对 TSH 的敏感性提高；③乙醇还可能抑制甲状腺细胞增殖，对甲状腺产生直接毒性作用等。

（9）体重指数（body mass index，BMI）与甲状腺多发性结节的发生呈正相关。

三、临床表现

绝大多数甲状腺结节患者没有临床症状，通常是通过体检或触摸或影像学检查而发现的。甲状腺结节压迫周围组织时，可出现相应的临床表现，如声音嘶哑、憋气、吞咽困难等。详细的病史采集及检查对于评估甲状腺结节的性质很重要。病史采集的要点是患者的年龄、性别、有无头颈部放射线检查或治疗史；结节的大小及变化、增长的速度、有无局部症状、有无甲状腺功能亢进或甲状腺功能减退的症状；有无甲状腺肿瘤等家族性疾病史。体格检查的重点是结节的数目、大小、质地、活动度、有无压痛、有无颈部淋巴结肿大等。

1. 增生性甲状腺肿

增生性甲状腺肿包括弥漫性甲状腺肿和结节性甲状腺肿，指由各种原因导致的甲状腺滤泡上皮细胞增生。本病发病率较高，可达人群的 5% 左右，中年女性多见。随着年龄增加，弥漫性甲状腺肿终将发展为结节性甲状腺肿。形态上，甲状腺呈不同程度肿大，伴有大小不等的结节，结节内可合并出血、囊性变和钙化。临床上多数患者无自觉症状，少数可有颈部不适感或局部压迫症状。查体可见甲状腺肿大，伴大小不等结节，少数患者为单结节，质地中等，但超声检查或手术发现为多结节。多数患者甲状腺功能检查正常。甲状腺核素显像表现为"冷结节""热结节"或放射性分布不均等。造成增生性甲状腺肿有多种因素，如碘过高或过低、食用致甲状腺肿的食物（如大豆、萝卜、木薯、卷心菜等）、服用致甲状腺肿和甲状腺素合成酶缺陷的药物等。这些因素导致甲状腺激素相对不足，垂体TSH分泌增加，在TSH的长期刺激下，甲状腺滤泡细胞增生，新生血管形成，甲状腺肿大。由于各个滤泡间的细胞来源于不同克隆，或一个滤泡内的上皮细胞来源于不同克隆，在细胞复制过程中，滤泡细胞同时进行复制，导致新生滤泡与原有滤泡的不一致性，或同一滤泡中细胞的不一致性，最终导致各个结节的结构和功能的不一致性。

2. 毒性结节性甲状腺肿

毒性结节性甲状腺肿中结节可以单发，也可多发，常发生于已有多年结节性甲状腺肿的患者。形态学上见甲状腺滤泡上皮增生，可形成大的滤泡，结节周围的甲状腺组织多有萎缩。患者年龄在40～50岁以上，女性多见，甲状腺功能亢进症状较轻，且不典型，眼征不明显。血中甲状腺激素升高，如为功能自主性结节，核素扫描显示"热结节"，结节周围的甲状腺组织摄取 ^{131}I 功能可被抑制。

3. 甲状腺良性肿瘤

甲状腺良性肿瘤的组织学分类：①滤泡肿瘤：包括单纯性、大滤泡性、管状、索状、特殊性腺瘤（嗜酸细胞型腺瘤、透明细胞型腺瘤、玻璃化索状腺瘤、异型腺瘤等）；②其他：血管瘤、纤维瘤、骨瘤等。

（1）腺瘤：多数为滤泡腺瘤，它有界限清楚的包膜，常为单纯性结节状甲状腺肿块，触诊时呈柔软、表面光滑的圆形可动性肿物。将肿瘤切开可见内部结构均匀、平滑。甲状腺腺瘤有癌变的危险（癌变率可高达

10%），且有引起甲状腺功能亢进的可能（发生率约为 20%）。

（2）囊肿：有原发性囊肿和继发性囊肿，其囊肿内贮存着液体状物质。原发性囊肿的内容物极稀薄；继发性囊肿通常是由单发性结节坏死、出血等引起的囊泡状变化。若囊泡坚硬、充实应考虑可能有恶性变。

（3）腺肿样甲状腺瘤：在甲状腺内呈多发性结节状肿块，可有相当大的体积，其占整个前颈部，会导致气管严重受压。病理组织呈增生过度象。这种腺瘤样结节在甲状腺良性肿瘤中最常见。

（4）功能性结节：分为单发性结节和多发性结节两种。结节本身与 TSH 无关，自身即可产生过多甲状腺激素，使患者呈现甲状腺功能亢进症状。

（5）其他肿瘤：有甲状腺畸形瘤、纤维瘤、血管瘤等。

4. 囊性结节

甲状腺囊肿绝大多数是由结节性甲状腺肿和腺瘤的退行性变和陈旧性出血所致。部分甲状腺癌，特别是乳头状癌也可发生囊性变。少数是由先天性甲状舌骨囊肿和第四鳃裂残余所致。囊肿可分为部分囊肿和完全囊肿，也可分为真性囊肿和假性囊肿。真性囊肿临床上较少见，占囊肿的 5%。真性囊肿的囊腔多异常扩张，周围有上皮细胞围绕，如甲状舌管囊肿的上皮细胞为鳞状上皮细胞或呼吸道黏膜的柱状上皮细胞。真性囊肿液呈血清样，离心沉淀囊肿液，沉淀物中细胞数极少。真性囊肿绝大多数为良性。然而，甲状舌管囊肿中，1/4 的患者可合并甲状腺乳头状癌。假性囊肿占 95%，最多见于结节性甲状腺肿，少数由甲状腺癌退行形变所致。囊肿液呈棕色，沉淀物中有大量的巨细胞。临床表现多数患者无自觉症状，可在超声检查中偶然发现。少数患者可说出明确的发病日期，并可伴有颈部轻度不适。增生性结节坏死、液化的原因，目前认为是由血供不足导致细胞坏死。

5. 炎症性结节

炎症性结节分为感染性结节和非感染性结节两类。急性化脓性炎症引起的甲状腺结节极罕见，表现为局部红、肿、热、痛和全身中毒症状，多由喉部和颈部感染播散所致，抗炎治疗有效。极少数感染性结节由甲状腺结核或梅毒所致，需病理检查方能确诊。感染性结节中最多见为亚急性甲状腺炎。亚急性甲状腺炎与病毒感染有关，主要病理改变为肉芽肿性炎症，临床上除有甲状腺结节外，还有发热、甲状腺局部疼痛，伴有不同程度的全身症状。化验结果显示血沉加快，甲状腺 ^{131}I 摄取率降低。血中甲状腺素水平可一过性升高，血清 TSH 水平下降。慢性淋巴细胞性甲状腺炎也可表现以甲状腺结节形式出现，较少见，病理上与慢性淋巴细胞性甲状腺炎是一致的，临床上多无自觉症状，或伴有不同程度的甲状腺功能减退的表现，甲状腺结节可以单发，也可多发，质地韧或硬，有许多小圆形突起、没有明确界限的甲状腺结节，也可为实性结节或"冷结节"。

四、检查

1. 触诊

甲状腺结节触诊的检出率为 3% ~ 7%，是重要的检查手段。通常情况，甲状腺结节会随着吞咽动作与甲状腺一起移动。触诊时，医生立于被检查者的身后，一只手按压一个腺叶，用另一只手的食指、中指、无名指的指腹按顺序依次从外向内触摸另一个腺叶，最后触摸甲状腺峡部，指导患者做出吞咽动作，以判断甲状腺的大小、内部有无结节，以及结节的大小、质地和边界。这种检查方式是有局限性的，优点是方便、快捷；缺点是只适用于发现较大或是在皮下组织不深的结节，不能发现位置较深的结节，而且触诊也很依赖医生的经验。

2. 实验室检查

（1）所有的甲状腺结节均应检测血清 TSH。TSH 增高者测定游离甲状腺素（FT_4）和甲状腺自身抗体（TPOAb 和 TgAb）。TSH 降低者测定血清 FT_4 和游离三碘甲腺原氨酸（FT_3）。如果结节直径 > 10 mm，可进行甲状腺核素显像以判断该结节是否存在自主摄取功能。

（2）血清降钙素水平增高提示甲状腺髓样癌可能，一些疑诊患者可考虑检测血清降钙素。降钙素 > 100 pg/mL，疑诊甲状腺髓样癌。

3. 超声检查

（1）甲状腺超声检查：是评估甲状腺结节的首选检查方法。超声检查可协助鉴别甲状腺结节的良恶性，并预测其恶性风险。超声成像特征与甲状腺癌密切相关。这些超声特征包括微小钙化、与周围正常甲状腺实质或颈部条带状肌肉相比呈低回声结节、边缘不规则、前后径大于左右径、血流丰富、有可疑恶性淋巴结转移等。但上述超声征象不能作为评估甲状腺结节良恶性的绝对指标。鉴于甲状腺癌的不同组织学类型有不同的超声表现，以及部分囊实性结节诊断的困难，应根据结节超声征象特征的模式进行风险分层，详见表 13.1。

表 13.1 中国版甲状腺结节超声恶性危险分层指南（C-TIRADS）

结节	分值	恶性率（%）	C-TIRADS 分类
无结节	无分值	0	1，无结节
有结节	−1	0	2，良性
	0	< 2	3，良性可能
	1	2 ~ 10	4A，低度可疑恶性
	2	10 ~ 50	4B，中度可疑恶性
	3 ~ 4	50 ~ 90	4C，高度可疑恶性
	5	> 90	5，高度提示恶性
	-	-	6，活检证实的恶性

注：阳性指标：垂直位（+1），实性（+1），极低回声（+1），点状强回声（可疑微钙化）（+1），边缘模糊 / 不规则或甲状腺外侵犯（+1）；阴性指标：点状强回声（彗星尾伪像）（−1）。

（2）颈部淋巴结超声检查：超声是颈部淋巴结的主要检查手段，用于术前淋巴结的评估和术后复发风险监测。所有甲状腺恶性或可疑恶性肿瘤患者均应行颈部淋巴结超声检查。淋巴结的超声评估内容包括区域、大小、多少、形状、边缘、淋巴门、内部回声和血流特征等。异常淋巴结超声征象主要包括淋巴结内部出现微钙化、囊性变、高回声、异常血流、淋巴结形态趋圆，此外还有边缘不规则或边界模糊、内部回声不均和淋巴门消失等，其中微钙化和囊性变特异性较高，但没有单一指标能鉴别出甲状腺癌的转移淋巴结，需综合判断。

（3）弹性超声：近年来，弹性超声在评估甲状腺结节中应用日益增多。恶性成像分为应变力弹性成像和剪切波弹性成像，主要用于评估组织的硬度（恶性结节倾向于质硬，良性结节倾向于质软），是甲状腺结节良恶性鉴别的补充手段。

（4）超声造影：超声造影通过观察微泡超声造影剂在血管中的运动和分布，可实时动态地评估甲状腺结节的血管构筑形态及微循环灌注情况，在鉴别甲状腺结节良恶性方面有一定价值，尤其是对评估甲状腺囊性结节吸收后改变有较高诊断价值。在甲状腺结节热消融治疗前后，使用超声造影能准确评估消融范围和疗效，结节完全消融呈无回声增强，如有残留，残留组织表现为高或等回声增强。

4. 人工智能

超声影像组学通过机器学习、深度学习等人工智能算法，可对超声影像数据进行高通量分析，用于辅助诊断甲状腺结节的检出、结节轮廓勾画、大小测量、良恶性鉴别诊断、判断甲状腺乳头状癌的侵袭性、评估预后及预测颈部淋巴结转移。在甲状腺结节的超声检查中，人工智能对低年资医生或基层医生可能会提供帮助，但目前仅能作为辅助诊断技术使用。

5. 超声引导下细针吸取细胞学检查

超声引导下细针吸取细胞学检查（fine-needle aspirations cytology，FNAC）是评估甲状腺结节敏感度和特异度最高的方法，具有丰富的循证医学证据，原则上临床决策宜以活检结果为基础。

甲状腺 FNAC 的适应证：①直径 > 1 cm 的甲状腺结节，超声检查有恶性征象者。②直径 ≤ 1 cm 的甲状腺结节，且存在下述情况之一者：A. 超声检查有恶性征象；B. 颈部淋巴结超声异常；C. 童年有颈部放射线照射史或辐射污染接触史；D. 有甲状腺癌家族史或甲状腺癌综合征病史；E. ^{18}F-FDG PET 显像阳性；F. 血清降钙素水平异常升高。

甲状腺 FNAC 的禁忌证：①具有出血倾向，出血、凝血时间显著延长，凝血酶原活动度明显降低；②穿刺针途径可能损伤邻近重要器官；③长期服用抗凝药物；④频繁咳嗽、吞咽等难以配合者；⑤拒绝有创检查者；⑥穿刺部位感染，须处理后方可穿刺；⑦女性经期为相对禁忌证。FNAC 应用甲状腺细胞病理学 Bethesda 报告系统对穿刺细胞进行分类，见表 13.2。

表 13.2　甲状腺细胞病理学 Bethesda 报告系统

类别	恶性风险度（%） （NIFTP 视作癌）	恶性风险度（%） （NIFTP 不视作癌）
Ⅰ类：不能诊断 / 不满意 　囊液标本 　上皮细胞量少 　其他（如血多遮挡细胞、细胞过度干燥等）	5 ～ 10	5 ～ 10
Ⅱ类：良性 　符合良性滤泡结节（包括腺瘤样结节和胶质结节等） 　符合桥本甲状腺炎 　符合亚急性甲状腺炎 　其他	0 ～ 3	0 ～ 3
Ⅲ类：意义不明的非典型细胞 / 意义不明的滤泡性病变	10 ～ 30	6 ～ 18
Ⅳ类：滤泡性肿瘤 / 可疑滤泡性肿瘤 　（如果是嗜酸性细胞肿瘤，需要注明）	25 ～ 40	10 ～ 40
Ⅴ类：可疑恶性 　可疑甲状腺乳头状癌 　可疑甲状腺髓样癌 　可疑转移性癌 　可疑淋巴瘤 　其他	50 ～ 75	45 ～ 60
Ⅵ类：恶性 　甲状腺乳头状癌 　甲状腺低分化癌 　甲状腺髓样癌 　甲状腺未分化癌 　鳞状细胞癌 　混合成分的癌（注明具体成分） 　转移性恶性肿瘤 　非霍奇金淋巴瘤	97 ～ 99	94 ～ 96

6. 超声引导下粗针穿刺活检

超声引导下粗针穿刺活检（core needle biopsy，CNB）与超声引导下（FNAC）相比，使用的穿刺活检针更粗，可能会对患者造成更多的疼痛不适感、出血等并发症。CNB 的优势在于取材量大于 FNAC，可获得组织病理诊断。但无论 CNB 还是 FNAC 的病理均无法区分甲状腺滤泡性腺瘤和腺癌。FNAC 的灵敏度与 CNB 相比差异无统计学意义，但 FNAC 更加安全微创，穿刺后出血的发生率明显低于 CNB。综上，目前推荐 FNAC 作为甲状腺结节术前首选的病理诊断方法。超声引导甲状腺结节 CNB 的适应证：细胞学诊断为 Bethesda Ⅰ类或Ⅲ类、考虑淋巴瘤、转移癌或不能明确分类需要免疫组织化学方法辅助诊断的甲状腺病变。

FNAC 和 CNB 注意事项：符合适应证的 C-TIRADS 4A 类及以上甲状腺结节，如 FNAC 或 CNB 病理结果为阴性或不确定，建议 3 个月后再次行穿刺活检，如医疗机构具备分子检测条件，可进行 *BRAF* 等基因检测提高诊断准确率。穿刺活检应在同一结节的多部位取材，在可疑恶性征象部位或囊实性结节的实性部位取材及对囊液行涂片细胞学检查。

7. FNAC 针芯洗脱液甲状腺球蛋白和降钙素测定

超声影像中发现的可疑淋巴结，在进行 FNAC 时，可同时行 FNAC 针芯洗脱液甲状腺球蛋白（Tg）和降钙素测定。细胞学诊断为 TBSRTC Ⅲ级或Ⅳ级的结节，若患者血清降钙素水平升高，且有甲状腺髓样癌家族史或胚系 *RET* 基因激活突变阳性者，可检测穿刺洗脱液的降钙素。

8. CT 和 MRI 检查

在评估甲状腺结节良恶性方面，增强 CT 和 MRI 检查不优于超声。拟手术治疗的甲状腺结节，术前可选择性行颈部 CT 或 MRI 检查，显示结节与周围解剖结构的关系，寻找可疑淋巴结，协助术前临床分期及制定手术方案。

9. 核素扫描

患者有单个（或多个）结节且伴有血清 TSH 降低的甲状腺结节，应行

甲状腺 ^{131}I 显像。甲状腺结节可分成 4 种类型：热结节、温结节、凉结节和冷结节。良性结节多为热结节或温结节；有恶性倾向的结节多为凉结节或冷结节。核素成像的特异性易受到影响，单纯依靠核素显像来鉴别甲状腺结节的良恶性效能比较低，联合超声弹性成像可提高其诊断效能。"热结节"核素摄取高于周围正常甲状腺组织，绝大多数为良性，不需要再行 FNAC。

10. ^{18}F- 氟代脱氧葡萄糖正电子发射体层成像

^{18}F- 氟代脱氧葡萄糖正电子发射体层成像（^{18}F-FDG PET）能够反映甲状腺结节葡萄糖代谢水平。^{18}F-FDG PET 局灶性摄取的增加提示恶性肿瘤的风险增大。但是，并非所有的甲状腺恶性结节都表现为高代谢，某些良性结节也会摄取 ^{18}F-FDG PET。分析提示，^{18}F-FDG PET 偶然发现的高摄取局限性病灶中，经病理证实仅 35% 为恶性。因此，单纯依靠 ^{18}F-FDG PET 不能准确鉴别甲状腺结节的良恶性。

五、诊断及鉴别诊断

甲状腺结节的诊断需结合患者病史、临床表现、实验室检查和甲状腺超声检查结果综合判断，超声引导下甲状腺 FNAC 可对结节的良恶性进行有效的评估，对于 FNAC 为不确定的结节，免疫组织化学和分子基因检测有助于进一步明确诊断。

甲状腺结节术前良恶性鉴别要点如下。

（1）良性结节：核素摄取能力增强的"热结节"或纯囊性的结节或 FNA 细胞学诊断为 TBSRTC II 级的结节。

（2）恶性结节：FNA 细胞学诊断为 TBSRTC V 级或 VI 级的结节。

（3）性质未确定结节：FNA 细胞学诊断为 TBSRTC III 级、IV 级的结节，重复 FNA 或 CNB 结合分子检测辅助诊断。

（4）甲状腺髓样癌：同时检测血清降钙素和 CEA。

（5）甲状腺其他恶性肿瘤、恶性淋巴瘤、转移癌或不能明确分类的细胞病理需要免疫组织化学和分子基因检测辅助诊断。

六、治疗

（1）随访观察：是主要方法，需定期监测。每次随访需采集病史和体格检查，复查甲状腺和颈部超声，部分患者需随访甲状腺功能。具体随访时间：①超声提示良性结节需 6～12 个月进行随访；②超声和细胞学均提示良性结节可延长随访间隔；③超声提示高度可疑恶性、细胞学良性的结节，可缩短随访间隔，在 12 个月内再次行 FNA；④超声表现或结节大小不满足 FNA 标准的结节每隔 6～12 个月随访；⑤积极监测的可疑恶性或恶性结节可缩短随访间隔。

（2）下述情况可以考虑手术治疗：①出现与结节明显相关的局部压迫症状，如声音嘶哑、吞咽或呼吸困难等；②结节进行性生长；③临床考虑有恶变倾向；④肿物位于胸骨后或纵隔内；⑤合并甲状腺功能亢进且内科治疗无效；⑥ TA 和 TMG。

注意：接受甲状腺全切术者，术后给予左甲状腺素替代治疗，定期监测甲状腺功能，保持 TSH 水平在正常范围内。保留部分甲状腺者，术后也应定期监测甲状腺功能（首次检测时间为术后 1 个月），发现甲状腺功能减退则及时给予左甲状腺素替代治疗。良性甲状腺结节术后，不建议采用 TSH 抑制治疗来预防结节再发。

（3）左甲状腺素治疗：用于合并甲状腺功能减退症的患者。

（4）^{131}I 治疗：主要用于治疗有自主摄取功能并伴有甲状腺功能亢进的良性甲状腺结节，如 TA 或 TMG 患者。^{131}I 治疗后 2～3 个月，有自主功能的结节可逐渐缩小，甲状腺体积平均减少 40%，伴有甲状腺功能亢进者在结节缩小的同时，甲状腺功能亢进症状、体征和相关并发症可逐渐改善，甲状腺功能指标可逐渐恢复正常。如 ^{131}I 治疗 4～6 个月后甲状腺功能亢进仍未缓解、结节无明显缩小，应结合患者的临床表现、相关实验室检查和甲状腺核素显像复查结果，考虑再次 ^{131}I 治疗或采取药物、手术等治疗方法。建议 ^{131}I 治疗后每年至少检测 1 次甲状腺功能，如发现甲状腺功能减退，应及时给予左甲状腺素替代治疗。

（5）消融治疗：其原理是利用化学或物理方法对结节细胞进行原位灭活，病灶发生凝固性坏死，坏死组织被机体吸收，从而达到原位根除或损毁结节的目的。超声引导下经皮消融治疗主要包括经皮无水乙醇/聚桂醇注射（PEI/PLI）化学消融和射频消融、微波消融、激光消融及高强度聚焦超声等热消融方法。其中无水乙醇/聚桂醇注射适用于甲状腺囊肿和囊性成分＞90%的甲状腺结节；热消融治疗主要适用于实性或实性成分≥10%的甲状腺结节。消融治疗具有精准安全、疗效确切、手术时间短、颈部无瘢痕、并发症发生率低、保留甲状腺功能等优势。消融治疗可用于甲状腺良性结节进行性增大或有压迫症状或影响外观或思想顾虑过重影响正常生活，且不同意接受手术的患者。消融治疗前必须进行 FNAC 或 CNB 且明确结节为良性。甲状腺结节消融治疗禁忌证：符合下列任意一项即排除：①巨大胸骨后甲状腺肿或大部分甲状腺结节位于胸骨后方（对无法耐受手术及麻醉的患者，可考虑分次消融或姑息性治疗）；②对侧声带功能障碍；③严重凝血功能障碍；④重要脏器功能不全。

（6）无水乙醇：局部无水乙醇注射可用于治疗甲状腺结节合并囊性变。先抽出囊内液体，再注入少量无水乙醇使结节机化，其优点是颈部无手术切口，痛苦较小，患者接受度高，术前须排除恶性可能。但是治疗复发率较高，易引起甲状腺周围组织粘连，目前临床较少使用该治疗方式。

（7）中医治疗：中医认为甲状腺结节多由情志不畅、饮食不节引起，肝脾肾脏腑功能失调，肝气不舒、脾失健运、肾阳不足，使得气滞、痰凝、血瘀等病理产物痹阻经络，结于颈部而成甲状腺结节。中医以理气化痰、消瘿散结为基本治疗原则，如半夏厚朴汤加减治疗良性甲状腺结节，能改善患者的临床症状、提高生活质量，具有一定的临床疗效和安全性。应用理气化痰消瘿方配合耳穴压豆治疗良性甲状腺结节，可缓解临床症状，吸收结节组织，调节下垂体及甲状腺功能。采用消瘿散结丸治疗气郁痰凝型结节性甲状腺肿，能缩小甲状腺结节及甲状腺体积，改善中医证候，提高疗效，且不影响甲状腺激素水平。小金片联合消瘿五海丸治疗良性单纯性甲状腺结节，能缩小结节直径及减少结节数目，改善或稳定甲状腺功能，疗效较好且用药安全。瘿瘤散结方治疗良性甲状腺结节，能改善患者临床症状，缩小结节，临床使用安全。自拟散结汤联合小金丸治疗痰瘀互结型良性甲状腺结节，可有效改善患者中医证候，缩小甲状腺结节。腹针配合围刺治疗良性甲状腺结节，可有效缓解患者症状，减小结节直径，临床疗效确切。部分中医教授认为治疗甲状腺结节不仅要理气化痰治标，还应疏肝健脾治本。对于气滞日久生热化火者，则采用清肝泻火、涤痰散结之法，临证善用郁金—陈皮—猫爪草、山栀—山慈菇—夏枯草药对，并强调要谨慎应用含碘药物及含碘中药。

七、筛查

（1）无自觉症状人群不建议超声筛查甲状腺结节。

（2）有甲状腺功能异常者、甲状腺肿大者，CT、MRI 或 ^{18}F-FDG PET 发现有甲状腺肿大或结节者，应当进行甲状腺超声检查以确定是否存在甲状腺结节。

（3）有甲状腺恶性结节的高危人群应当进行筛查，高危人群包括具有童年时期头颈部放射线暴露史者、全身放射治疗史者、一级亲属有甲状腺癌家族史者、有与甲状腺癌相关的遗传综合征、个人史或家族史者（如 Cowden 病、家族性腺瘤性息肉病、Carney 综合征、多发性内分泌腺瘤病、2 型沃纳综合征）。

甲状腺结节的临床评估和处理流程见图 13.1。

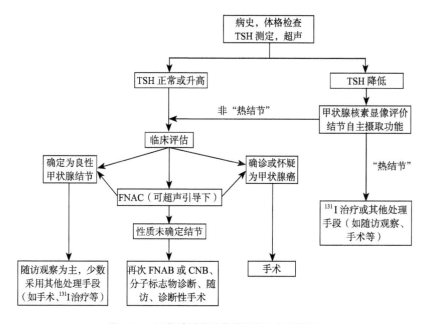

图 13.1　甲状腺结节的临床评估和处理流程

参考文献

[1] 中国内分泌代谢病专科联盟. 甲状腺结节诊治行业标准. 中华内分泌代谢杂志，2022，38（7）：552-554.

[2] 彭玲，焦丰叶，陈丽霞. 甲状腺结节的诊断与治疗研究现状. 医药论坛杂志，2023，44（2）：97-101.

[3] 王之旸，乐岭. 甲状腺结节的规范化诊疗. 临床内科杂志，2019，36（8）：514-516.

[4] 中华医学会内分泌学分会，中华医学会外科学分会甲状腺及代谢外科学组，中国抗癌协会头颈肿瘤专业委员会，等. 甲状腺结节和分化型甲状腺癌诊治指南（第二版）. 中华内分泌代谢杂志，2023，39（3）：181-226.

[5] 中华医学会内分泌学分会《中国甲状腺疾病诊治指南》编写组. 中国甲状腺疾病诊治指南——甲状腺结节. 中华内科杂志，2008，47（10）：867-868.

[6] DURANTE C, GRANI G, LAMARTINA L, et al. The Diagnosis and Management of Thyroid Nodules: A Review. JAMA, 2018, 319 (9): 914-924.

[7] ALEXANDER E K, CIBAS E S. Diagnosis of thyroid nodules. Lancet Diabetes Endocrinol, 2022, 10 (7): 533-539.

[8] WONG R, FARRELL S G, GROSSMANN M. Thyroid nodules: diagnosis and management. Med J Aust, 2018, 209 (2): 92-98.

[9] 于晓会, 单忠艳. 甲状腺结节的病因与流行病学趋势. 中国普外基础与临床杂志, 2011, 18 (8): 800-802.

[10] 中华医学会超声医学分会浅表器官和血管学组, 中国甲状腺与乳腺超声人工智能联盟. 2020甲状腺结节超声恶性危险分层中国指南: C-TIRADS. 中华超声影像学杂志, 2021, 30 (3): 185-200.

[11] 黄月红, 孙嘉慕, 左忠明, 等. 超声引导下粗针活检作为首选方法在甲状腺结节诊断中的应用. 中国超声医学杂志, 2022, 38 (7): 734-736.

[12] 陈璟泰, 侯令密, 唐云辉, 等. 超声引导下甲状腺结节粗针穿刺与细针穿刺的诊断准确性、取材满意度和并发症发生率比较: 一项 Meta 分析. 中国普外基础与临床杂志, 2021, 28 (8): 1062-1069.

[13] 曹继高. 甲状腺结节诊断与治疗. 长春: 吉林科学技术出版社, 2011.

[14] 金仲品, 肖清明, 张青山, 等. 甲状腺良性肿瘤治疗的新进展. 医学综述, 2003, 9 (4): 231-232.

[15] 杨海健, 许莉华, 吴伟梁. US-FNAC 检查在甲状腺结节中的应用价值及其诊断准确率的影响因素分析. 浙江创伤外科, 2023, 28 (4): 643-646, 650.

[16] 蔡明月, 陈婷婷. 甲状腺结节超声恶性风险分层对甲状腺结节良恶性的诊断价值. 保健医学研究与实践, 2023, 20 (2): 56-60.

[17] 李燕云, 邹大中, 陈华, 等. 良性甲状腺结节自然病程的 B 超随访. 中国医学创新, 2023, 20 (5): 156-162.

[18] 丁智慧. 血清甲状腺球蛋白抗体甲状腺过氧化物酶抗体促甲状腺激素检测在良恶性甲状腺结节鉴别诊断中的研究. 山西医药杂志, 2023, 52 (3): 225-228.

[19] 汪颖, 张珺, 吕品硕. 超声引导下射频消融联合乙醇消融对良性囊实性甲状腺结节的治疗效果观察. 贵州医药, 2022, 46 (7): 1095-1096.

[20] 周凡, 穆正青, 赵倩, 等. 超声引导下射频消融与无水乙醇消融治疗甲状腺囊

实性结节的 Meta 分析. 介入放射学杂志, 2022, 31 (7): 679-685.

[21] 柯创武. 射频消融术前行无水乙醇消融治疗在良性甲状腺囊实性结节患者中的应用价值研究. 数理医药学杂志, 2022, 35 (10): 1458-1460.

[22] 孔玉静, 付利军, 邱新光. 射频消融术与无水乙醇联合射频消融术治疗甲状腺囊实性结节的效果对比分析. 河南外科学杂志, 2022, 28 (2): 21-23.

[23] 葛鹏, 王镁. 中医药治疗甲状腺结节的现状评述. 中国医学创新, 2022, 19 (11): 183-188.

[24] 徐子缘, 朱垚, 陆明. 甲状腺结节中医药临床研究进展. 中医药临床杂志, 2021, 33 (12): 2435-2438.

[25] 陈佳, 丁雷, 方朝晖. 半夏厚朴汤加减治疗良性甲状腺结节 34 例. 江西中医药大学学报, 2022, 34 (1): 34-37.

[26] 涂春联, 赵恺, 潘三祥. 理气化痰消瘿方配合耳穴压豆治疗良性甲状腺结节的近期疗效评价. 湖北中医杂志, 2022, 44 (7): 37-39.

[27] 季晓洁, 胡丽芳, 邹骁鸣, 等. 消瘿散结丸治疗气郁痰凝型结节性甲状腺肿 35 例临床研究. 江苏中医药, 2022, 54 (6): 40-43.

[28] 杨涓, 钱春艳, 贾萍, 等. 小金片联合消瘿五海丸治疗良性单纯性甲状腺结节临床观察. 实用中医药杂志, 2022, 38 (7): 1080-1082.

[29] 王进宝, 李宇翔, 王昌成, 等. 瘿瘤散结方治疗良性甲状腺结节临床疗效及安全性观察. 河北中医, 2022, 44 (3): 393-396.

[30] 王晶晶. 自拟散结汤联合小金丸治疗痰瘀互结型良性甲状腺结节的临床观察. 医学理论与实践, 2021, 34 (24): 4284-4286.

[31] 刘春雪, 解相蕊, 张童, 等. 腹针配合围刺治疗良性甲状腺结节. 长春中医药大学学报, 2022, 38 (1): 84-87.

[32] 邹倩, 赵勇, 左新河. 左新河治疗气滞痰阻型甲状腺结节经验. 湖南中医杂志, 2022, 38 (6): 53-55.

[33] 权沛沛, 石建华. 柴胡散结汤治疗甲状腺结节对患者中医症候积分及甲状腺激素的影响. 内蒙古中医药, 2022, 41 (2): 7-8.

[34] 王萌萌, 王正环. 芪柴消瘿方治疗良性甲状腺结节效果观察. 华夏医学, 2022, 35 (2): 15-19.

第 14 章　甲状腺恶性肿瘤

第 1 节　甲状腺癌

一、概念

甲状腺癌（thyroid carcinoma，TC）是指起源于甲状腺滤泡上皮或滤泡旁上皮细胞的恶性肿瘤，是内分泌系统及头颈部最为常见的恶性肿瘤。根据肿瘤的起源及分化差异，甲状腺癌又分为甲状腺乳头状癌（papillary carcinoma of the thyroid）、甲状腺滤泡状癌（follicular carcinoma of the thyroid）、甲状腺髓样癌（medullary thyroid carcinoma，MTC）、低分化型甲状腺癌（poorly differentiated thyroid cancer，PDTC）及甲状腺未分化癌（anaplastic thyroid carcinoma，ATC），其中甲状腺乳头状癌约占全部甲状腺癌的 90%，甲状腺乳头状癌和甲状腺滤泡状癌又称为分化型甲状腺癌（differentiated thyroid carcinoma，DTC）。此外，甲状腺的一些非甲状腺组织也可发生肿瘤，如甲状腺恶性淋巴瘤，且其他部位的恶性肿瘤也可转移至甲状腺形成甲状腺转移癌。不同病理类型的甲状腺癌，在其发病机制、生物学行为、组织学形态、临床表现、治疗方法及预后等方面均有明显的不同。一般来说，DTC 预后较好。ATC 的恶性程度最高，中位生存时间仅为 7 ～ 10 个月，预后极差。

二、病因及发病机制

甲状腺癌的病因及发病机制尚不清楚，目前认为可能的危险因素包括放射性损伤、遗传因素、碘代谢及内分泌因素等。

1. 放射性损伤

研究显示，接受头颈部、上纵隔放射性治疗及有核泄漏等放射线暴露史的患者，甲状腺癌发病率显著升高，接触射线的时间越长、年龄越小、发病率越高。

2. 遗传因素

甲状腺癌的发生发展与癌基因、抑癌基因密切相关。与凋亡有关的调控基因（*p53*、*RAS*、*Bcl-2*、*C-myc* 等）的突变和异常表达，造成细胞增殖与凋亡失衡，可能是发生甲状腺癌的原因之一。有些分化良好的甲状腺癌与促甲状腺激素受体基因缺陷有关，此种基因缺陷引起甲状腺滤泡上皮细胞基底部的腺苷酸环化酶活性明显升高，合成和分泌大量三碘甲状腺原氨酸、四碘甲状腺原氨酸，形成高功能性甲状腺癌。绝大部分甲状腺癌不具有遗传倾向，而在甲状腺髓样癌中，约25%的患者具有家族遗传倾向，遗传性甲状腺髓样癌为多发性内分泌肿瘤综合征 II 型（multiple endocrine neoplasia Type II，MEN II）的表现之一，患者常合并嗜铬细胞瘤和甲状旁腺功能亢进，其病因未明，多为常染色体显性遗传，与 RET 原癌基因突变有关。家族性非髓样甲状腺癌（familial non-medullary thyroid cancer，FNMTC）是指排除环境致病诱发因素外，发生于 2 个或 2 个以上一级亲属的滤泡细胞来源的高分化甲状腺癌，多见于甲状腺乳头状癌，约占 5%，其发病与遗传因素有关，但机制未明。

3. 碘代谢

碘与甲状腺癌的关系尚不清楚，但流行病学研究显示，碘摄入量与甲状腺癌的发生风险呈 U 型曲线分布，即碘过量或碘缺乏均可增加甲状腺癌的风险，高碘地区甲状腺乳头状癌发病率高，而缺碘地区的甲状腺滤泡状癌发病率高。

4. 内分泌因素

甲状腺癌在女性中的发病率显著高于男性，且在妊娠期生长加速明显，其发病率男女比接近 1 : 3，这种差异有可能与女性雌激素水平有关。TSH 与甲状腺癌的发生也有一定关系，TSH 长期分泌过多与甲状腺滤泡癌和未分化癌的发生具有相关性。

5. 其他

除了上述几种因素外，低硒也可能增加甲状腺癌的风险，低硒可影响甲状腺激素水平和通过甲状腺自身免疫反应诱导甲状腺癌的发生。肥胖代谢综合征所致的"三高"（高血糖、高血脂、高血压）也跟甲状腺癌发生有关联。此外，吸烟可刺激甲状腺激素的转化，抑制外周脱碘酶活性，直接刺激垂体，使 TSH 水平升高，从而促进甲状腺癌的发生。

三、临床表现

大部分甲状腺癌患者没有临床症状，通常是在体检时通过甲状腺触诊和颈部超声检查发现。多数患者以颈部肿块或结节而就诊，多为甲状腺良性结节，恶性结节占 5%～10%。甲状腺癌的症状主要与疾病病程、结节大小及对周围神经组织、器官的压迫程度有关。早期患者无明显自觉症状，随着甲状腺结节的增大，患者可出现明显的颈部肿块，即气管前、颈根正中或稍偏一侧出现质硬肿块，早期可随吞咽移动，后期多固定不可推移，结节进一步增大，可出现颈部淋巴结肿大及侵犯或压迫周围组织器官，如侵犯或压迫气管可有呼吸困难、咯血等症状；侵犯或压迫食管，可出现吞咽困难、食管出血等症状；若对神经造成压迫，可出现声音嘶哑、饮水呛咳；若对颈丛或神经节造成压迫，可出现眼睑下垂等症状。甲状腺未分化癌进展迅速，可引起重度呼吸困难或窒息，危及生命，需要引起重视，及时就诊和治疗。少部分甲状腺癌晚期可发生远处转移，如肺、骨及脑转移等，出现远处转移相应器官的症状。甲状腺癌合并甲状腺功能亢进或甲状腺功能减退时可出现相应的临床表现。甲状腺髓样癌能够分泌降钙素和5-羟色胺等活性物质，可引起腹泻、心悸、面色潮红等症状。

四、检查

1. 实验室检查

应检测患者血清 TT_3、TT_4、FT_4、FT_3 和 TSH、人甲状腺球蛋白（human thyroglobulin，HTG）、TgAb 和 TPOAb 或 TSAb 等。如均正常，一般不考虑

有甲状腺功能异常。如 TSH < 0.5 mU/L，FT$_4$（或 FT$_3$）正常或稍升高，即应考虑有亚临床型甲状腺功能亢进可能。甲状腺癌患者的甲状腺功能一般正常，少数因肿瘤细胞能合成和分泌 T$_3$、T$_4$ 而出现甲状腺功能亢进症状，较轻者可仅有 TSH 下降和 FT$_3$、FT$_4$ 的升高。此外，当肿瘤坏死时，患者也可出现一过性甲状腺功能亢进。甲状腺肿瘤相关标志物包括降钙素、癌胚抗原。

2. 超声检查

超声检查是甲状腺首选的影像学检查，颈部超声可确定甲状腺结节的大小、数量、位置、囊实性、形状、边界、钙化、血供及与周围组织的关系，同时评估颈部有无异常淋巴结及其部位、大小、形态、血流和结构特点等。此外，甲状腺超声造影检测对甲状腺结节良恶性鉴别也有一定的辅助作用。当超声提示以下征象时，结节多为良性：①纯囊性结节；②由多个小囊泡占据 50% 以上结节体积、呈海绵状改变的结节。而以下超声征象则提示甲状腺癌的可能性：①实性低回声结节；②结节内血供丰富（TSH 正常）；③结节形态和边缘不规则、晕圈缺如；④微小钙化、针尖样弥散分布或簇状分布的钙化；⑤同时伴有颈部淋巴结超声影像异常，如淋巴结呈圆形、边界不规则或模糊、内部回声不均、内部出现钙化、皮髓质分界不清、淋巴门消失或囊性变等。

3. CT

CT 扫描对评价甲状腺肿瘤的范围，与周围重要结构如气管、食管、颈动脉的关系及有无淋巴结转移有重要价值。由于甲状腺病变可伸入上纵隔或出现纵隔淋巴结肿大，故扫描范围应常规包括上纵隔。CT 对中央组淋巴结、上纵隔组淋巴结和咽后组淋巴结观察具有优势，并可对胸骨后甲状腺病变、较大病变及其与周围结构的关系进行观察，可清晰显示各种形态大小的钙化灶，但对于最大径 ≤ 5 mm 的结节及弥漫性病变合并结节的患者观察欠佳。对于复发甲状腺癌，CT 可了解残留甲状腺情况，评估病灶的位置和与周围组织的关系，评估转移淋巴结的大小、位置及有无肺转移等。

如无碘对比剂使用禁忌证，对于甲状腺病变应常规行增强扫描。薄层图像可以显示较小的病灶和清晰显示病变与周围组织、器官的关系。

4. 正电子发射计算机体层成像

正电子发射计算机体层成像（positron emission tomography-computed tomograph，PET-CT）不作为甲状腺癌诊断的常规检查方法，多用于甲状腺未分化癌疗前分期和术后随访，以及在甲状腺癌随访过程中怀疑复发转移者。

5. 喉镜检查

甲状腺癌患者术前应常规利用喉镜检查评估双侧声带活动情况，若出现声带活动减弱甚至固定的征象，应高度怀疑肿瘤压迫或侵犯喉返神经，有助于评估病情和手术风险。

6. 病理学检查

超声引导下 FNAC 是利用细针对甲状腺结节进行穿刺，获取细胞成分，通过细胞学诊断病灶性质。超声引导可提高取材成功率和诊断准确率，同时有利于穿刺过程中对重要组织结构的保护及判断穿刺后有无血肿，推荐作为进一步确定甲状腺结节良恶性的诊断方法。对于直径 > 1 cm 的甲状腺结节，均可考虑 FNAC 检查。但对于存在以下情况者则不推荐穿刺：①经甲状腺核素显像证实为有自主摄取功能的"热结节"；②超声提示为纯囊性的结节。对于以下情况的患者强烈推荐行 FNAC 检查：①超声提示结节有恶性征象；②伴颈部淋巴结超声影像异常；③童年期有颈部放射线照射史或辐射污染接触史；④有甲状腺癌或甲状腺癌综合征的病史或家族史；⑤ ^{18}F-FDG PET 显像阳性；⑥伴血清降钙素水平异常升高。对于有可疑颈部淋巴结转移患者，在行可疑淋巴结 FNAC 检查时，可同时检测穿刺淋巴结洗脱液 HTG 水平，对于辅助诊断甲状腺癌淋巴结转移有重要意义。

五、诊断及鉴别诊断

1. 诊断

甲状腺癌依靠甲状腺彩超和彩超引导下 FNAC 病理学诊断可基本明确

甲状腺结节性质，但最终的诊断应以术后病理结果为标准。甲状腺癌的诊断包括病理分类诊断和分期诊断。不同组织病理类型的甲状腺癌，生物学行为区别较大，因而准确的病理诊断对患者的预后、治疗都会有很重要的影响。

FNAC 的病理学诊断报告采用甲状腺细胞病理学 Bethesda 报告系统（the Bethesda system for reporting thyroid cytopathology，TBSRTC），细胞学诊断分为 6 级（表 14.1）：I 级，不能诊断/不满意；II 级，良性；III 级，意义不明的非典型细胞/意义不明的滤泡性病变；IV 级，滤泡性肿瘤/可疑滤泡性肿瘤；V 级，可疑恶性；VI 级，恶性。不同细胞学诊断分级的患者恶性风险不同，临床处理措施也不同。对于 FNAC 取样不理想及部分少见病例中，彩超引导下粗针穿刺可以收集更充足的肿瘤组织送检病理学诊断，在形态典型的情况下可以明确诊断，是 FNAC 的补充手段。

表 14.1　TBSRTC 诊断分级标准及特点

诊断分级	内容	恶性风险	临床处理
I 级：不能诊断/不满意	囊液标本、上皮细胞量少或其他（如血多遮挡细胞、细胞过度干燥等）	5%～10%	重复 FNA
II 级：良性	符合良性滤泡结节（包括腺瘤样结节和胶质结节等）、符合桥本甲状腺炎、符合亚急性甲状腺炎	0～3%	随诊
III 级：意义不明的非典型细胞/意义不明的滤泡性病变	意义不明的非典型细胞/意义不明的滤泡性病变	10%～30%	重复 FNA/分子检测/手术
IV 级：滤泡性肿瘤/可疑滤泡性肿瘤	滤泡性肿瘤/可疑滤泡性肿瘤，如果是嗜酸细胞肿瘤，则请注明	25%～40%	分子检测/手术
V 级：可疑恶性	可疑甲状腺乳头状癌、可疑甲状腺髓样癌、可疑转移性癌、可疑淋巴瘤	50%～75%	手术
VI 级：恶性	甲状腺乳头状癌、甲状腺低分化癌、甲状腺髓样癌、甲状腺未分化癌、鳞状细胞癌、混合成分的癌（注明具体成分）、转移性恶性肿瘤、非霍奇金淋巴瘤或其他	97%～99%	手术

对于术后病理诊断报告，应包括以下内容：①肿瘤所在部位、病灶数目及大小；②病理类型、亚型、纤维化及钙化情况；③脉管及神经侵犯情况（近被膜处为神经侵犯还是喉返神经分支）；④甲状腺被膜受累情况；⑤带状肌侵犯情况；⑥周围甲状腺有无其他病变，如慢性淋巴细胞性甲状腺炎、结节性甲状腺肿、腺瘤样改变等；⑦淋巴结转移情况＋淋巴结被膜外受侵情况；⑧甲状腺癌 TNM 分期 [依据美国癌症联合委员会（American Joint Committee on Cancer，AJCC）第 8 版，见表 14.2、表 14.3]；⑨必要的免疫组化。甲状腺癌按病理类型可分为甲状腺乳头状癌、甲状腺滤泡状癌、甲状腺髓样癌、甲状腺低分化癌及甲状腺未分化癌。不同类型的甲状腺癌还包括了不同的亚型。

表 14.2　甲状腺癌 TNM 分期标准（第 8 版）一

病理类型		分期	T	N	M
乳头状癌或滤泡状癌（分化型）	年龄＜ 55 岁	I 期	任何 T	任何 N	0
		II 期	任何 T	任何 N	1
	年龄≥ 55 岁	I 期	1 ～ 2	0/x	0
		II 期	1 ～ 2	1	0
			3a ～ 3b	任何 N	0
		III 期	4a	任何 N	0
		IV A 期	4b	任何 N	0
		IV B 期	任何 T	任何 N	1
髓样癌（所有年龄组）		I 期	1	0	0
		II 期	2 ～ 3	0	0
		III 期	1 ～ 3	1a	0
		IV A 期	4a	任何 N	0
			1 ～ 3	1b	0
		IV B 期	4b	任何 N	0
		IV C 期	任何 T	任何 N	1
未分化癌（所有年龄组）		IV A 期	1 ～ 3a	0/x	0
		IV B 期	1 ～ 3a	1	0
			3b ～ 4	任何 N	0
		IV C 期	任何 T	任何 N	1

表 14.3 甲状腺癌 TNM 分期标准（第 8 版）二

原发灶（T）分期			淋巴结（N）分期		远处转移（M）分期	
	Tx	原发肿瘤无法评估	Nx	区域淋巴结转移情况无法评估	M0	无远处转移
	T0	无原发肿瘤证据	N0	无淋巴结转移证据	M1	有远处转移
	T1	肿瘤最大径≤ 2 cm，局限于甲状腺内	N1	区域淋巴结转移		
对于甲状腺乳头状癌、滤泡癌、低分化癌、Hürthle 细胞癌和未分化癌	T1a	肿瘤最大径≤ 1 cm	N1a	转移至Ⅵ、Ⅶ区（包括气管旁、气管前、喉前 /Delphian 或上纵隔）淋巴结，可以为单侧或双侧		
	T1b	1 cm <肿瘤最大径≤ 2 cm	N1b	单侧、双侧或对侧的颈侧区淋巴结转移（包括Ⅰ、Ⅱ、Ⅲ、Ⅳ或Ⅴ区）或咽后淋巴结转移		
	T2	2 cm <肿瘤最大径≤ 4 cm，局限于甲状腺内				
	T3	4 cm <肿瘤最大径但局限于甲状腺内或任意大小的肿瘤侵犯甲状腺外带状肌				
	T3a	4 cm <肿瘤最大径但局限于甲状腺内				
	T3b	肿瘤侵犯甲状腺外带状肌：胸骨舌骨肌、胸骨甲状肌、甲状舌骨肌、肩胛舌骨肌，无论肿瘤大小				
	T4	病灶侵犯甲状腺外带状肌外				
	T4a	侵犯喉、气管、食管、喉返神经及皮下组织				
	T4b	侵犯椎前筋膜，或包裹颈动脉、纵隔血管				
对于甲状腺髓样癌	Tx	原发肿瘤无法评估				
	T0	无原发肿瘤证据				
	T1	肿瘤最大径≤ 2 cm，局限于甲状腺内				

续表

原发灶（T）分期			淋巴结（N）分期	远处转移（M）分期
对于甲状腺髓样癌	T1a	肿瘤最大径≤1 cm		
	T2	2 cm＜肿瘤最大径≤4 cm，局限于甲状腺内		
	T3	4 cm＜肿瘤最大径但局限于甲状腺内或任意大小的肿瘤侵犯甲状腺外带状肌		
	T3a	4 cm＜肿瘤最大径但局限于甲状腺内		
	T3b	肿瘤侵犯甲状腺外带状肌：胸骨舌骨肌、胸骨甲状肌、甲状舌骨肌、肩胛舌骨肌，无论肿瘤大小		
	T4	病灶侵犯甲状腺外带状肌外		
	T4a	中度进展，任何大小的肿瘤，侵犯甲状腺外颈部周围器官和软组织，如喉、气管、食管、喉返神经及皮下软组织		
	T4b	重度进展，任何大小的肿瘤，侵犯椎前筋膜，或包裹颈动脉、纵隔血管		

（1）甲状腺乳头状癌及其亚型

经典型甲状腺乳头状癌基本形态特点：乳头和浸润型核特征，核分裂象罕见，沙粒样钙化较常见，主要位于淋巴管或间质。20%～40%的病例会出现鳞状上皮化生；常见淋巴管侵犯；血管侵犯不常见。免疫表型特点：甲状腺球蛋白、甲状腺转录因子-1（thyroid transcription factor-1，TTF-1）、配对盒基因8（paired box gene 8，PAX8）及广谱细胞角蛋白（cytokeratin，CK）阳性；CK20、降钙素及神经内分泌标记通常阴性。滤泡亚型约占40%，主要以滤泡性生长方式为主，具有经典型甲状腺乳头状癌的核型。

甲状腺乳头状癌分为14个亚型，分别为微小甲状腺乳头状癌、包裹型、滤泡亚型、弥漫硬化型、筛状 - 桑葚样型、高细胞亚型、柱状细胞亚型、靴钉型、实性 / 梁状型、嗜酸细胞型、沃辛瘤样型、透明细胞型、梭形细胞型、乳头状癌伴纤维瘤病 / 筋膜炎样间质。一般认为高细胞亚型、靴钉型、柱状细胞亚型和实性型为侵袭性甲状腺乳头状癌，基因型相对复杂，预后较经典型差。

1）弥漫硬化型：多见于年轻女性患者，双侧或单侧甲状腺腺叶弥漫性增大受累，具有自身免疫性甲状腺炎的血清学特点。形态学特点常见显著硬化，大量沙砾体，慢性淋巴细胞性甲状腺炎背景，肿瘤细胞巢常呈实性，伴广泛鳞状化生，容易侵犯甲状腺内淋巴管及甲状腺外组织。分子检测常见 RET 重排，*BARF* 突变罕见。10% ～ 15% 的病例发生远处转移，以肺转移为主，无病生存期较短，但其病死率与普通型乳头状癌无明显差别。

2）高细胞亚型：≥ 30% 癌细胞高度是宽度的 2 ～ 3 倍以上，有丰富的嗜酸性胞质及典型的甲状腺乳头状癌核型特征，常呈单行或平行排列。常见于年龄较大患者，侵袭性比经典型强，更容易发生甲状腺外侵犯及远处转移。大多数病例有 *BRAF* 突变（60% ～ 95%）。

3）柱状细胞亚型：这种罕见亚型由假复层柱状细胞构成，常缺乏典型的甲状腺乳头状癌核型特征，偶可显示核下空泡及透明胞质，类似于子宫内膜癌或肠型腺癌。部分病例免疫组化染色尾型同源盒转录因子阳性。TTF-1 不同程度阳性。预后可能与肿瘤大小、腺外扩散相关，而与类型本身无关。

4）筛状 - 桑葚样型：这种亚型被认为是甲状腺癌的一种独特亚型，几乎只发生于女性，通常与家族性腺瘤性息肉病相关，具有腺瘤性结肠息肉病（adenomatous polyposis coli，APC）基因胚系突变，也可出现散发性病例。散发性病例通常为单发病灶，预后很好，只需将腺叶切除即可。而家族性常为多发病灶，并常可检查到结肠息肉病，需进行 APC 基因检测。肿瘤通常为包裹性病变，具有筛状、滤泡、乳头、梁状、实性及桑葚样结构等混合的生长方式。包膜 / 血管侵犯常见。筛状结构的腔隙大而不圆，缺乏腔内胶质。核并非特别透明。免疫染色 TTF-1 常斑驳阳性。TG 局灶或弱阳性。β 联蛋白显示特征性核阳性。桑葚样结构表达广谱 CK，但不表达 p63、TG、TTF-1、ER、β 联蛋白和 CK19。

5）靴钉型：为甲状腺乳头状癌的罕见亚型，具有侵袭性行为且预后相对较差。诊断要求至少 30% 的肿瘤细胞呈现靴钉样微乳头状特征。出现少量的靴钉样微乳头状结构也有重要意义，应在病理报告中注明。与经典型甲状腺乳头状癌相比，靴钉型甲状腺乳头状癌常出现腺外扩散、淋巴结转移或远处转移，对放射性碘治疗反应差，因此，病死率增加。分子检测以 BARF 突变为主。

（2）甲状腺滤泡癌及其亚型

甲状腺滤泡癌缺乏乳头状癌核型特征，通常有包膜，呈浸润性生长。发病率为 6% ～ 10%。甲状腺滤泡癌包括微小浸润型（仅包膜侵犯）、包膜内血管浸润型、广泛浸润型 3 种。甲状腺滤泡状癌淋巴结转移较甲状腺乳头状癌少见但易发生远处转移。甲状腺滤泡状癌常见的基因突变包括 *RAS* 点突变，*PAX8-PPARG* 融合、*TERT* 启动子突变等，*BRAF* 突变和 *RET* 融合不常见。

Hürthle 细胞肿瘤是一类具有 75% 以上嗜酸细胞的滤泡性肿瘤。通常有包膜，也是滤泡细胞来源，可归入甲状腺滤泡状癌或独立成为一种类型，较为少见。良恶性诊断标准与甲状腺滤泡状癌相同。嗜酸细胞癌中 *BRAF* 突变、*RET* 融合和 *RAS* 突变发生率较低。可分为 Hürthle 细胞腺瘤（嗜酸细胞腺瘤）和 Hürthle 细胞癌（嗜酸细胞癌）。

（3）甲状腺髓样癌及其亚型

MTC 起源于甲状腺滤泡旁细胞（又称为 C 细胞），发病率为 2% ～ 3%，分为散发性和家族性。散发性髓样癌约占 70%，患者多为 50 ～ 60 岁中年人，而家族性髓样癌发病年龄轻，是常染色体显性遗传疾病。患者血清降钙素的水平与髓样癌肿瘤负荷相关，但也有极少部分（＜ 1%）的病例为非分泌性的，此时血清 CEA 的检查是髓样癌随诊过程中的重要指标。MTC 镜下形态多样，其典型结构为实性、分叶、管状或岛状，肿瘤细胞可以是圆形、多角形、浆细胞样或梭形，细胞核低 – 中度异型，核分裂活性相对较低。根据细胞和结构特征分为不同类型，包括乳头型 / 假乳头型、滤泡型（管状 / 腺样）、梭形细胞型、巨细胞型、透明细胞型、嗜酸细胞型、黑色素型、鳞状亚型、副节瘤样型、血管肉瘤样型、小细胞型、包膜内甲状腺髓样癌等。免疫组化指标可以表达降钙素、神经内分泌标志物（CD56、突触素、嗜铬素 A）、TTF-1、PAX8 和 CEA 等，不表达 TG。

（4）甲状腺低分化癌及甲状腺未分化癌

PDTC 在形态和生物学行为上介于分化型甲状腺癌和甲状腺未分化癌之间。主要的组织学形态有岛状、梁状和实性，常见核分裂象及大片坏死所致残留肿瘤细胞呈血管外皮瘤样聚集在血管周围。PDTC 可以同时伴有不同比例的分化型癌成分，其侵袭性强、预后较差。PDTC 的 Ki-67 指数通常在 10% ～ 30%，Bcl-2、Cyclin D1 通常阳性，p53、p21 和 p27 灶状阳性。

ATC 由未分化的甲状腺滤泡细胞构成，具有高度侵袭性，预后极差。典型症状为迅速增大、质硬、固定的颈部包块伴广泛周围组织侵犯，30% ～ 40% 患者伴有肺、骨和脑等远处转移。主要组织学形态有肉瘤样、瘤巨细胞样和上皮样，不同形态可单独或混合出现，也可出现灶状的鳞状分化或异源性分化，病灶中通常伴有坏死、大量核分裂象和血管侵犯。免疫组化：TTF-1 和 TG 通常阴性，PAX8 约一半病例阳性，CK 可以在上皮样分化区域阳性，白细胞共同抗原（leukocyte common antigen，LCA）、肌源性标记和黑色素瘤标记等主要用于排除性诊断。鉴别诊断：其他类型高度恶性肿瘤，如肌源性肉瘤、恶性黑色素瘤和大细胞淋巴瘤等。非滤泡和滤泡旁细胞来源的高度恶性甲状腺原发肿瘤一般也归为 ATC 范畴，如鳞状细胞癌、肉瘤、黏液表皮样癌等。

2. 鉴别诊断

（1）甲状腺腺瘤

好发于年轻女性，多无任何症状，意外或体检时发现颈部肿块就诊，彩超多提示单发、边界清晰、形态规则的甲状腺结节，表面光滑，与周围组织无粘连，可随吞咽上下活动，生长多缓慢，少数有恶变可能，也可发展为具有自主动能的甲状腺腺瘤，此时可合并甲状腺功能亢进症状，当结节突然增大时多为囊内出血，无颈部淋巴结转移或远处转移。

（2）结节性甲状腺肿

多见于中年以上女性，病程可长达数 10 年，多为两侧腺叶多发结节，大小不一，部分结节可有囊性变。患者多无自觉症状，肿物巨大时可出现压迫症状，如压迫气管，使气管移位，患者可出现呼吸困难；压迫食管，可出现吞咽困难。结节癌变发生率较低，但对于老年、肿物较大、病程较长的患者，肿物可迅速增大并浸润周围组织，当肿块坚硬固定或出现颈部可疑淋巴结转移时，应警惕结节恶变的可能性。

（3）亚急性甲状腺炎

病因未明，可能是由病毒感染引起，病程多为数周或数个月，发病前常有呼吸道感染病史，可伴有轻度发热，局部可有疼痛，以吞咽时明显，可放射到耳部，肿物有压痛。由于甲状腺滤泡的破坏，患者可有一过性甲状腺功能亢进或者甲状腺功能减退的症状及相应的实验室检查结果，且患者 C 反应蛋白（C-reactive protein，CRP）及血沉可升高。彩超可见甲状腺弥漫性增大，也可出现不对称的结节样肿物。本病为自限性疾病，约经数周病程可自愈，治疗以缓解症状为主，少数炎症反应严重者需要糖皮质激素的治疗。少数患者需穿刺检查以排除甲状腺癌。

（4）慢性淋巴细胞性甲状腺炎（桥本甲状腺炎）

本病好发于中青年女性，无明显自觉症状，是一种慢性自身免疫性甲状腺炎症，可有一定的家族聚集性，多为体检时被发现。查体可见甲状腺弥漫性肿大，质韧，以峡部增厚为主要特征，少部分患者会出现疲倦、呆滞、皮肤干燥、便秘、声音嘶哑等症状。实验室检查可见甲状腺相关抗体滴度显著升高：TPOAb 及 TgAb 是最有诊断意义的指标，随着病情进展可出现甲状腺功能减退症状，当 TSH 升高，FT_3 及 FT_4 仍在正常范围内，表明出现了亚临床甲状腺功能减退。病情继续进展，可出现 FT_3 及 FT_4 均下降，TSH 升高，进入临床甲状腺功能减退期。部分患者在疾病早期，因甲状腺组织破坏出现一过性 FT_3 及 FT_4 升高，TSH 降低的甲状腺功能亢进征象。彩超可见甲状腺肿大，弥漫性低回声区出现短线状强回声并形成分隔状或网格状改变，可有桥本结节出现，有时与甲状腺癌难以区别。本病多保守治疗，当出现甲状腺功能减退时应给予甲状腺激素治疗。

（5）硬化性甲状腺炎（Riedel 病，又称纤维性甲状腺炎）

本病是一种全身慢性纤维增殖性疾病，局部表现，病因未明，平均病程为 2～3 年，疾病发展到一定程度后可自行停止。患者甲状腺普遍增大，质硬如木样，但保持甲状腺原来的外形，病变常侵袭周围组织并产生压迫症状，如声音嘶哑、呼吸困难等，难以与甲状腺癌相鉴别。

六、治疗

甲状腺癌的诊治过程涉及多个学科，应坚持整合医学理念，发挥多学科协作诊疗（multidisciplinary team，MDT）在甲状腺癌治疗和管理中的作用。甲状腺癌目前仍以外科治疗为主，辅以内分泌治疗、放射性核素治疗、放射治疗及靶向治疗等综合治疗。不同病理类型的甲状腺癌治疗原则不尽相同，如分化型甲状腺癌和甲状腺髓样癌以手术治疗为主，而甲状腺未分化癌患者少有手术机会，部分患者对放疗、化疗有一定效果，但总体来说疾病进展快、预后极差。

1. 外科治疗

外科治疗作为甲状腺乳头状癌、甲状腺滤泡状癌和 MTC 的首选治疗手段，对于不同类型和分期的甲状腺癌，其手术范围不同，应综合患者整体情况和诉求，综合分析并制定个体化的治疗方案。

（1）原发灶的手术范围

T1/T2 期的分化型甲状腺癌多局限于一侧腺叶，可行患侧腺叶及峡部切除。对于合并有以下高危因素的患者，建议行全甲状腺切除：多灶癌、侧方淋巴结转移、远处转移、家族史、幼年电离辐射接触史等。全甲状腺切除也是术后有条件实施核素治疗的前提。对于位于峡部的肿瘤，肿瘤较小者可行扩大峡部切除，肿瘤较大或伴有淋巴结转移者可考虑全甲状腺切除。原发灶最大直径 ≤ 1 cm 的甲状腺乳头状癌称为甲状腺微小乳头状癌（papillary thyroid microcarcinoma，PTMC），大部分 PTMC 进展缓慢，致死率低，可采取主动监测、密切随访措施，但目前没有一个精准的风险评估体系来提前预测 PTMC 的侵袭性，所以在选择随访治疗时，有疾病进展的风险。对于具有以下特征的甲状腺微小乳头状癌，可考虑随访：①原发肿瘤为单个病灶。②原发灶的位置位于甲状腺腺体中央，而不是紧邻甲状腺被膜或气管。③尚无区域淋巴结转移表现。还应综合考虑患者有无幼年时期大剂量电离辐射接触史、甲状腺癌家族史、是否合并甲状腺功能亢进等因素。密切随访期间，每 6 个月重新评估，如发现肿瘤明显进展（如直径增大 2 ~ 3 mm，新出现肿瘤病灶，或出现临床可疑的转移性区域淋巴结等），应考虑外科治疗。

T3/T4 期病变肿瘤较大或已侵犯甲状腺被膜外肌肉及周围器官，建议行全甲状腺切除。部分 T3 期肿瘤本身不大，但靠近甲状腺被膜且侵犯被膜外肌肉的病灶，可行患侧腺叶及峡部切除，同时切除受侵犯肌肉。T4 期病变在切除甲状腺的同时需要切除受累的部分结构器官，如喉、气管、下咽和食管等，此时应与相应的专科如血管外科、骨科、神经外科等多学科协作，制定切除及修复方案。T4b 期病变很难完全切除，预后差，手术风险较大，术后并发症较多，患者能否从手术中获益是患者是否实施手术的重要评估点，有时姑息性的症状减轻治疗是必需的，如气管切开缓解呼吸困难等。

对于甲状腺髓样癌患者，建议行全甲状腺切除术，对于行腺叶切除后，偶然发现的散发性微小病灶 MTC，也可考虑密切观察。MTC 易出现颈部淋巴结转移，大部分患者就诊时已伴有颈部淋巴结转移，切除原发灶的同时还需行颈部淋巴结清扫术，清扫范围需综合临床评估及血清降钙素水平。部分 MTC 具有遗传性，应检测体细胞 *RET* 基因突变，这部分患者需行全甲状腺切除及颈部淋巴结清扫。若为 MEN Ⅱ 型患者，应注意评估全身情况，如合并嗜铬细胞瘤等，需要先处理嗜铬细胞瘤后再考虑甲状腺手术。总体而言，MTC 的手术治疗比 DTC 手术略激进，务必在首次手术时达到根治性效果。

对于甲状腺未分化癌而言，少数患者就诊时肿瘤较小，可能有手术机会，对于 Ⅳ A 期和部分 Ⅳ B 期（预期能达到 R0/R1 切除）的患者，可尝试手术治疗，多数患者就诊时肿物已较大，且病情进展迅速，无手术机会，不推荐减瘤切除。气道评估在 ATC 整个治疗过程中都至关重要，气管切开的时机需综合判断，个体化决策，对于没有或判断不会发生气道梗阻者，不建议行预防性气管切开术。不建议对 ATC 行激进广泛的器官切除，因为疗效不确切且严重影响患者生活质量，同时可能延迟后续的放疗或系统治疗。

（2）淋巴结清扫范围

cN0 期的患者，如有高危因素（如 T3～T4 期病变、多灶癌、家族史、幼年电离辐射接触史等），可考虑行中央区清扫。中央区淋巴结清扫是大部分甲状腺恶性肿瘤的常规手术清扫范围，如果为一侧病变的话，清扫单侧中央区（包括患侧气管食管沟及气管前），喉前区也是中央区清扫的一部分。中央区清扫的范围，下界为无名动脉上缘水平，上界为舌骨水平，外侧界为颈总动脉内侧缘，包括气管前。右侧气管食管沟需注意喉返神经所在水平深面的淋巴脂肪组织。对于侧颈部淋巴结处理（Ⅰ～Ⅴ区）原则：术前评估或术中冰冻病理学检查证实为 N1b 期时行侧颈淋巴结清扫，范围包括Ⅱ区、Ⅲ区、Ⅳ区、Ⅴ B 区，最小范围是Ⅱ A 区、Ⅲ区、Ⅳ区。Ⅰ区不需要常规清扫。DTC 侧颈部淋巴结转移最多见于患侧Ⅲ区、Ⅳ区，其次Ⅱ区、Ⅴ区、Ⅰ区较少见。咽旁淋巴结、上纵隔淋巴结等特殊部位淋巴结在影像学考虑有转移时建议同期手术切除。

2. ^{131}I 治疗

（1）治疗指征：根据 2015 年版 ATA 指南这一复发风险分层系统指导是否对 DTC 患者进行 ^{131}I 治疗：①对高危复发危险分层患者（符合以下任 1 项：明显的腺外浸润；癌未完整切除；证实存在远处转移；术后高 Tg 水平提示远处转移者；合并较大淋巴结转移，即任何淋巴结转移灶直径 ≥ 3 cm；甲状腺滤泡癌广泛侵犯血管，即 > 4 处血管侵犯）强烈推荐 ^{131}I 治疗。②对中危分层患者（符合以下任 1 项：镜下见肿瘤侵犯甲状腺外软组织；侵袭性组织学表现，如高细胞、靴钉样、柱状细胞癌等；伴血管侵犯的甲状腺乳头状癌；若行 ^{131}I 治疗后全身显像，可见颈部摄碘转移灶显影；淋巴结转移，病理检查发现 > 5 枚转移淋巴结，转移灶最大直径均 < 3 cm；BRAF V600E 突变阳性的甲状腺腺内乳头状癌：直径 1 ~ 4 cm；BRAF V600E 突变阳性的多灶甲状腺微小癌合并腺外浸润）可考虑 ^{131}I 治疗，但近来的研究显示，中危患者合并有镜下甲状腺外侵犯但癌灶较小或淋巴结转移个数少、受累直径小且不伴高侵袭性组织亚型或血管侵犯等危险因素者不能从 ^{131}I 治疗中获益，可不进行 ^{131}I 治疗。③对低危分层患者（甲状腺乳头状癌且满足以下全部条件：无远处转移；所有肉眼所见肿瘤均被彻底切除；肿瘤未侵犯周围组织；肿瘤不是侵袭性的组织学亚型及未侵犯血管；若行 ^{131}I 治疗后全身显像，未见甲状腺床外摄碘转移灶显影；合并少量淋巴结转移，即 cN0 期，但病理检查发现 ≤ 5 枚微小转移淋巴结，转移灶最大直径均 < 0.2 cm；腺体内的滤泡亚型甲状腺乳头状癌；腺体内的分化型甲状腺滤泡癌合并被膜侵犯及伴或不伴轻微血管侵犯 < 4 处；甲状腺内微小乳头状癌不论是否多灶、是否伴有 BRAF V600E 阳性，都属于低风险分层），不推荐行 ^{131}I 治疗。④对低危人群中淋巴结受累 ≤ 5 枚且无淋巴结包膜外侵犯、病灶 < 0.2 cm 的患者，为便于通过监测血清 Tg 水平及 ^{131}I 全身显像后续随访，可选择行 ^{131}I 甲状腺清除治疗。妊娠、哺乳期妇女或计划 6 个月内妊娠者禁行 ^{131}I 治疗。

（2）^{131}I 甲状腺清除治疗剂量：①推荐采用 30 mCi 进行中、低危患者的甲状腺清除治疗。②对于伴有可疑或已证实的镜下残存病灶或高侵袭性组织学亚型（高细胞亚型、柱状细胞型等）但无远处转移的中、高危患者，推荐 ^{131}I 辅助治疗剂量为 150 mCi。③对于甲状腺未全切/近全切除术后，有较多残留甲状腺组织或需要清灶治疗的患者，考虑使用较高剂量的 ^{131}I 治疗。④颈部残留手术未切除的 DTC 组织、伴发颈部淋巴结或远处转移，但无法手术或患者拒绝手术的、全甲状腺切除术后不明原因血清 Tg，尤其是刺激性 Tg 水平升高者，甲状腺清除治疗同时应兼顾清灶治疗，^{131}I 剂量为 100～200 mCi。对于青少年、育龄妇女、高龄患者和肾脏功能轻中度受损的患者可酌情减少 ^{131}I 剂量。对于肺转移的治疗，病灶仍摄取碘并出现临床有效，每隔 6～12 个月再次施行治疗。经验性治疗剂量推荐为 100～200 mCi，对于 70 岁以上患者的剂量为 100～150 mCi。对于骨转移灶，剂量为 100～200 mCi。对于无法手术切除的摄碘病灶推荐 ^{131}I 治疗，最大耐受剂量上限为 150 mCi。

3. TSH 抑制治疗

外源补充甲状腺激素可使 TSH 处于较低水平，降低甲状腺分化型肿瘤复发风险，但同时也使机体处于亚临床甲状腺功能亢进状态，可能引发一系列其他系统病变和症状，如心律失常、骨折、焦虑等。根据 2015 年 ATA《成人甲状腺结节及分化型甲状腺癌诊治指南》，分化型甲状腺癌的 TSH 抑制治疗目标需要综合复发风险分级及 TSH 抑制风险分层综合决策（表 14.4），在治疗的初始阶段，中高危组治疗目标为 TSH < 0.1 mU/L，低危组为 0.1～0.5 mU/L。在治疗的随访期阶段，对于肿瘤持续存在的患者，若无特殊禁忌，TSH 水平 < 0.1 mU/L；若临床和生化检查均显示无病生存的患者，且存在高风险疾病，TSH 水平应维持在 0.1～0.5 mU/L，并保持 5～10 年；对于无病生存且低复发风险的患者或血清抑制性 Tg 水平不可测、颈部超声阴性的患者，可使 TSH 水平介于正常水平低限 0.3～2 mU/L。TSH 抑制是否必要及 TSH 抑制治疗目标（表 14.5）需综合复发风险分级和 TSH 抑制风险，由专科医生针对患者情况个体化分析决定。

表14.4　分化型甲状腺癌的复发风险分级及 TSH 抑制风险分层

复发风险分层系统	因素	TSH 抑制风险分层	因素
低风险	①甲状腺乳头状癌且满足所有条件：无远处转移；所有肉眼所见肿瘤均被彻底切除；肿瘤未侵犯周围组织；肿瘤不是侵袭性的组织学亚型及未侵犯血管；若行 ^{131}I 治疗后全身显像，未见甲状腺床外摄碘转移灶显影；合并少量淋巴结转移，即 cN0 期，但病理检查发现≤5 枚微小转移淋巴结：转移灶最大直径均< 0.2 cm ②腺体内的滤泡亚型甲状腺乳头状癌 ③腺体内的分化型甲状腺滤泡癌合并被膜侵犯及伴或不伴轻微血管侵犯< 4 处 ④甲状腺内微小乳头状癌不论是否多灶、是否伴有 BRAF V600E 阳性	低风险：需满足所有条件	中青年、无症状者、无心血管疾病、无心律失常、无肾上腺素能受体激动的症状或者体征、无心血管疾病危险因素、无合并疾病、绝经前妇女、骨密度正常、无骨质疏松症的危险因素
中风险：符合任1项	①镜下见肿瘤侵犯甲状腺外软组织 ②侵袭性组织学表现，如高细胞、靴钉样、柱状细胞癌等 ③伴血管侵犯的甲状腺乳头状癌 ④若行 ^{131}I 治疗后全身显像，可见颈部摄碘转移灶显影 ⑤淋巴结转移，病理检查发现>5 枚转移淋巴结，转移灶最大直径均< 3 cm ⑥BRAF V600E 突变阳性的甲状腺腺内乳头状癌：直径为 1～4 cm ⑦BRAF V600E 突变阳性的多灶甲状腺微小癌合并腺外浸润	中风险：符合任 1 项	中年，高血压，有肾上腺素能受体激动的症状或者体征，吸烟，存在心血管疾病因素或糖尿病，围绝经期妇女，骨量减少，存在骨质疏松症危险因素
高风险：符合任1项	①明显的腺外浸润 ②癌未完整切除 ③证实存在远处转移 ④术后高 Tg 水平提示远处转移者 ⑤合并较大淋巴结转移即任何淋巴结转移灶直径≥3 cm ⑥甲状腺滤泡癌广泛侵犯血管，即>4 处血管侵犯	高风险：符合任 1 项	临床心脏病，老年，绝经后妇女，伴发其他严重疾病

表 14.5 TSH 抑制治疗目标

TSH 抑制治疗风险分层	ATA 分化型甲状腺癌复发风险分级			
	初治期（mU/L）		随访期（mU/L）	
	中高危	低危	中高危	低危
中高危	< 0.1	0.5 ~ 1.0	0.1 ~ 0.5	1.0 ~ 2.0
低危	< 0.1	0.1 ~ 0.5	< 0.1	0.5 ~ 2.0

TSH 抑制治疗所形成的长期亚临床甲状腺功能亢进状态可能引起其他系统或器官的异常，产生一系列不良反应，如心血管疾病、骨质疏松、神经精神障碍等。在治疗过程中应密切监测不良反应的发生，给予必要的干预和治疗并及时调整 TSH 抑制治疗方案。

（1）心血管系统不良反应

甲状腺激素可使心率增快、心肌收缩力增强、心脏耗氧量增加，而长期亚临床甲状腺功能亢进状态将导致心动过速、心房颤动等不良反应的发生，增加冠心病、心力衰竭等疾病的患病风险。临床表现为心慌、心悸、心绞痛等症状。血清甲状腺激素水平越高，即 TSH 抑制水平越低时，心功能受影响越显著。

老年患者进行 TSH 抑制治疗时，心功能更易受影响，因此，对于年龄 ≥ 65 岁或年龄 < 65 岁但合并心血管疾病，以及 TSH 抑制目标为 < 0.1 mU/L 的患者，应评估治疗前基础心脏情况，包括详细的病史询问和体格检查、心电图、血压、血糖、血脂检测，必要时完善动态心电图、超声心动图及颈动脉超声检查等，明确患者的心血管功能和是否存在心血管疾病相关风险。TSH 抑制治疗期间，应定期完善上述检查，并叮嘱患者做好自我监测，必要时及时就诊并定期门诊随诊，及时调整 TSH 抑制方案。

β 受体阻滞剂可以减轻甲状腺激素对心功能的影响，降低心房颤动等不良事件的发生和心血管疾病的患病风险。对于年龄 ≥ 65 岁或年龄 < 65 岁但合并心血管病，以及 TSH 抑制目标为 < 0.1 mU/L 的患者，若无禁忌证，可使用 β 受体阻滞剂预防心血管系统不良反应发生。对于 TSH

抑制治疗前或治疗期间发生心房颤动者，可按照心房颤动治疗原则给予规范治疗。对于合并心脏病或存在心血管事件高危风险者，常规给予心血管药物治疗，并可适当放宽 TSH 抑制目标。

（2）骨骼系统不良反应

甲状腺激素和 TSH 均参与骨代谢的调控，长期高甲状腺激素水平可增强破骨细胞活性，引起骨质流失，导致骨质疏松。TSH 具有重要的骨保护作用，TSH 抑制治疗所形成的低水平 TSH 使得骨形成减少，骨吸收增加，进一步加重了骨质流失。骨骼系统不良反应主要表现为腰背疼痛、乏力、全身骨痛，如有病理性骨折，表现为局部疼痛、肢体活动受限等。

绝经期后女性及老年人是骨质疏松的高危人群，更易在 TSH 抑制治疗期间发生骨骼系统不良反应。因此，对于绝经后女性和老年患者及需将 TSH 抑制至正常参考范围下限以下的患者，应评估治疗前基础骨骼状态，包括血清钙 / 磷、24 小时尿钙 / 磷、骨转换生化标志物和骨密度测定，明确患者骨骼条件，据此设定适宜的 TSH 抑制目标。后续治疗期间，也应定期完善上述检查，监测患者的骨骼状态，及时调整 TSH 抑制治疗方案。

长期高水平甲状腺激素是绝经后骨质疏松症（osteoporosis，OP）的高危因素，为预防骨骼不良反应发生，绝经后女性在 TSH 抑制治疗期间应常规接受 OP 预防治疗，确保钙摄入 1000 mg/d，补充维生素 D 400～800 U/d；若治疗前后已诊断为 OP，增加维生素 D 摄入至 800～1200 U/d，并启动规范化抗 OP 治疗。

（3）神经、精神系统不良反应

甲状腺激素可以增加神经细胞膜上 β 肾上腺素受体的数量和结合能力，提高神经系统的兴奋性。长期亚临床甲状腺功能亢进状态可致患者出现烦躁不安、失眠多梦等神经系统过度兴奋症状，患者情绪障碍与认知功能障碍发生的风险提高。因此，TSH 抑制治疗期间，应关注和监测患者的神经和精神系统，甄别相关症状，如认知功能障碍、情绪异常、行为改变等，给予相应的神经、精神干预和治疗，并在必要时调整 TSH 抑制治疗方案。

4. 放化疗

对 DTC 和 MCT 而言，化疗疗效较差，而靶向治疗有一定疗效，对于进展较迅速、有症状的晚期放射性碘难治性分化型甲状腺癌患者，可考虑使用多激酶抑制剂索拉非尼。对于进展较迅速、无法手术的晚期 MTC，国内已批准使用的靶向治疗药物为安罗替尼，RET 是治疗 MTC 潜在最有效的靶点，对于存在 RET 变异的晚期 MTC 应选择塞帕替尼、普拉替尼等 RET 抑制剂。靶向治疗可能延长患者的无进展生存，但多数不能改善总体生存，且靶向治疗开始后，一旦疾病出现进展可能呈现加速进展状态，因而对于 DTC 患者，建议在外科治疗和 ^{131}I 治疗均无效，且疾病仍有显著进展的情况下才考虑靶向治疗。

放化疗是 ATC 患者的主要治疗手段，靶向治疗在 ATC 患者的治疗中扮演重要角色。对于ⅣA 期和ⅣB 期 ATC 患者，可考虑在放疗基础上加用化疗。化疗可以与放疗同步使用，也可在放疗后辅助性给予。使用的药物包括紫杉类、蒽环类和铂类。同步化放疗时，化疗方案推荐采用每周方案。对于ⅣC 期甲状腺未分化癌，可考虑给予全身化疗。推荐用于ⅣC 期甲状腺未分化癌的方案包括紫杉醇联合铂类、多西紫杉醇联合多柔比星、紫杉醇单药、多柔比星单药。靶向药物治疗在 ATC 患者中的应用尚存许多争议，对于 *BRAF* V600E 突变的 ATC，达拉非尼联合曲美替尼是最具突破性的进展，可应用于新辅助治疗。拉罗替尼可用于 NTRK 融合阳性的 ATC，免疫检查点抑制剂的单独应用和联合应用也在积极开展临床试验。

甲状腺癌对外照射放疗（external beam radiation therapy，EBRT）敏感性差，仅在很小一部分患者中使用，原则上应配合手术使用，主要为术后放疗，具体实施应根据手术切除情况、病理类型、病变范围、年龄等因素而定：①对恶性程度较低的癌，如分化好的甲状腺乳头状癌或甲状腺滤泡状癌仅在无法再次手术切除时才考虑介入。②当肿瘤累及较重要的部位（如气管壁、椎前组织、喉、动脉壁或静脉瘤栓等）而手术又无法切净，且 ^{131}I 治疗无效或预计 ^{131}I 治疗效果不佳时，可考虑术后放射治疗。③对年轻患者，病理类型一般分化较好，即使是出现复发转移也可带瘤长期存活，且 ^{131}I 治疗和再次手术都为有效的治疗手段，外照射的应用需慎重。④对 PDTC 或 ATC，如手术后有残留或广泛的淋巴结转移，应及时给予大范围的术后放射治疗，以尽可能地降低局部复发率，改善预后。

七、疾病预防与康复

虽然甲状腺癌目前病因未明，但可以从以下几方面进行预防。

（1）远离放射性物质，减少不必要的辐射接触，尤其是未成年人，应该尽量避免不必要的头颈部放射接触。

（2）合理膳食：适量摄碘，对于非缺碘地区，不提倡过度补碘，海带、紫菜等含碘特别高的食物不要多吃，碘盐的碘含量很少，所以碘盐影响是比较小的，可以吃含碘盐。增加硒的摄入也可能有助于防治甲状腺癌。

（3）现代研究结合古代医家都认为情志因素与甲状腺癌的发生密切相关，因而保持良好的生活方式，避免经常熬夜，饮食上避免食用变质发霉的食物，避免吸烟、酗酒等，保持精神愉快，适当的运动，放松心情对于预防本病的发生有一定作用。

（4）筛查家族史、定期体检：如果直系亲属患有甲状腺癌，那么这个人属于家族史阳性，建议定期的体检，包括甲状腺及颈部淋巴结的彩超、甲状腺功能的检测等。

甲状腺癌患者的康复主要指颈部功能锻炼。首先，甲状腺术后患者由于颈部组织瘢痕牵缩，颈部外观和肌肉功能出现异常；其次，由于患者术后害怕疼痛刺激及颈部活动牵拉伤口，颈部长期维持前伸、埋头姿势，导致颈部僵硬、活动受限、颈部疼痛等问题，因而需早期并坚持颈部功能锻炼。颈部锻炼方式包括"米"字操和"T"字操，"T"字操是甲状腺术后患者早期颈部锻炼的主要方式，其动作为颈部分别向左、向右和埋头向下三个方向的运动（用头部写"T"字）。

参考文献

[1] 中华医学会内分泌学分会，中华医学会外科学分会甲状腺及代谢外科学组，中国抗癌协会头颈肿瘤专业委员会，等．甲状腺结节和分化型甲状腺癌诊治指南（第二版）．中华内分泌代谢杂志，2023，39（3）：181-226.

[2] 中华人民共和国国家卫生健康委员会医政医管局．甲状腺癌诊疗指南（2022年版）．中国实用外科杂志，2022，42（12）：1343-1357，1363.

[3] 姚京，李晨，田文．甲状腺癌的规范诊治．外科理论与实践，2021，26（6）：467-471.

[4] GULEC S A, AHUJA S, AVRAM A M, et al. A joint statement from the American Thyroid Association, the European Association of Nuclear Medicine, the European Thyroid Association, the Society of Nuclear Medicine and Molecular Imaging on Current Diagnostic and Theranostic Approaches in the Management of Thyroid Cancer. Thyroid, 2021, 31（7）: 1009-1019.

[5] 李小毅．2015年美国甲状腺学会《成人甲状腺结节与分化型甲状腺癌诊治指南》解读：外科部分．中国癌症杂志，2016，26（1）：13-18.

[6] 兰霞斌，张浩.《2015美国甲状腺学会成人甲状腺结节与分化型甲状腺癌诊治指南》外科治疗更新解读．浙江医学，2016，38（5）：313-316.

[7] HAUGEN B R, ALEXANDER E K, BIBLE K C, et al. 2015 American Thyroid Association Management Guidelines for Adult Patients with Thyroid Nodules and Differentiated Thyroid Cancer: The American Thyroid Association Guidelines Task Force on Thyroid Nodules and Differentiated Thyroid Cancer. Thyroid, 2016, 26（1）: 1-133.

第2节　甲状腺癌的手术及术后并发症管理

一、甲状腺癌的外科手术

1. 甲状腺癌分型与对应的外科治疗原则

根据世界卫生组织（WHO）甲状腺肿瘤组织学分类，按照癌细胞的来源将原发性上皮肿瘤分为滤泡上皮肿瘤、髓样癌、滤泡上皮与滤泡旁细胞混合性肿瘤。其中滤泡上皮肿瘤中的恶性甲状腺癌根据癌组织细胞分化程度依次分为 DTC、PDTC、ATC 3 种类型。

甲状腺癌的组织学分型是重要的预后因素，根据患者病理学活检结果，可以初步确定甲状腺癌的治疗原则。

（1）DTC 包括滤泡上皮起源的甲状腺乳头状癌和滤泡细胞起源的甲状腺滤泡状癌，未出现远处转移者预后良好，治疗以外科治疗为主，辅以术后内分泌治疗、放射性核素治疗，根据具体情况也可采用辅助放疗和靶向治疗。

（2）MTC 是甲状腺滤泡旁细胞来源的恶性肿瘤，预后较好，以外科治疗为主，某些情况下需辅以放射治疗、靶向治疗。

（3）PDTC 与 ATC 是有限分化或未分化的滤泡细胞构成的高度侵袭性恶性肿瘤，预后差，治疗依据个体情况采取放、化疗，但总体治疗效果差，预计生存时间短。

2. DTC 的外科治疗

DTC（包括甲状腺乳头状癌和甲状腺滤泡状癌）占甲状腺癌发病率的 80%～90%，治疗基本目标为提高总体存活率和无病存活，减少肿瘤的残留或复发、转移等风险。对于甲状腺癌的外科治疗，首要目标是完整切除癌原发灶，以及侵袭到甲状腺被膜外的肿瘤组织和转移淋巴结。根据最新指南，对于原发病灶处理可参照如下标准。

（1）T1、T2 期

T1、T2 期病变按照其分期标准，肿瘤组织＜ 4 cm，多局限于一侧腺叶，建议行患侧腺叶及峡部切除，对于部分有高危因素的患者，也可行全甲状腺切除。需要做甲状腺全切的情况包括：①多灶癌、淋巴结转移、远处转移。②家族史、幼年电离辐射接触史。③部分术后有必要行核素治疗的病例。④对位于峡部的肿瘤，肿瘤较小者可行扩大峡部切除，肿瘤较大或伴有淋巴结转移者可考虑全甲状腺切除。

（2）PTMC

此外，随着诊断技术的进步和生活方式的改变，大量甲状腺内的微小肿瘤被发现，对于 T1 期中 < 1 cm 的病变，外科学上将其命名为 PTMC，属于低风险的微小乳头状瘤，其进展缓慢，致死率低，外科治疗中除可考虑内镜下手术或传统外科手术（一侧腺叶切除术）外，也可以考虑监测、随访模式的保守疗法。

（3）T3、T4a 期

对于 T3、T4a 期病变，除了考虑全甲状腺切除以外，还需要对甲状腺周边的组织和部分器官进行切除，包括被膜外肌肉、部分喉、部分气管、下咽及部分食管等，术前需结合患者实际患病情况和个人身体状况准备对应的切除准备和修复方案。

（4）T4b 期

T4b 期病变被认为属于无法手术切除的类型，需结合多学科协作对病灶进行处理，但总体而言预后不佳且手术风险较大，术后并发症较多。需要考虑患者能否从手术中受益，但对症治疗的手术如气管切开缓解呼吸困难等往往是必要的。

另外根据诊疗指南的要求，在有效保护甲状旁腺和喉返神经的情况下，需对 cN1a 期 DTC 患者同侧的中央淋巴结区（Ⅵ区）进行清扫，而对于 cN0 期的低危者可个性化处理清扫范围。中央区淋巴结清扫的范围包括上界：舌骨水平；下界：无名动脉上缘水平；外侧界为颈总动脉内侧缘，包括气管前。

对于明确中央区淋巴结转移比例高的患者，可考虑侧颈区淋巴结（Ⅰ～Ⅴ区）清扫术，通常可采用术前评估或术中冰冻证实 N1b 时行侧颈区淋巴结清扫，清扫的最小范围为ⅡA区、Ⅲ区、Ⅳ区，建议清扫的范围[引自甲状腺癌诊疗指南（2022）]包括Ⅱ区、Ⅲ区、Ⅳ区、ⅤB区淋巴结（图 14.1）。

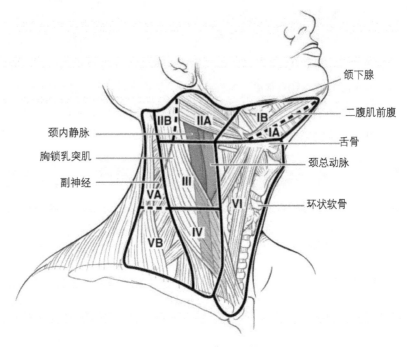

图 14.1　淋巴结清扫范围解剖示意

3. MTC 的外科治疗

MTC 是少见的神经内分泌肿瘤，仅占甲状腺癌的 1% ～ 2%，可伴有降钙素 Ctn 的明显升高，临床根据超声、CT 检查和血清 Ctn 水平进行诊断。MTC 在较早时期会出现颈部淋巴结的转移，大部分的患者在就诊时往往已经伴有了淋巴结的转移，因此针对 MTC，全甲状腺切除和中央区淋巴结的清扫是最小切除范围。而当术前影像学检查提示同侧区淋巴结可疑阳性或穿刺明确侧区淋巴结转移，可清扫累及侧区淋巴结（Ⅱ～Ⅴ区），即使术前检查未见明显侧区淋巴结转移，如果血清基础 Ctn > 200 ng/L，也应当考虑对侧区颈淋巴结进行清扫。

4. 手术式介绍——甲状腺癌切除术

外科治疗是甲状腺癌的首选治疗方式已是医疗界的共识，但对于甲状腺癌的手术切除范围仍有不少讨论，手术的实施是仅限于患侧甲状腺腺叶、峡部还是扩大到对侧部分甲状腺，抑或采取全甲状腺切除术尚有争论。如何达到根治甲状腺癌，防止复发和扩散转移，同时又能避免过度治疗，保存一部分甲状腺生理功能，都是我们应该重视的问题。以下将简单介绍甲状腺切除术和相应的区域淋巴结清扫术。

甲状腺癌初次手术采用的原发灶切除范围通常包括3种：①患侧腺叶＋峡部切除；②患侧腺叶＋峡部＋对侧腺叶次全切或大部切除；③全甲状腺切除或近全甲状腺切除。选择术式时，需结合患者病理学检查和实际身体状况。目前国内大部分学者主张第二种手术方式，而全切术或近全切在欧美和日本等地区为主流。以下将介绍甲状腺切除术的基本步骤。

（1）暴露手术部位：于胸骨上窝一横指处做一与颈部皮纹及颈正中线左右对称的弧形切口。切开皮肤后，用电刀在颈阔肌下游离皮瓣，向上至甲状软骨上缘，向下至胸骨上窝。然后用3把组织钳将切口上缘的皮瓣向上牵拉，切开颈白线并切开甲状腺外科被膜。再用甲状腺拉钩将舌骨下肌群左右两侧牵开，至此完成双侧甲状腺的显露。

（2）结扎血管：甲状腺的血液供应相当丰富，主要来自甲状腺上动脉和甲状腺下动脉，部分人自头臂干或主动脉弓发出甲状腺最下动脉，沿气管上升进入甲状腺峡并与其他甲状腺动脉吻合。由于甲状腺中静脉位于腺体下部，自侧叶外侧缘穿出，管径粗但管壁薄，在接下来的游离步骤中会反复牵拉甲状腺腺体，故在完成甲状腺显露后，应首先结扎并切断甲状腺中静脉，避免撕破甲状腺中静脉或颈内静脉导致术中大出血或产生气体血栓。

（3）游离甲状腺上极：预先离断锥体叶与甲状腺悬韧带，充分游离显露甲状腺上极后，紧靠上极分离并结扎切断甲状腺上动静脉，血管双重结扎牢靠，由于甲状腺上动脉和喉上神经外支关系十分密切，非全麻术中可时刻注意患者发声的音调变化，以避免喉上神经的损害，造成术后环甲肌麻痹导致声带松弛、呛咳等并发症。

（4）游离甲状腺下极，结扎甲状腺下动、静脉：切断甲状腺中静脉后，用甲状腺钩将甲状腺向内上方牵拉，充分显露甲状腺下极与甲状腺下动、静脉。远离下极腺体结扎，切断甲状腺下极血管。离断前注意仔细辨认喉返神经与甲状腺下动脉关系及患者发音的变化，慎防喉返神经损伤。

（5）显露喉返神经：喉返神经是迷走神经在胸部的分支，左侧勾绕主动脉弓上行，右侧勾绕右锁骨下动脉上行，均走行于食管气管间沟内。喉返神经与甲状腺下动脉有复杂的交叉关系，一般来说左侧喉返神经行程较长，位置较深，多在甲状腺下动脉的后方；而右侧喉返神经行程短，位置浅，多在甲状腺下动脉的前方。喉返神经向上伴行甲状腺下动脉，在甲状腺侧叶近甲状软骨下角后方处进入咽喉，因此自甲状软骨下角寻找喉返神经是临床常采用的方法。寻找到喉返神经后，紧贴腺体真被膜后方的疏松组织间隙游离甲状腺后方与气管前部分，将右侧甲状腺翻向左侧，辨认甲状旁腺并保护。直视下显露喉返神经是保护其免受损伤的主要方法，喉返神经的医源性损伤是甲状腺手术的主要并发症，应引起临床医生的重视。

（6）切除甲状腺：在喉返神经完全暴露后，检查各血管、神经、组织的状况，确认无误后将甲状腺向上抬、翻，用超声刀或其他器械游离峡部并做一侧全叶甲状腺切除术。若需行全切术，则在一侧切除后，用相同步骤对另一侧甲状腺进行切除。有时在两侧的喉返神经与环状软骨间的甲状腺有角状嵌入的部分，局部如有粘连，为保证喉返神经的完整，可保留该处少许腺体。

5. 区域淋巴结清扫术

根治性切除是甲状腺癌规范化治疗的基本前提，而残存的转移淋巴结则是甲状腺癌残留和复发最常见的原因，因此规范化地进行甲状腺周边区域淋巴结清扫术是有关患者预后的重要因素。

具体明确治疗和预防性的淋巴结清扫指征可参照以下几点。

（1）术前超声发现＞8～10 mm 的可疑淋巴结，细针穿刺（fine needle

aspiration，FNA）结果会影响手术方案时，应行可疑淋巴结 FNA 检查及洗脱液 Tg 检查。

（2）对于术前检查提示中央区淋巴结无转移（cN0 期），但是甲状腺癌原发灶 T3 或 T4 期，或术前检查提示侧颈淋巴结转移（cN1b），建议行单侧或双侧预防性中央组淋巴结清扫。

（3）对于 T1 或 T2 期甲状腺癌，无侵犯，不合并淋巴结转移（cN0 期），尤其是甲状腺滤泡癌，行甲状腺全切除术即可，无须行预防性中央区淋巴结清扫术。

（4）推荐行治疗性颈侧区淋巴结清扫术前，行 FNA 检查取得颈侧区淋巴结转移阳性诊断。

二、甲状腺癌的术后并发症

甲状腺作为人体最大的内分泌器官，其周围组织血运丰富、解剖网络复杂、神经走行隐蔽，导致甲状腺切除术的难度大、术后并发症较多。临床上应该根据患者实际患病情况选择合适的术式，在保证疗效的情况下尽可能降低术后并发症的发生概率，提高患者术后生存质量。

根据相关研究和 Meta 分析，甲状腺癌患者行甲状腺切除术后并发症发病概率为 3%～7%，其概率与原发病情、初次手术方式、初次手术时的操作步骤有关。术者的手术经验丰富和提高术前、术中、术后各项准备和护理方式的规范性可有效预防和降低甲状腺术后并发症的发生。甲状腺并发症是临床工作防范和预防的重点，其并发症多会造成二次损伤，让患者承受巨大的痛苦，其主要类型包括颈部切口出血及血肿、喉返神经损伤、低钙血症、甲状腺危象、感染及引流不畅等情况。

1. 颈部出血及血肿

甲状腺癌术后出血的发生率为 1%～2%，多见于术后 24 小时内，可见患者颈部肿胀，引流管内有血性液体。由于颈部形成的血肿对气管的压迫，患者可有呼吸困难乃至窒息的症状，因此术后出血是十分紧急的并发症。人体颈部血运丰富是出血风险较高的解剖原因，另外术后常见的呕吐、咳嗽、频繁发声等喉部活动常会导致切口恢复不佳引发出血。因此术后护理人员应嘱托患者尽量少说话、张口呼吸、吸痰处理咳嗽等。同时需要密切关注患者术后 24 小时颈部切口出血情况和大小变化情况，同时检测血压、呼吸等基本生命体征。如果关注到引流量＞ 100 mL/h，需考虑存在活动性出血，应及时行清创止血术。患者出现呼吸窘迫时应首先控制气道，立即在床旁打开切口，清除气管周围血凝块，缓解血肿对气管的压迫。若患者仍感到呼吸窘迫，则应果断行气管切开，待到呼吸困难缓解后转至手术室进行处理。

2. 声带麻痹和喉返神经损伤

甲状腺癌手术喉返神经损伤发生率为 0.3% ～ 15.4%。喉返神经损伤的常见原因有手术操作损伤、肿瘤粘连或侵犯神经等。根据解剖学研究，喉返神经分支变异是导致其术中操作损伤的重要基础，变异的喉返神经一般出现在人体右侧颈部，有以下几种情况。

（1）自迷走神经发出，较水平行走至甲状软骨下角后方入喉。

（2）自迷走神经颈段舌骨水平发出，由外上向内下行走至甲状软骨下角下后方入喉。

（3）从迷走神经主干分出后，直接横穿甲状腺，在环状骨下缘进入喉内。

（4）喉返神经可能为 2 条，甚至 3 条神经干。

（5）喉返神经分支之间或分支与颈交感神经链之间吻合成袢状。分支发出部位较高，不钩绕右锁骨下动脉，迷走神经分出后直接入喉，即所谓非返喉下神经。由于非返喉下神经在入喉时行程与甲状腺下动脉几乎伴行，在结扎甲状腺下血管时极易误伤。

喉返神经的作用主要是支配除环甲肌外的其他喉内肌肉的运动，包括声带的内收肌和外展肌，以及声门裂下方喉黏膜的感觉。若单侧喉返神经受损则会出现患侧的声带麻痹，引起患者术后声音嘶哑甚至失声，但单侧受损往往不伴有呼吸障碍和窒息的风险；而双侧喉返神经受损后，将导致严重的呼吸困难或窒息的症状，可危及生命，应该紧急做气管切开。若术中已明确有双侧喉返神经损伤的患者，术中可合并行杓状软骨切除术，减少患者气管切开的风险。对于轻度的喉返神经受损者，术后声音嘶哑可在数周内自行恢复，术后2周到2个月间进行声音评估，若有异常者可行喉镜检查，证实喉返神经有损伤后，可选择合适的喉返神经修复术，改善患者的发声功能。

3. 甲状旁腺功能减退

甲状旁腺是位于甲状腺两侧叶后方，真假被膜之间的两对腺体，具有分泌甲状旁腺激素（parathyroid hormone，PTH）的功能，以调节体内的钙磷代谢。若在手术过程中不慎切除或损坏甲状旁腺，则会导致术后PTH分泌不足，使血钙下降，血磷上升，最终导致术后出现低钙血症，临床上可见患者手脚、口周发麻感或手足搐搦等情况。术后甲状旁腺功能减退的持续时间与术中甲状旁腺的损害程度及个人体质有关，通常情况下，术后超过半年甲状旁腺功能未恢复即可认为是永久性甲状旁腺功能减退。甲状腺术后患者低钙血症的总体发生率占比50.0%～56.6%，而永久性甲状旁腺功能减退的发生率为2%～15%。

对于行甲状腺全切的患者，术后可预防性地使用碳酸钙，每次500～1000 mg，每日3次，同时加服活性维生素D制剂骨化三醇，每日0.25～3.00 μg，可有效减少低钙血症的发生。当患者低钙症状明显时可缓慢静脉注射10%葡萄糖酸钙10～20 mL，必要时4～6小时后重复注射可缓解症状。对于暂时性的低钙血症患者，可根据上述方法在运用口服补钙缓解治疗的基础上给予适量骨化三醇，而对于永久性低钙血症患者，需终身补充钙剂和维生素D类药物，必要时定期静脉补钙。另外，指南建议患者术后若出现低钙血症相关症状，需术后1天、3天及1个月复查血清钙和PTH水平，若1个月后仍低于正常值，则需延长随访监测时间。

4. 淋巴漏

淋巴漏是指在手术中损伤局部淋巴管，导致淋巴液露出积聚在皮下，临床上可见引流量持续性增多，可达 500 ～ 1000 mL，引流液多为乳白色不透明液体，故又称为乳糜液。淋巴漏的发生与甲状腺癌术中对颈侧部和中央区淋巴结清扫有关，相对其他并发症较少见，发生率在 0.5% ～ 8.3%。发生淋巴漏时患者会出现自身循环容量的下降、电解质的紊乱及局部感染和皮瓣坏死等症状，该并发症危险程度虽较低，但会增加患者的住院时间，加重患者的精神和经济负担。

淋巴漏发生后，应保持患者引流通畅，可先采取保守治疗，进行局部加压包扎，持续负压引流，同时禁食并给予肠外营养，数日后可见引流液变为淡黄色清亮液体，同时引流量减少，患者逐步恢复正常。对于引流液不多的淋巴漏患者，可予低脂饮食等保守治疗。此外，创面喷洒铜绿假单胞菌注射液对于淋巴漏的预防作用已较为明确，在临床上应用较多，而对于术后淋巴漏患者，创面喷洒铜绿假单胞菌注射液的治疗作用仍在探索之中。淋巴漏经保守治疗大多可治愈，若保守治疗无效，则应考虑经原颈部切口入路寻找漏点结扎或胸腔镜下结扎颈部胸导管。

5. 甲状腺危象

甲状腺危象又称甲亢危象，是甲状腺术后严重并发症之一，甲状腺癌患者合并甲状腺功能亢进时发生率较单纯甲状腺癌患者高，这是由于循环中的甲状腺激素水平增高引发的一系列症状，可能与以下 2 种原因有关。

（1）手术前准备不充分：甲状腺功能亢进患者术前未使用抗甲状腺药物或碘剂应用过久。

（2）手术本身对腺体的刺激，以及手术挤压甲状腺导致大量甲状腺激素入血。

甲状腺危象具有较高的致死风险，主要发生在术后 12 ～ 36 小时内，临床可见患者术后发生高热，脉搏加快（ > 120 次 / 分），出现多汗、焦躁、腹泻乃至眩晕、昏迷等类似甲状腺功能亢进症状。患者发生类似症状时应引起临床工作者的警惕，及时报备医生，并给予碘剂口服、静脉注射地塞米松、镇静和吸氧支持。

6. 感染

甲状腺术后感染并非常见，发生率在 1% ～ 2%。手术切口多为Ⅰ类切口，少部分设计喉、气管、食管的部分为Ⅱ类切口，但由于本身患有癌症，患者个人情况和免疫功能都有所下降，发生感染的概率上升。临床上可见患者切口处红肿渗液、皮温升高、局部疼痛和压痛等体征，查引流管也可见浑浊液体。

临床上怀疑有切口感染时，可给予经验性抗生素治疗。颈部有脓肿形成时，可开放切口换药。术后感染严重程度并不高，但仍有极少数患者因感染引起血管破裂出血，危及生命。

三、甲状腺癌术后并发症管理

1. 如何降低甲状腺切除术后并发症的发生率

根据以上内容我们可以发现，甲状腺相关的术后并发症往往与其解剖特点、生理机制有关，早期甲状腺手术并发症发生率高于外科医生和患者的接受范围，被著名外科医生 Samuel Gross 认为是对患者的"屠杀"，直到 19 世纪末 Theodor Kocher 将手术并发症发生率降到安全水平，他所提出的手术原则已成为减少甲状腺手术并发症的基本技能，一直沿用至今：①充分了解甲状腺周围的解剖结构；②轻柔处理甲状腺周围的组织器官；③仔细结扎出入甲状腺的血管。

基于此，我们可以认为在手术过程中，主刀医生对于基本技能和解剖知识的掌握可以有效降低甲状腺切除术术后并发症的发生率，也因此，如何通过术中的操作预防和减少手术并发症始终是备受关注的话题。

2. 围术期操作建议

（1）术后出血：预防术后出血的关键在于分清手术入路的解剖层次，准确结扎或凝闭相关血管。手术打开颈部，暴露甲状腺时，应始终保持术野干燥清晰，以便对进出腺体的小血管进行结扎，现今采用的高频电刀可帮助主刀医生快速给予细小血管或出血点止血。在处理甲状腺上极时近心端需双重结扎或缝扎，以防血管回缩后造成止血困难或术后线结脱落，从而导致术后出血。

（2）喉返神经及喉上神经损伤：由于喉返神经紧贴甲状腺后被膜的气管食管沟内，因此对于行腺叶切除术的患者，保护后被膜的完整性是防止喉返神经损伤的关键。对于甲状腺全切的患者，业界普遍认为常规暴露并保护喉返神经是基础做法，可根据本章解剖知识，从甲状软骨下角寻找喉返神经，采用蚊式钳仔细分离，显露喉返神经。另外，解剖过程中未实际损害到喉返神经或喉上神经并不代表其功能正常，在手术中的任何压迫、挤压、拉伸乃至能量器械产生的热损伤都有可能导致神经麻痹，因此术中神经电生理监测（intraoperative neurophysiological monitoring，IONM）技术在目前的甲状腺手术中大放异彩，对于甲状腺癌等手术时，IONM能够减少喉返神经损伤的发生率，因此也被指南所推荐。

（3）IONM技术：IONM现今运用于甲状腺手术的有刺激神经观察环甲肌震颤和使用神经监测仪观察肌电图两种方式。环甲肌震颤监测大致步骤如下：游离甲状腺上极时，在环甲间隙内胸骨甲状肌头侧、喉头下方的位置探测，可通过探测仪刺激并观察环甲肌震颤定位喉上神经外支，在游离完甲状腺上极后，再次对喉上神经外支进行刺激，评估有无损伤，国际神经监测学组提出验证监测系统有效的方法分为两步：①探测甲状腺上极血管分叉上方，环甲肌震颤或记录电极获得肌电图信号。②探测甲状腺上极血管分支，环甲肌无震颤或肌电图信号呈基线水平。肌电图波形监测法则是应用喉上神经外支肌电振幅变化较大，且受监测导管电极位置影响的原理，临床中将喉上神经外支振幅与相应喉返神经和迷走神经肌电振幅的比值作为评估参数来判定神经是否受损。

（4）甲状旁腺功能损伤：甲状旁腺功能障碍往往是术后医疗纠纷的常见问题，其低钙血症的表现往往会增加患者的心理负担，影响患者的生活质量。因此在术中更应警惕损伤甲状旁腺，由于甲状旁腺位于甲状腺真假被膜之间，因此紧贴甲状腺固有被膜分离甲状旁腺，大多甲状旁腺由终末血管供血，上位甲状旁腺由甲状腺下动脉上行支或甲状腺上动脉的分支或甲状腺上动脉与下动脉的吻合支供血，下位甲状旁腺由甲状腺下动脉供血，术中应采取精细化被膜解剖技术来处理进出甲状腺的 3 级终末血管，而不应结扎甲状腺上、下血管的主干，从而最大限度保证甲状旁腺的血供。手术过程中，在保证甲状旁腺血供良好的情况下尽可能对其进行原位保留，对于已失去血供的甲状旁腺应尽快进行自体移植，可有效降低术后永久性甲状旁腺功能减退的发生率。另外，随着现今技术的发展与成熟，甲状旁腺近红外荧光成像技术已被作为识别甲状旁腺和评估血流灌注的新技术，包括外源性荧光成像技术和近红外字体荧光成像技术。吲哚菁绿作为这一技术的常用对比剂在国外及国内部分医院得到了广泛的运用，其能在术中准确识别甲状旁腺，且对人体几乎没有不良反应，能有效保护甲状旁腺结构与周围血供，降低术后低钙血症的发生率。

参考文献

[1] 康维明，朱长真，田树波，等. 甲状腺癌的外科治疗. 中国医学科学院学报，2013，35（4）：373-377.

[2] 孙辉，刘晓莉. 甲状腺癌规范化诊治理念更新及其意义. 中国实用外科杂志，2015，35（1）：72-75.

[3] 刘斯平. 不同甲状腺癌切除术治疗甲状腺癌患者的临床疗效分析. 临床普外科电子杂志，2022，10（1）：56-61.

[4] 黄华俊，张永康. 甲状腺全切除和次全切除术对甲状腺癌的治疗效果及安全性的比较. 实用癌症杂志，2016，31（9）：1531-1533.

[5] 叶学红，高力，谢磊. 甲状腺全切除术并发症的预防（附84例报告）. 中国实用外科杂志，2001，21（12）：734-735.

[6] 王志明，李新营，吕新生，等. 甲状腺术后并发症分析. 中国普通外科杂志，

2003，12（10）：723-726.

[7] 张浩，刘金钢.努力减少甲状腺手术并发症.中国实用外科杂志，2018，38（6）：596-599.

[8] 孙荣昊，李超，樊晋川，等.不同术式初治分化型甲状腺癌复发率及并发症比较的 Meta 分析.中华耳鼻咽喉头颈外科杂志，2013，48（10）：834-839.

[9] 中国医师协会外科医师分会甲状腺外科医师委员会，中国研究型医院学会甲状腺疾病专业委员会.分化型甲状腺癌术后管理中国专家共识（2020 版）.中国实用外科杂志，2020，40（9）：1021-1028.

[10] 关海霞.术后甲状旁腺功能减退内科治疗.中国实用外科杂志，2014，34（4）：317-320.

[11] ASCHEBROOK KILFOY B, WARD M H, SABRA M M, et al. Thyroid cancer incidence patterns in the United States by histologic type, 1992-2006. Thyroid, 2011, 21（2）：125-134.

[12] WELLS S A JR, ASA S L, DRALLE H, et al. Revised American Thyroid Association guidelines for the management of medullary thyroid carcinoma. Thyroid, 2015, 25（6）：567-610.

[13] VAIMAN M, NAGIBIN A, HAGAG P, et al. Subtotal and near total versus total thyroidectomy for the management of multinodular goiter. World Journal of Surgery, 2008, 32（7）：1546-1551.

[14] PARK I, HER N, CHOE J H, et al. Management of chyle leakage after thyroidectomy, cervical lymph node dissection, in patients with thyroid cancer. Head neck, 2018, 40（1）：7-15.

[15] GODBALLE C, MADSEN A R, PEDERSEN H B, et al. Post-thyroidectomy hemorrhage: a national study of patients treated at the Danish departments of ENT Head and Neck Surgery. European Archives of Otorhinolaryngology, 2009, 266（12）：1945-1952.

[16] SUN W, LIU J, ZHANG H, et al. A meta-analysis of intraoperative neuromonitoring of recurrent laryngeal nerve palsy during thyroid reoperations. Clinical Endocrinology, 2017, 87（5）：572-580.

[17] ORLOFF L A, WISEMAN S M, BERNET V J, et al. American thyroid

association statement on postoperative hypoparathyroidism: diagnosis, prevention, and management in adults. Thyroid, 2018, 28（7）: 830-841.

[18] 张珂, 赵辉, 时琳琳, 等. 吲哚菁绿荧光成像技术在甲状旁腺和甲状腺手术中的应用研究进展. 浙江医学, 2021, 43（20）: 2254-2257, 2262.

[19] 牛亦奇. 甲状腺切除术中喉上神经监测的研究进展. 外科理论与实践, 2020, 25（2）: 167-170.

第六篇
甲状腺疾病诊疗能力提升

第15章 罕见甲状腺疾病

甲状腺疾病是最常见的内分泌疾病之一，影响 20% ~ 50% 的人群，文献报道很多，但对罕见甲状腺疾病的报道甚少。本章节主要介绍罕见甲状腺疾病，包括垂体性甲状腺功能亢进、甲状腺激素抵抗综合征、遗传性转甲状腺素蛋白淀粉样变、原发性甲状腺恶性淋巴瘤、耳聋 – 甲状腺肿综合征等。

第1节 垂体性甲状腺功能亢进症

一、概念

垂体促甲状腺激素分泌瘤引起的甲状腺功能亢进（垂体性甲状腺功能亢进）在临床上罕见。垂体促甲状腺激素分泌瘤常表现为甲状腺功能亢进同时伴 TSH 不被抑制。

二、病因及发病机制

临床较少见，多数为垂体瘤所引起，少数由下丘脑 – 垂体功能紊乱所致，出现促甲状腺激素分泌过多。

三、临床表现

多数为轻、中度甲状腺功能亢进，儿童多见，男女无差别。患者具有典型的甲状腺功能亢进症状，表现为甲状腺肿大，很少有突眼，可伴胫前局限性黏液性水肿或肢端肥大或泌乳闭经综合征。

四、检查

（1）实验室检查：TT_3、TT_4、^{131}I摄取率均高于正常，促甲状腺激素升高。

（2）头部 MRI 或 CT 检查可以发现垂体瘤的证据。

五、诊断及鉴别诊断

1. 诊断

（1）具有典型的临床症状，如心慌、怕热、多汗、多食、消瘦、大便次数增多、手抖、情绪激动、失眠等。

（2）甲状腺功能检查提示 TSH、T_3、T_4均升高。

（3）垂体磁共振可出现影像学表现，如垂体可能会有增生或腺瘤。

（4）垂体作为内分泌重要的司令官，也会分泌其他激素，垂体性甲状腺功能亢进会合并其他激素紊乱，如泌乳素异常等。

2. 鉴别诊断

Graves 甲状腺功能亢进也具有典型的临床表现，如心慌、怕热、多汗、多食、消瘦、大便次数增多、手抖、情绪激动、失眠等，但体格检查和影像学检查显示甲状腺弥漫性肿大（少数病例可无明显甲状腺肿大）；血清 TSH 水平降低、血清甲状腺激素水平升高；还具有眼球突出和其他浸润性眼征、胫前黏液性水肿等体征。

六、治疗

按甲状腺功能亢进经多种方法治疗均不能治愈，而手术切除垂体肿瘤或放疗后，垂体性甲状腺功能亢进的症状会消失。

七、预防及康复

垂体性甲状腺功能亢进需禁碘或减少含碘食物摄入，给予足够的热量和营养，如可以多吃鸡蛋、牛奶、瘦肉等高蛋白食物，以及富含维生素的新鲜蔬菜、水果等。

第 2 节　甲状腺激素抵抗综合征

一、概念

甲状腺激素抵抗综合征（resistance to thyroid hormone，RTH）又称甲状腺激素不敏感综合征（thyroid hormone insensitivity syndrome，THIS），是一种罕见遗传病，表现为垂体和（或）外周组织对甲状腺激素的敏感性降低。该综合征的患病率约为 1/40 000，不受性别和种族的影响，约 85% 具有家族遗传性，其中大多呈常染色体显性遗传，极少数呈常染色体隐性遗传，约 15% 为散发病例。

二、病因及发病机制

RTH 约 85% 为 $TR\beta$ 基因突变所致，其余的一小部分考虑与 $TR\alpha$ 基因突变、TH 细胞膜转运缺陷（thyroid hormone cell membrane transport defect，THCMTD）、TH 代谢缺陷（thyroid hormone metabolism defect，THMD）、TR 辅助调节因子的异常有关。以血清 FT_3、FT_4 升高、TSH 不被抑制（升高或正常）为血清学特征。

三、临床表现

RTH 的临床表现多样，可从无任何临床症状到症状极为严重。RTH 有家族遗传倾向，少数为散发性。有些病例表现为甲状腺功能亢进或甲状腺功能减退，常被误诊。发病年龄多从婴儿期开始，但症状轻者也有到老年才获得诊断的。其临床共同特点是血甲状腺激素明显升高，且与临床表现不一致。RTH 可分为全身性、垂体性和外周组织性。

1. 全身性甲状腺激素抵抗综合征

全身性甲状腺激素抵抗综合征（generalized resistance to thyroid hormone，GRTH）的临床表现是甲状腺弥漫性肿大、聋哑、骨骼发育延迟。临床上无甲状腺功能亢进，TSH 水平正常或升高。临床表现可从无症状到严重甲状腺功能减退。有的患者有智力低下，还可有其他躯体畸形，如脊柱畸形、鸡胸、鸟样颜面、先天性鱼鳞癣、眼球震颤等。

2. 垂体性甲状腺激素抵抗综合征

垂体性甲状腺激素抵抗综合征（pituitary resistance to thyroid hormone，PRTH）是指甲状腺激素对垂体释放的 TSH 负反馈作用减弱或消失，从而TSH 过度释放，导致甲状腺增生肿大，甲状腺激素合成增加。临床表现为血 TSH 明显升高，甲状腺激素水平升高，甲状腺肿大，无甲状腺功能亢进表现。

3. 外周组织性甲状腺激素抵抗综合征

此型极为少见，多数有家族史，出现甲状腺肿大（多发性结节性甲状腺肿），血甲状腺激素增高，但临床却表现为甲状腺功能减退，血清总 T_3、T_4、FT_3、FT_4 升高，TSH 多在正常范围。此型患者最具特征的表现是即使应用高剂量的甲状腺激素，T_3、T_4 明显升高，但临床上无甲状腺功能亢进表现。

四、检查

1. 实验室检查

目前认为本病与 T3 受体缺陷有关，它是发生在受体分子水平上，并且是一种典型的受体疾病。

（1）甲状腺免疫全套检测：T_3、T_4、FT_3、FT_4、TSH、TBG、TRH 兴奋试验等，T_3、T_4 可结构正常，有免疫活性，其值常常超过正常 3 倍多。

（2）血浆蛋白结合碘升高，基础代谢率（basal metabolic rate，BMR）正常，过氯酸盐试验阴性，^{131}I 摄取率正常或升高。

（3）血中 LATS 阴性，TGA（-）、TMA（-）。

（4）染色体测定可发现异常。

（5）DNA、核 T_3 受体、基因 $TR\beta$、$TR\alpha$ 检测，$TR\beta$ 基因发生点突变，导致受体与 T_3 亲和力下降。少数患者属常染色体隐性遗传者，基因分析发现 $TR\beta$ 基因大片缺失。

2. 其他辅助检查

（1）X 线骨骺检查多有骨骺发育延迟，点彩状骨骺和其他骨骺畸形。

（2）甲状腺 B 超检查了解甲状腺肿大程度、有无结节等。

（3）其他测定如尿胱氨酸测定、5'脱碘酶等生化检测等。

五、诊断及鉴别诊断

1. 诊断

诊断 RTH，首先需排除血清中 TH 的结合异常，包括家族性蛋白异常性高 TSH 血症、遗传性和获得性甲状腺素结合球蛋白过多、甲状腺素运载蛋白过多，以及抗甲状腺激素抗体，可通过平衡透析法来测定血清 FT_3、FT_4。对于临床疑诊 RTH 的患者，因单独基因检测未发现突变或单一的功能试验阴性均不能完全排除 TH，故需联合基因检测和功能试验以明确诊断，一般先行功能试验临床确诊，最后再行基因检测最终确诊。

（1）基因检测

RTH 绝大多数是由 $TR\beta$ 基因突变导致的 RTHβ，因此 $TR\beta$ 基因检测无疑在诊断中发挥着重要作用。同时对基因确诊 RTH 患者的近亲属进行 $TR\beta$ 基因检测，可以及时发现家系中的其他患者，并给予正确治疗。

（2）相关功能试验

TRH 试验、生长抑素试验、T_3 试验可用于 RTH 的辅助诊断，但由于试验药物不易获得、价格昂贵、操作繁琐、缺乏结果判断标准等因素而未在临床推广。对于基因检测未发现突变但临床仍高度怀疑 RTH，这时可个体化选择相关功能试验辅助诊断。

2. 鉴别诊断

（1）先天性甲状腺功能减退

表现为智力发育延迟、怕冷、易倦乏力等，与 GRTH 表现类似，但血 T_3、T_4 水平低，易鉴别。

（2）TSH 分泌瘤

有血清 TT_3、TT_4 和 TSH 的同步升高，与 PRTH 易混淆，TSH 分泌瘤垂体可见肿瘤，进一步 TRH 兴奋试验、生长抑素试验、大剂量地塞米松等试验有助于鉴别，此外，TSH 分泌瘤时，血中 $TSH\alpha$ 亚基 /TSH 比值升高。

（3）TH 自身抗体

体内存在 T_3、T_4 自身抗体，血清 FT_3、FT_4 升高，患者多无甲状腺功能亢进表现及甲状腺肿。

（4）血浆结合蛋白异常症

TH 结合球蛋白增高症、TH 前蛋白结合亲和力增高、家族性白蛋白异常性高 TH 血症，均有 TT_4 增高，均无甲状腺功能亢进症状，测 FT_3、FT_4 正常。

六、治疗

RTH 是遗传性受体疾病，目前无特效治疗方法，其治疗需根据患者不同类型及疾病严重程度选择治疗方案，且应维持终身治疗。轻型无症状者可不予治疗。

目前认为，无论何种类型的单纯 RTH，均不适合应用抗甲状腺药物、手术或放射性碘治疗，因为降低循环中的甲状腺激素水平，会削弱甲状腺激素对垂体 TSH 细胞分泌的负反馈抑制作用，使血清 TSH 水平进一步升高，长期导致 TSH 细胞增生，甚至发展为垂体瘤。

对于有甲状腺功能减退表现的患者，给予甲状腺激素制剂。对于有甲状腺功能亢进表现的患者，可给予 β 受体阻滞剂。不主张应用抗甲状腺药物治疗，只有对部分靶器官不反应型患者，可在观察下试用抗甲状腺药物治疗，如疗效不佳，应及时停用。

生长抑素及多巴胺激动剂短期可能有效，长期效果不佳。糖皮质激素可减少 TSH 对 TRH 的兴奋反应，但长期应用不良反应较大，疗效不确。

七、预防及康复

由于临床表现的多样性和无特征性，RTH 易被漏诊、误诊，以致采取了不适当的临床治疗而加重病情。早期基因检测和诊断可以帮助家族中其他潜在患者及时获得治疗。

第3节　遗传性转甲状腺素蛋白淀粉样变

一、概念

淀粉样变性是由遗传、变性和感染等不同因素引起的一种进行性疾病，因蛋白质分子折叠异常所致的淀粉样物质在各组织和脏器细胞外间隙沉积，从而破坏细胞和器官功能。淀粉样变主要累及心、肝、肾、脾、胃肠、肌肉、皮肤、神经系统等部位。遗传性转甲状腺素蛋白淀粉样变是一种以转甲状腺素蛋白（transthyretin，TTR）为沉积物的淀粉样变性疾病，为常染色体显性遗传性疾病，并具有广泛的种族分布，为临床上罕见的疾病。

二、病因及发病机制

TTR 淀粉样变是一种构象性疾病。TTR 是一种具有可溶性的四聚体血清蛋白，每个单体含 127 个氨基酸，由 14 000 个碱基组成，90% 由肝脏产生，还有一部分由脑脉络丛及视网膜组织中产生。TTR 以四聚体形式发挥生物功能，负责转运视黄醇和甲状腺素，正常生理情况下约转运 20% 的甲状腺素。TTR 发生突变并导致四聚体裂解为单体时，错误折叠为淀粉样纤维，导致淀粉样物质沉积。单体是形成淀粉样纤维的唯一形式。

三、临床表现

遗传性转甲状腺素蛋白淀粉样变的临床表现包括感觉运动性周围神经病和自主神经病、中枢神经系统淀粉样变性和非神经系统病变（心肌病、肾病、玻璃体浑浊）。

（1）感觉运动性周围神经病开始时是下肢足部感觉异常和感觉减退，数年后出现运动神经病，包括感觉异常、痛觉减退、感觉缺失、肌无力、肌萎缩、双下肢营养不良性溃疡。

（2）部分患者自主神经功能障碍可能是发病的首要表现，表现为直立性低血压、便秘与腹泻交替、发作性恶心呕吐、胃排空延迟、阳痿、无汗症、尿潴留或尿失禁。

（3）中枢神经系统淀粉样变性表现为痴呆、精神障碍、视物不清、头痛、痫性发作、肌肉麻痹、肢体瘫痪、共济失调、脊髓病变、脑积水和颅内出血。

（4）非神经系统病变表现为心脏传导阻滞、进行性心肌病；蛋白尿、血尿等肾脏损伤表现；皮肤晦暗、无光泽且弹性差；玻璃体浑浊等。

周围神经及自主神经功能障碍为最常见的临床表现，其中以周围神经病及自主神经功能障碍为主要表现的遗传性转甲状腺素蛋白淀粉样变称为家族性淀粉样变性周围神经病。疾病最初表现为周围神经病及自主神经功能障碍，随着病情的进展越来越多的脏器受累。

四、诊断

确诊需依据活体组织学检查并进行刚果红染色。在怀疑淀粉样变性且无条件对受累器官或组织进行直接活检的患者中，皮肤、腹壁皮下脂肪组织、胃或直肠黏膜都是较好的替代部位。

五、治疗

目前，肝移植是治疗遗传性转甲状腺素蛋白淀粉样变有效的治疗方式，具备手术适应证的患者可选择肝脏移植。对于有心脏淀粉样变性的患者应注意休息，控制体力活动，避免精神刺激，符合起搏器置入指征的可行起搏器置入。神经病理性疼痛患者可口服加巴喷丁、普瑞巴林等药物缓解疼痛。自主神经病变导致的体位性低血压，轻中度的患者可采取非药物治疗，增加水盐摄入、穿戴弹力袜；重度患者可应用药物来改善症状。对于严重玻璃体混浊的患者，可考虑行玻璃体切割术。消化道功能紊乱及营养不良的患者应注意对症治疗及营养支持，避免脱水、电解质紊乱。

六、预防及康复

遗传性转甲状腺素蛋白淀粉样变是一种常染色体显性遗传性疾病，并具有广泛的种族分布，常累及多个系统，病情进展缓慢，个体差异较大，17～80岁均可起病。当出现临床症状，有或无家族史都应行病理活检及基因检测。确诊后的患者建议在有经验的诊疗中心随访，观察病情变化。

第 4 节　原发性甲状腺恶性淋巴瘤

一、概念

原发性甲状腺恶性淋巴瘤（primary thyroid malignant lymphoma，PTML）是指原发于甲状腺内的非霍奇金淋巴瘤，发病率占甲状腺恶性肿瘤的1%～5%，占全部结外淋巴瘤的1%～2%，好发于中老年女性，平均发病年龄为66岁，男女比例为 1 ：5。

二、病因及发病机制

PTML 发病机制复杂，病因不明，目前多认为该肿瘤与桥本甲状腺炎和免疫缺陷有关，少数患者与 EB 病毒感染有关。

三、临床表现

PTML 典型的临床表现为颈前迅速增大的肿块，活动度差，可伴疼痛、声音嘶哑、呼吸困难等症状，约有 10% 的患者有甲状腺功能减退。

四、辅助检查

（1）血常规检查：血常规提示有贫血及粒细胞减少等。

（2）甲状腺功能检查：提示 TgAb、TPOAb 明显升高。

（3）骨髓穿刺：排除血液病。

（4）细针吸取细胞学检查：可同时进行免疫学指标检测和 DNA 流式细胞学检查，进一步明确诊断。

（5）X 线胸片：可显示纵隔增宽、气管受压等，并有助于了解有无胸腔转移。

（6）CT 扫描：胸部及腹部 CT，有助于了解有无纵隔、腹腔内外的淋巴组织病变。

（7）B 超检查：排除肝、脾脏器侵犯。

（8）淋巴管造影：若出现淋巴水肿，则需行核素淋巴管造影。

五、诊断及鉴别诊断

1. 诊断

PTML 患者无特殊的临床症状及体征，目前主要的诊断方法是超声引导下穿刺活检。确诊主要依靠组织病理学，即形态学检查和免疫组织化学标记等。

（1）如出现下列情况应该高度怀疑本病：①甲状腺肿块短期迅速增大，伴颈部淋巴结肿大。②出现声嘶、呼吸困难。③伴有发热、体重减轻。④胸部 X 线片提示纵隔增宽，气管受压。⑤既往有桥本甲状腺炎病史。⑥甲状腺功能检查提示 TgAb、TPOAb 明显升高。

（2）血常规、骨髓穿刺、全身骨扫描等可排除其他血液疾病；细针吸取细胞学检查、活组织病理检查可明确诊断，必须做免疫组化检查；X 线检查、CT 扫描、B 超等，有助于发现转移病灶。

2. 鉴别诊断

治疗前必须排除甲状腺良性结节、甲状腺癌及甲状腺炎，必要时采取 FNAC 及相关的免疫组化检测。

六、治疗

国际上对于 PTML 患者的治疗仍有较大的争议，目前临床上主要采取手术、放疗、化疗相结合的综合治疗方法，根据文献报道，其患者的 5 年生存率为 35% ～ 79%。

手术治疗主要应用于 PTML 各病理类型的 I 期和 II 期患者，尤其是有压迫症状的 PTML 患者。

PTML 主要为 B 细胞类型的肿瘤，对化疗、放疗较为敏感，根据患者的分型和分期采取适当的放疗、化疗方案。

由于较多因素的影响，使得不同 PTML 患者预后有较大差异，主要影响因素包括患者的年龄、组织学类型及肿瘤扩散范围。早期诊断、及时采取合理的治疗能让患者获得较好的预后效果。

七、预防及康复

原发性甲状腺恶性淋巴瘤的预防主要是尽量避免头颈部 X 线照射、保持精神愉快、注意饮食调整，多吃富含营养的食物及蔬菜，积极锻炼身体。对于早期患有免疫系统等疾病的患者应定期进行体检。

第 5 节　耳聋 – 甲状腺肿综合征

一、概念

耳聋 – 甲状腺肿综合征又称 Pendred 综合征，是一种以家族性耳聋、甲状腺肿、碘有机化障碍为特征的常染色体隐性遗传性疾病，临床罕见。其耳聋常伴有内耳发育异常，最常见的为前庭水管扩大。

二、病因及发病机制

由于先天性过氧化酶缺陷，致甲状腺碘有机化障碍，甲状腺激素生成减少，从而使腺垂体 TSH 分泌增多，促使甲状腺增生肿大。耳蜗畸形最常见的形式为前庭水管扩大。

三、临床表现

双侧感音神经性聋是 Pendred 综合征耳聋的特点，耳聋的程度可存在差别，比较典型的为先天性双耳重度感音神经性聋，这类患者一般伴有言语障碍。另外，也有患者表现为听力缓慢进行性下降，这类患者一般出现在儿童后期，大量报道显示此类听力障碍发生的诱因常常为头部外伤等，即使轻微的头部外伤也可引起突发的重度感音神经性聋。

前庭水管扩大是 Pendred 综合征患者最常见的内耳畸形，几乎所有 Pendred 综合征患者均有内淋巴囊和内淋巴管扩大。前庭水管扩大和内淋巴囊、内淋巴管扩大可能是导致进行性听力下降的原因，66% 的患者有眩晕、呕吐等前庭障碍症状。

甲状腺肿也是 Pendred 综合征的一个重要特征，73% ～ 83% 的 Pendred 综合征患者有甲状腺肿。甲状腺肿主要由甲状腺内碘部分有机化障碍影响甲状腺激素的合成而导致。本病典型的甲状腺肿多在耳聋之后发现，但也有甲状腺肿出生时就存在的报道。

儿童常为弥漫性肿大，在成人大多数有明显的结节但无震颤及血管杂音。一般 20 ～ 30 岁时甲状腺肿最显著，甲状腺肿的大小与听力障碍程度无关。10 岁以后甲状腺肿明显，女性较男性更容易发病。

四、诊断及鉴别诊断

1. 诊断

高频听力损失为主的感音神经性聋、甲状腺肿、过氯酸盐排泌试验阳性，应高度怀疑本病。影像学检查和基因诊断是 Pendred 综合征诊断的重要依据，Pendred 综合征呈常染色体隐性遗传，Pendred 综合征致病基因 *PDS*，又称 *SLC26A4* 基因，编码 Pendrin 蛋白。

患者父母在生育前进行产前诊断及患者本人婚配前进行遗传咨询具有重要指导意义，家系调查对诊断也十分重要。

2. 鉴别诊断

应与地方性甲状腺肿及地方性克汀病相区别，患者来自甲状腺肿流行地区者，应与桥本甲状腺炎或腺肿型先天性甲状腺功能减退区别，后两者均无耳聋。

五、治疗

对症治疗，视耳聋程度选配合适的助听器，在儿童语言发育的重要时期进行听觉言语训练。双耳仍有有用听力时，必须限制一些运动，如足球、曲棍球、跳水、潜泳、举重等，避免头部外伤、气压改变引起听力突然下降。助听器效果不佳或无效时尽早行人工耳蜗植入术。甲状腺功能低下者用甲状腺素替代治疗。甲状腺肿一般不需要手术。当压迫症状明显，甲状腺素治疗后压迫症状仍不能缓解时可考虑手术治疗。

六、预防及康复

根据病情，建议每半年或 1 年行纯音测听等检查，以监测听力障碍的发展情况。

参考文献

[1] GATTO F, GRASSO L F, NAZZARI E, et al. Clinical outcome and evidence of high rate post-surgical anterior hypopituitarism in a cohort of TSH-secreting adenoma patients：Might somatostatin analogs have a role as first-line therapy?. Pituitary, 2015, 18（5）：583-591.

[2] 范晓静，臧丽，金楠，等. 垂体促甲状腺激素分泌瘤临床特点的比较分析. 解放军医学杂志, 2017, 42（7）：591-596.

[3] 范晓静，臧丽，杜锦，等. 对国内 153 例垂体促甲状腺素腺瘤临床报道的文献复习. 中华内分泌代谢杂志, 2018, 34（8）：660-666.

[4] BECK-PECCOZ P, GIAVOLI C, LANIA A. A 2019 update on TSH-secreting pituitary adenomas. Endocrinol Invest, 2019, 42（12）: 1401-1406.

[5] 中国垂体腺瘤协作组. 中国垂体促甲状腺激素腺瘤诊治专家共识（2017）. 中华医学杂志, 2017, 97（15）: 1128-1131.

[6] RIVAS A M, LADO-ABEAL J. Thyroid hormone resistance and its management. Proc（Bayl Univ Med Cent）, 2016, 29（2）: 209-211.

[7] REUTRAKUL S, SADOW P M, PANNAIN S, et al. Search for abnormalities of nuclear corepressors, coactivators, and a coregulator in families with resistance to thyroid hormone without mutations in thyroid hormone receptor beta or alpha genes. J Clin Endocrinol Metab, 2000, 85（10）: 3609-3617.

[8] WEISS R E, HAYASHI Y, NAGAYA T, et al. Dominant inheritance of resistance to thyroid hormone not linked to defects in the thyroid hormone receptor alpha or beta genes may be due to a defective cofactor. J Clin Endocrinol Metab, 1996, 81（12）: 4196-4203.

[9] 侯丽萍, 苏喆, 王立, 等. 两例 TRβ 基因新发变异所致的甲状腺激素抵抗综合征. 中华医学遗传学杂志, 2020, 37（1）: 80-82.

[10] 邢万佳, 贺青卿, 刘晓红, 等. 甲状腺激素抵抗综合征并甲状腺乳头状癌及桥本甲状腺炎一例报道并文献复习. 中华内分泌代谢杂志, 2016, 32（11）: 965-968.

[11] 赵甜, 朱惠娟, 龚凤英, 等. 1 例甲状腺激素抵抗综合征患者 THRβ 基因突变的研究. 中国卫生检验杂志, 2015, 25（2）: 241-244.

[12] 吴妍, 张爱珍. 甲状腺激素不敏感综合征三例报道及文献复习. 中华内分泌代谢杂志, 2011, 27（6）: 523-524.

[13] 廖二元, 超楚生. 激素不敏感综合征和激素过敏感综合征. 北京: 人民卫生出版社, 2002: 212-219.

[14] 李佳琦, 刘碧秀, 魏懿, 等. 甲状腺激素抵抗合并垂体无功能微腺瘤 2 例报道. 四川大学学报（医学版）, 2019, 50（3）: 456.

[15] BARKOFF M S, KOCHERGINSKY M, ANSELMO J, et al. Autoimmunity in patients with resistance to thyroid hormone. Clin Endocrinol Metab, 2010, 95（7）: 3189-3193.

[16] QIAN D, GONG C, YI G U, et al. A new mutation in the thyroid hormone receptor gene of a Chinese family with resistance to thyroid hormone. Chin Med J (Engl), 2011, 124 (12): 1835-1839.

[17] 孙洪平, 谢绍锋, 曹雯, 等. 甲状腺激素抵抗综合征合并 Graves 病一例临床分析. 中华内分泌代谢杂志, 2016, 32 (3): 224-226.

[18] EBERT EC, NAGAR M. Gastrointestinal manifestations of amyloidosis. Am J Gastroenterol, 2008, 103 (3): 776-787.

[19] GILBERTSON J A, THEIS J D, VRANA J A, et al. A comparison of immunohistochemistry and mass spectrometry for determining the amyloid fibril protein from formalin-fixed biopsy tissue. J Clin Pathol, 2015, 68 (4): 314-317.

[20] BENSON MD. Liver transplantation and transthyretin amyloidosis. Muscle Nerve, 2013, 47 (2): 157-162.

[21] CARVALHO A, ROCHA A, LOBATO L. Liver transplantation in transthyretin amyloidosis: issues and challenges. Liver Transpl, 2015, 21 (3): 282-292.

[22] 方毅, 龙亚红. 原发甲状腺恶性淋巴瘤 2 例病例报告及文献复习. 军事医学, 2012, 36 (9): 687-689.

[23] 贾爱华. 桥本甲状腺炎合并原发性甲状腺弥漫性大 B 细胞淋巴瘤四例并文献复习. 中华内分泌代谢杂志, 2014, 30 (4): 339-342.

[24] 彭晓琼, 蒲大容. 原发性甲状腺恶性淋巴瘤的声像图特征及误诊分析. 重庆医学, 2015, 16 (37): 2260-2261.

[25] 杨栋, 王磊. 原发性甲状腺恶性淋巴瘤 22 例临床分析. 临床外科杂志, 2014, 22 (12): 903-905.

[26] 袁永一, 黄莎莎, 左路杰, 等. 耳聋 – 甲状腺肿综合征的临床诊断及分子病因分析. 中华耳科学杂志, 2014, 12 (1): 15-18.

[27] 左路杰, 张勋, 袁永一. Pendred 综合征临床特点及病因研究进展. 听力学及言语疾病杂志, 2011, 19 (6): 576-578.

[28] 王轶, 曹克利. Pendred 综合征. 听力学及言语疾病杂志, 2003 (4): 313-314.

第16章　社区甲状腺疾病诊疗资源

甲状腺疾病是社区常见的内分泌系统疾病，对患者的生活质量和健康状况产生了显著影响。在社区设置合适的甲状腺疾病诊疗资源，包括医疗设施、专业人员和教育资源等，对提高诊断和治疗的准确性、及时性和有效性至关重要。本章将探讨社区甲状腺疾病诊疗资源的重要性，并介绍一些优秀的资源供参考。

一、社会资源

社区卫生服务中心是最基本的甲状腺疾病诊疗场所，可提供筛查、初步检查、诊断和治疗服务。这包括体格检查、甲状腺功能检测、甲状腺彩超及常见甲状腺疾病的药物治疗等。社区全科医生负责甲状腺疾病筛查和随访，对于病情复杂的患者可利用机构所在医联体转诊路径转诊上级医院。诊断明确、专科治疗结束（外科手术、核素治疗等）或内科治疗方案确定、病情稳定的患者可下转至基层医疗卫生机构。

疾病认知科普教育对民众疾病预防意识提高、患者疾病改善和全程管理意义重大。社区卫生服务中心担负提升社区居民健康意识的责任，需组建科普队伍，通过居民看得到、听得懂、学得会的方法普及权威科普资源。表16.1为适合社区卫生服务中心的医学科普方式。

表16.1　医学科普方式

载体	开展方式
院报/宣传册	每年刊出健康传播专版
视频宣教系统	病房、门诊和公共区域的视频终端播放科普宣传视频
官网	协助医院官方网站改版，建立和升级健康科普版块，发布科普文章，同时与医生介绍页面相链接，这样患者读科普的同时可了解医生的专长
APP	医院的预约挂号APP扩展功能

载体	开展方式
官方微博	发布科普文章，增加阅读人数
微信公众号	分为官方、科室、个人公众号
短视频平台	抖音、快手
线下	开展线下义诊、健康教育

综合医院设有甲状腺外科、内分泌代谢科和核医学科等专业。甲状腺外科主要负责处理复杂的甲状腺疾病，如甲状腺肿瘤等，可提供相关手术治疗。内分泌代谢科专注于甲状腺功能异常等内分泌相关的甲状腺疾病的诊断和治疗工作。核医学科则负责进行甲状腺核素扫描和放射碘治疗等特殊检查和治疗。甲状腺疾病 MDT 由甲状腺外科医生、内分泌专家、核医学医生、病理学专家等协作诊疗复杂疑难的甲状腺疾病，共同制定最佳的诊疗方案，提高诊疗的准确性和有效性。

二、社区全科医生是整合医联体资源提高甲状腺疾病诊疗水平和服务质量的途径

（1）建立紧密合作关系：社区全科医生应与医联体内的专科医生和医疗机构建立紧密的合作关系。他们可以定期进行会诊和讨论，分享病例经验，共同制定甲状腺疾病的诊疗方案和管理策略。

（2）共享培训资源：全科医生应积极参加当地各级学会举办的甲状腺疾病的继续教育讲座和培训班。医联体可以提供更多的培训资源，包括专科医生的专题讲座和基层坐诊，帮助全科医生更新知识和提升技能。

（3）数据共享和信息交流：医联体机构之间应共享患者的医疗数据和信息，这包括病历、检查和检验结果的互认和共享。这样可以确保患者在不同医疗机构间的连续性和协调性，避免重复检查和治疗，提高诊断和治疗的准确性和效率。

三、专业学会

专业指南和诊疗方案是社区医生和患者在甲状腺疾病诊疗中的重要参考，提供权威、准确的诊断和治疗建议。以下是一些甲状腺领域的权威学会和他们所提供的资源。

（1）中华医学会内分泌学分会（Chinese Society of Endocrinology，CSE）：CSE 的甲状腺专业组提供了国内甲状腺疾病的相关指南和学术资源。每年 CSE 都会举办全国内分泌学学术会议，提供学术交流平台。《中华内分泌代谢杂志》（ISSN：1000-6699）是 CSE 主办的期刊，发表国内外内分泌代谢领域的最新研究成果和临床诊疗经验。

（2）美国甲状腺学会（ATA）：官网提供关于甲状腺疾病的权威指南、研究资讯和患者教育材料。ATA 的官方期刊为 *Thyroid*（ISSN：1050-7256），该杂志发表的文章涵盖了甲状腺研究领域的临床和实验内容。

（3）欧洲甲状腺学会（European Thyroid Association，ETA）：提供了最新的研究进展、指南和会议信息。ETA 还发布了一系列临床实践指南，为社区医生和患者提供了权威的诊断和治疗建议。

（4）除了学会的指南和期刊，还有其他大型学会对甲状腺疾病有相关研究和资源，如亚洲大洋洲甲状腺协会（Asia and Oceania Thyroid Association，AOTA）和拉丁美洲甲状腺协会（Latin American Thyroid Society，LATS）。

（5）国际甲状腺大会（International Thyroid Congress，ITC）是全球范围内规模最大、水平最高、最高规格的多学科甲状腺领域学术交流会。会议每五年举办一次，会议涵盖了甲状腺相关疾病的各个方面。

四、书籍资源

对于培养具有甲状腺疾病诊治特长的全科医生来说，阅读甲状腺领域经典书籍是一项十分重要的任务。经典书籍还可以帮助医生理解甲状腺疾病的全景，掌握不同类型和阶段的疾病特点，了解诊断和治疗的策略和方法，详见表16.2。

表 16.2　甲状腺领域经典书籍推荐

主编	书名	主要内容
Fabrizio Monaco	*Thyroid Diseases*	流行病学、发病机制、预后及随访建议
田兴松、刘奇	实用甲状腺外科学	甲状腺肿瘤基础研究、甲状腺外科、甲状旁腺外科
滕卫平、单忠艳	甲状腺学	甲状腺基础、临床诊断和治疗、甲状腺与全身疾病

五、国内社区指南共识

《甲状腺功能亢进症基层诊疗指南（2019 年）》《甲状腺功能减退症基层诊疗指南（2019 年）》是国内第一个为基层医生"量身定制"的甲状腺功能亢进和甲状腺功能减退指南，内容涵盖识别、诊断、治疗、双向转诊、管理等方面。

六、学习网站

（1）UpToDate 是由 Wolters Kluwer Health 公司推出的临床决策支持工具。提供更新及时的各个医学领域综合性内容。在其甲状腺疾病专题下，可以找到包括病因、临床表现、诊断、治疗等方面的全面资料。需要订阅或付费才能获得完全的访问权限。

（2）BMJ Clinical Decision Support Tools 是由英国医学杂志（*British Medical Journal*）推出的临床决策支持工具，可为医务人员提供权威、实用的临床指南和资源。其中包含了临床问题的解答、流程图、实用工具和患者信息手册等。需要订阅或付费才能获得完全的访问权限。

（3）华西云课堂是四川大学华西医院推出的免费远程继续教育 APP，包括甲状腺相关课程视频、学术讲座、病例讨论等内容。

（4）丁香园是中国最大的面向医生、医疗机构、医药从业者及生命科学领域人士的专业性社会化网络，提供医学、医疗、药学、生命科学等相关领域的交流平台。内分泌频道提供继续医学教育资源（CME）。网站的内容包括图像、声频、视频资料等多种形式。其还提供每日医学新闻，并且免费提供各种 CME 资源。旗下公众号对医学专业人士和患者来说都是一个有用的学习、科普资源。

（5）医脉通是一个专注于临床指南领域的网站，提供关于各种疾病的指南信息和资源。医脉通将指南共识进行了分类整理，部分指南提供了解读或编译文章，供临床医生参考。科室导航下内分泌专题包含了关于甲状腺最新研究文章、病例研究、患者教育材料等内容。

（6）美国甲状腺癌协会（Thyroid Cancer Survivors' Association, ThyCa）是一个致力于提供甲状腺癌患者支持和教育的非营利组织。该协会通过线上和线下的活动为患者提供支持、信息和资源，帮助他们更好地应对甲状腺癌的挑战。ThyCa 的官方网站提供了丰富的教育材料、治疗指南、社区论坛等资源，患者可以在这里获取相关的支持和信息。

社区甲状腺疾病诊疗资源的建设对于提高甲状腺疾病的诊断和治疗水平具有重要意义。总之，社区甲状腺疾病诊疗资源丰富多样，包括国际性学术会议、专业指南和诊疗方案、学术期刊等。社区医生可以通过参与学术会议、阅读权威指南和期刊，不断更新知识，提高诊断和治疗水平，为患者提供更好的医疗服务。

参考文献

[1] 池频频，李馨予，吴淑云. 公立医院科普微信公众号运营策略与实践探究. 中国继续医学教育，2021，13（25）：121-125.

[2] 宫小飞，朴颖实，刘影. 公立医院应用微信公众号开展医学科普新模式的实践与探索. 中国医药导报，2020，17（2）：189-192.

[3] 陈洁，崔明祥，刘淼. 甲状腺结节恶性分层系统在社区医院的应用价值研究. 中国全科医学，2020，23（17）：2147-2151.

[4] 黄梦洁，曾雷霄，葛蒲，等. 社区居民健康科普需求及其影响因素研究. 中国全科医学，2023，26（4）：426-433.

[5] 中国抗癌协会甲状腺癌专业委员会. 中国抗癌协会甲状腺癌整合诊治指南

（2022精简版）.中国肿瘤临床，2023，50（7）：325-330.

[6] 中华医学会，中华医学会杂志社，中华医学会全科医学分会，等.甲状腺功能亢进症基层诊疗指南（2019年）.中华全科医师杂志，2019，18（12）：1118-1128.

[7] 中华医学会，中华医学会杂志社，中华医学会全科医学分会，等.甲状腺功能减退症基层诊疗指南（实践版·2019）.中华全科医师杂志，2019，18（11）：1029-1033.

附录　基层培训建议及计划

为了提高基层医务工作者对甲状腺疾病的全面认识，使基层医务工作者掌握常见甲状腺疾病的诊断及鉴别诊断思路，以及常见甲状腺疾病的规范检查及治疗方法，也为了使此书中的学习资源让更多基层医务工作者学有所获，拟提出以下培训建议及计划。

一、培训目标

通过培训，提高基层医务工作者对常见甲状腺疾病的诊治能力。

二、培训方式

参考本书中学习内容，采取线上授课、线下授课或二者相结合的方式进行培训。

三、培训要求

通过培训掌握常见甲状腺疾病，如原发性甲状腺功能亢进、原发性甲状腺功能减退等疾病的诊治方法，掌握甲状腺结节的鉴别方法，掌握甲状腺功能中 TSH 变化的鉴别诊断思路；熟悉甲状腺彩超检查、实验室检查报告的临床意义，熟悉甲状腺肿瘤的手术治疗方法；了解正常甲状腺病态综合征、继发性甲状腺疾病等疾病的临床表现。

四、培训对象

（1）基层医疗机构全科医生。

（2）基层医疗机构内分泌专业医生。

（3）基层医疗机构其他医务工作者。

五、培训安排

建议结合本教材，通过卫生下基层等方式，对培训对象进行全面、系统培训，切实提升基层医务工作者业务能力。建议安排 5 期培训，共计 17 学时，以分层递进形式开展授课。具体见附表 1。

六、结果运用

（1）根据培训及考核情况，了解基层医生对甲状腺疾病诊疗知识的掌握情况，以调整培训内容。

（2）通过问卷调查等方式了解培训需求。以调整培训侧重点。

（3）对师资授课情况进行测评，遴选优秀师资。

附表 1 社区甲状腺疾病诊治基层培训安排

分期	课程名称	培训内容	培训要求	培训方式	学时安排	考核方式	师资要求
第一期	甲状腺实验室检查及核医学检查	①概述（甲状腺解剖结构、激素分泌）；②甲状腺相关实验室医学检查；③甲状腺核医学检查	熟悉甲状腺组织的解剖结构及激素分泌；熟悉实验室检查及甲状腺核素检查的临床意义	讲座	2学时	理论考核	①内分泌专业师资；②实验医学专业师资；③核医学专业师资；④中级职称及以上
第二期	TSH降低相关性疾病鉴别	①TSH降低的病因及鉴别诊断；②原发性甲状腺功能亢进：Graves病、Graves病并发症、毒性结节性甲状腺肿、儿童甲状腺功能亢进、老年甲状腺功能亢进；③破坏性甲状腺毒症：亚急性甲状腺炎、急性化脓性甲状腺炎	培训要求：掌握TSH升高的病因及鉴别诊断的病因及鉴别诊断思路；掌握原发性甲状腺功能减退的临床表现及诊治方法。	讲座	4学时	理论考核	①内分泌专业或全科专业师资；②中级职称及以上师资
第三期	TSH升高相关性疾病鉴别	①原发性甲状腺功能减退、亚临床甲状腺功能减退、妊娠期甲状腺功能减退、儿童甲状腺功能减退、老年甲状腺功能减退	掌握TSH升高的病因及鉴别诊断思路；掌握原发性甲状腺功能减退的临床表现及诊治方法	讲座	3学时	理论考核	①内分泌专业或全科专业师资；②中级职称及以上
第四期	TSH正常相关性疾病鉴别	①TSH正常的病因及鉴别诊断；②继发性甲状腺疾病；③正常甲状腺病态综合征	掌握TSH正常的病因及鉴别诊断思路；了解继发性甲状腺病、正常甲状腺病态综合征的临床表现及诊治方法	讲座	3学时	理论考核	①内分泌专业或全科专业师资；②中级职称及以上
第五期	甲状腺彩超解读及甲状腺结节鉴别	①甲状腺彩超的解读及甲状腺结节；②良性甲状腺结节；③甲状腺疾病鉴别：甲状腺肿瘤、恶性甲状腺肿、TSH抑制治疗、发症管理	熟悉甲状腺彩超检查报告的临床意义；掌握甲状腺良恶性结节的鉴别思路；熟悉甲状腺结节术后并发症的手术治疗方法	讲座	5学时	理论考核	①超声医学专业师资；②内分泌专业或全科专业师资；③甲状腺外科专业师资；④中级职称及以上